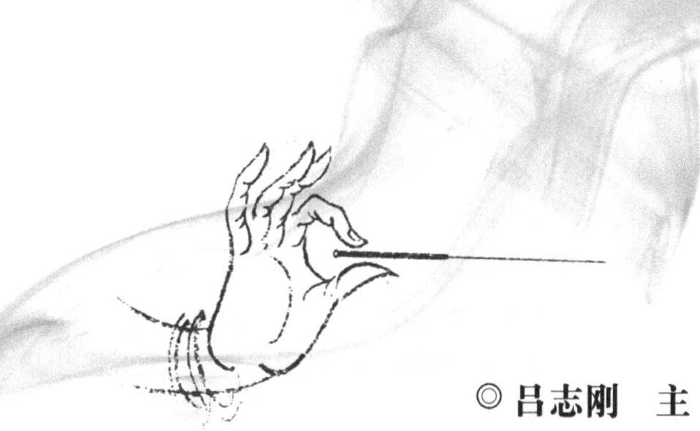

◎吕志刚 主 编　　彭拥军 王 倩 副主编

疼痛与针刺镇痛

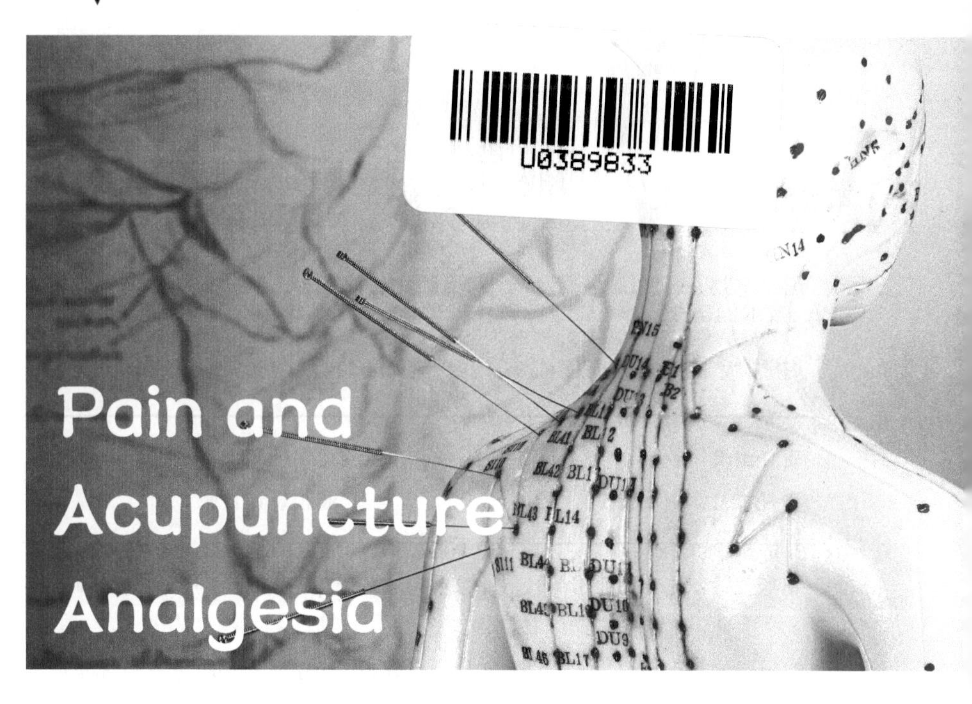

化学工业出版社
·北京·

内 容 简 介

本书主要介绍疼痛的解剖基础及传导通路，神经活性物质与疼痛，疼痛的病理生理，针刺镇痛的机制，头痛、牙痛、颞颌关节功能紊乱症、咽喉痛、落枕、急性胃炎、泌尿系结石、痛经、腰椎间盘突出症、类风湿关节炎、肩关节周围炎、急性腰扭伤、三叉神经痛、疱疹性疼痛及疱疹后遗神经痛、梨状肌综合征、肋间神经痛、臂丛神经痛、癌痛的针刺治疗，以及围手术期针刺镇痛；将针刺镇痛临床实践与针刺镇痛基础研究有机结合。图文结合，简明扼要。旨在帮助、指导供从事针刺镇痛的临床工作者提高镇痛疗效，减少镇痛药物的使用及其带来的不良反应。本书适合从事针刺镇痛的临床工作者、科技工作者阅读参考。

图书在版编目（CIP）数据

疼痛与针刺镇痛/吕志刚主编. —北京：化学工业出版社，2020.11（2024.2 重印）
ISBN 978-7-122-37931-3

Ⅰ.①疼…　Ⅱ.①吕…　Ⅲ.①疼痛-针刺疗法
Ⅳ.①R245.32

中国版本图书馆 CIP 数据核字（2020）第 202060 号

责任编辑：戴小玲　　文字编辑：李　媛
责任校对：李　爽　　装帧设计：张　辉

出版发行：化学工业出版社（北京市东城区青年湖南街 13 号　邮政编码 100011）
印　　装：北京建宏印刷有限公司
710mm×1000mm　1/16　印张 14　字数 247 千字　2024 年 2 月北京第 1 版第 5 次印刷

购书咨询：010-64518888　　售后服务：010-64518899
网　　址：http://www.cip.com.cn
凡购买本书，如有缺损质量问题，本社销售中心负责调换。

定　　价：59.00 元

编写人员名单

主　编　吕志刚

副主编　彭拥军　王　倩

编　者　吕志刚　彭拥军　王　倩　李中豪
于美玲　卢圣锋　陈　洋　江永伟
张　晗　覃芬芬　王启盛　刘青阳
王　晖　刘岸龙　王紫荆　林炜鑫
孙沁梅　聂登云　陆　尚

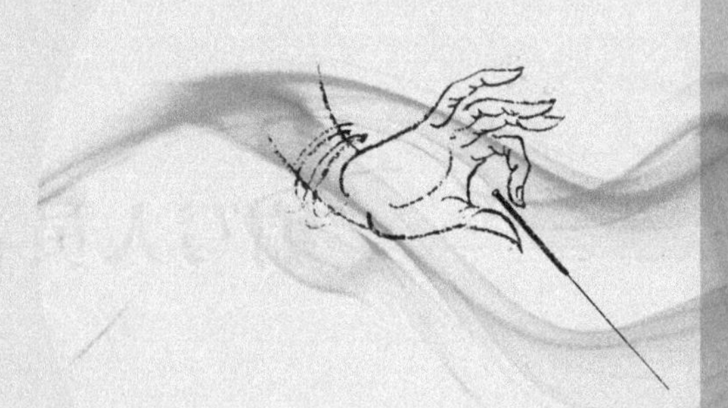

前言

疼痛（pain）是最常见的一种临床症状，它与疾病的发生、发展、预后、转归等均有密切关系。疼痛广泛存在于各种疾病，历来就有“十病九痛”的说法。严重的疼痛会导致患者活动受限、食欲缺乏和营养摄入减少，还可能伴有入睡困难、烦躁、焦虑等症状。目前，虽然临床用于镇痛的药物种类繁多，但每种镇痛药物均有其不可忽视的副作用，如非甾体抗炎药引起的消化道症状，长期使用阿片类镇痛药引起的便秘、药物成瘾和耐受等，这些广泛存在的副作用严重影响了该类药物的长期使用。

针刺作为一种传统中医疗法在各类临床病证中被大量使用，尤其对痛症的治疗已被国内外中医师和针灸医师广泛接受。针刺镇痛由于具有副作用小的天然优势，在国内外已被广泛推广和使用，也因此进入海外很多国家的公共医疗保险体系。但是在疼痛的针刺治疗中，仍然存在临床技法繁多，规范化操作较少的困境；同时很多疼痛患者和现代相关医疗工作者对针刺镇痛效应持怀疑态度。尽管发表了大量关于针刺镇痛机制的文献，但是大部分研究对象和实验设计依然存在和临床脱节的问题，尚未在业界被广泛接受和认同。

本人在日常临床和科学研究中发现针刺镇痛临床和基础研究能有机结合的专著较少，因此，我们编写了本书。在提笔编写之前，我们组建了编写专家团队，汇集针刺镇痛方面的资深临床医家和知名科技工作者，本着“去伪存真，创新发展”的理念，查阅了很多新近的文献，并且结合真实案例，走访领域内其他专家进行深入探讨，经过多次修改完善，终于付梓。

该书中我们总结了近期的疼痛产生机制研究成果，也介绍了常见疼痛类疾病的相关针刺镇痛方法，同时汇总分析了临床各类疼痛疾病针刺镇痛的原理，以冀本书能够供从事针刺镇痛的临床工作者、科技工作者和对该领域感兴趣的大众参阅。

编 者

2020年7月

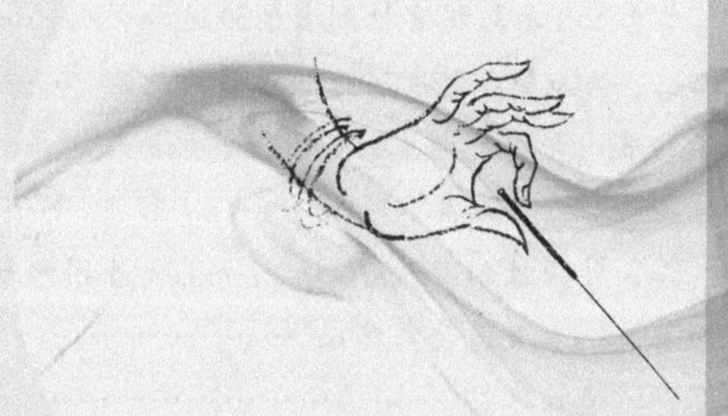

目 录

第一章 疼痛的解剖基础及传导通路

第一节 疼痛的解剖基础 …… 001

一、初级传入纤维 …… 001

二、脊髓 …… 002

三、三叉神经系统 …… 007

四、脊髓上系统——丘脑 …… 008

五、网状结构 …… 008

六、间脑 …… 008

七、边缘系统 …… 013

八、端脑 …… 014

九、小脑 …… 019

十、下行通路 …… 020

第二节 疼痛及伤害性信息有关的传导通路 …… 022

一、躯干、四肢痛觉传导通路 …… 022

二、头、面部痛觉传导通路 …… 024

第二章 神经活性物质与疼痛

第一节 经典神经递质与疼痛 …… 026

一、乙酰胆碱 …… 026

二、去甲肾上腺素 …… 027

三、多巴胺 …… 029

四、5-羟色胺 …… 031

五、氨基酸类 …… 033

第二节 神经肽与疼痛 …… 033

第三节 一氧化氮与疼痛 …… 034

一、NO在炎症局部参与痛觉的调制 …… 035

二、NO参与伤害性刺激的传递 …… 035
三、NO与内源性阿片肽镇痛的关系 …… 037
第四节 即刻早期基因 *c-fos*、*c-Jun* 与疼痛 …… 037
一、即刻早期基因 *c-fos*、*c-Jun* 家族 …… 037
二、外源性刺激诱导 *c-fos*、*c-Jun* 基因的表达 …… 038
第五节 表观遗传与疼痛 …… 040
一、慢性疼痛 …… 040
二、表观遗传机制推动长期持续的细胞和行为变化 …… 042
三、脊髓系统与慢性疼痛 …… 043
四、脑网络的表观遗传机制及其与慢性疼痛的关系 …… 049

第三章 疼痛的病理生理

第一节 神经病理性痛的发病机制 …… 052
一、外周敏化 …… 052
二、中枢敏化 …… 054
三、神经元敏化 …… 055
四、抑制神经元活动减弱 …… 056
五、下行通路的调制作用 …… 057
六、神经营养因子的作用 …… 058
七、神经生长因子 …… 059
八、脑源性神经营养因子（BDNF） …… 062
九、NT-3与NT-4/5 …… 063
十、胶质细胞源性神经营养因子（GDNF） …… 063
十一、离子通道 …… 064
十二、高级神经机制 …… 066
十三、中枢痛 …… 067
第二节 肥大细胞介导的痛感机制 …… 068
一、肥大细胞 …… 069
二、肥大细胞在疼痛中的作用 …… 070
第三节 痛觉的病理生理 …… 079
一、中枢性痛 …… 080
二、外周性痛 …… 081
三、心因性痛 …… 083
第四节 疼痛的免疫系统和神经系统相互作用 …… 084

一、炎症与外周伤害性感受器敏感化 …… 085
二、免疫细胞与感受器的相互作用 …… 085
三、感觉神经节的相互作用 …… 089
四、免疫细胞对疼痛的抑制作用 …… 090
五、周围神经损伤的中枢神经胶质反应 …… 091
六、外周免疫信号到大脑 …… 092
七、慢性疼痛中神经元和胶质细胞的激活 …… 092
八、胶质细胞-细胞因子-神经元相互作用 …… 093

第四章 针刺镇痛的研究

第一节 传统的针刺理论 …… 098
第二节 疼痛的产生和影响 …… 099
一、伤害感受器 …… 099
二、抗痛系统 …… 100
三、脊髓段A类纤维和C类纤维的调制 …… 100
四、脑高级中枢对背角伤害性信息的传递 …… 101
第三节 针刺镇痛的机制研究 …… 101
一、针刺镇痛的发展 …… 101
二、针刺镇痛的神经体液调节机制 …… 102

第五章 针刺临床治疗痛症

第一节 头痛 …… 107
一、病因病机 …… 107
二、病证分类 …… 108
三、辨证论治 …… 109
四、其他疗法 …… 111
五、针刺治疗头痛的机制 …… 111
第二节 牙痛 …… 114
一、辨证论治 …… 114
二、其他疗法 …… 116
第三节 颞颌关节功能紊乱症 …… 116
一、辨证论治 …… 116
二、其他疗法 …… 117

第四节　咽喉痛 …… 118
一、辨证论治 …… 119
二、其他疗法 …… 120
第五节　落枕 …… 121
一、辨证论治 …… 122
二、其他疗法 …… 123
三、针刺治疗落枕的机制 …… 124
第六节　急性胃炎 …… 126
一、辨证论治 …… 126
二、其他疗法 …… 127
三、针刺治疗急性胃炎的机制 …… 128
第七节　泌尿系结石 …… 130
一、病因病机 …… 131
二、辨证论治 …… 131
三、其他疗法 …… 133
四、针刺治疗泌尿系结石机制 …… 133
第八节　痛经 …… 134
一、病因病机 …… 135
二、辨证论治 …… 135
三、其他疗法 …… 138
四、针刺治疗痛经的机制 …… 139
第九节　腰椎间盘突出症 …… 141
一、辨证论治 …… 142
二、局部取穴论治 …… 143
三、其他疗法 …… 144
四、针刺治疗腰椎间盘突出症的机制 …… 145
第十节　类风湿关节炎 …… 147
一、辨证论治 …… 148
二、局部取穴论治 …… 150
三、其他疗法 …… 153
四、针刺治疗类风湿关节炎的机制 …… 154
第十一节　肩关节周围炎 …… 155
一、辨证论治 …… 156
二、辨经分治 …… 157

三、特效镇痛针法 …… 157
四、其他疗法 …… 158
五、针刺治疗肩关节周围炎的机制 …… 158
第十二节　急性腰扭伤 …… 160
一、辨证论治 …… 161
二、局部取穴论治 …… 161
三、其他疗法 …… 161
四、针刺治疗急性腰扭伤的机制 …… 162
第十三节　三叉神经痛 …… 164
一、辨证论治 …… 164
二、局部取穴论治 …… 166
三、其他疗法 …… 166
四、针刺治疗三叉神经痛的机制 …… 167
第十四节　疱疹性疼痛及疱疹后遗神经痛 …… 169
一、病因病机 …… 169
二、病证分类 …… 170
三、辨证论治 …… 170
四、其他疗法 …… 171
五、针刺治疗疱疹后遗神经痛机制 …… 174
第十五节　梨状肌综合征 …… 175
一、辨证论治 …… 175
二、局部取穴论治 …… 176
三、其他疗法 …… 177
四、针刺治疗梨状肌综合征的机制 …… 177
第十六节　肋间神经痛 …… 179
一、辨证论治 …… 179
二、局部取穴论治 …… 181
三、其他疗法 …… 182
第十七节　臂丛神经痛 …… 183
一、辨证论治 …… 184
二、局部取穴论治 …… 186
三、其他疗法 …… 186
第十八节　癌痛 …… 187
一、病因病机 …… 187

二、病证分类 …… 188
三、辨证论治 …… 188
四、其他疗法 …… 192
五、针刺治疗癌痛的机制 …… 194
第十九节　围手术期针刺镇痛 …… 197
一、术前镇痛 …… 197
二、术后镇痛 …… 198
三、围手术期针刺镇痛的机制 …… 203
参考文献

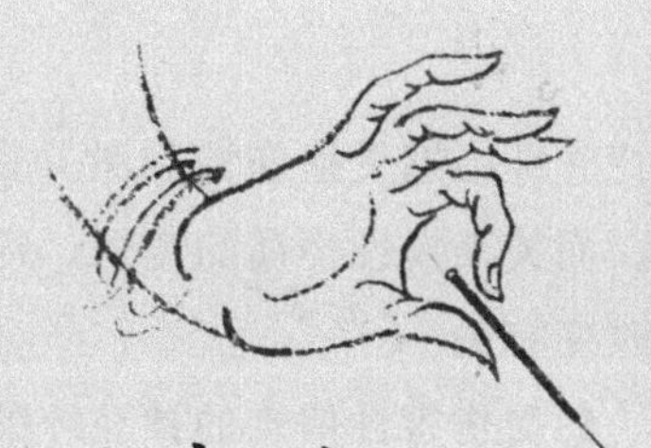

第一章　疼痛的解剖基础及传导通路

躯体的感觉始于初级传入纤维的激活。初级传入纤维，也称感觉神经元，其胞体位于脊髓的背根神经节（DRG）或颅内神经节。DRG 接受躯干和四肢的感觉信号传入，而颅内第Ⅴ、第Ⅶ、第Ⅸ、第Ⅹ对脑神经则接受头、面和咽喉处的感觉传入。根据直径和功能的差异，DRG 神经元又可被分为不同的亚群，这是中枢神经系统区分各类感觉信息输入的基础。

第一节　疼痛的解剖基础

一、初级传入纤维

外周神经纤维的分类传统依据其轴突直径的大小以及有无髓鞘的包绕进行分类，也就是所谓的 Erlanger-Gasser 分类法，该法将外周神经纤维分为 A、B、C 三大类。A 类包括四个亚类：①Aα，为骨骼肌肌梭传入纤维以及支配肌肉运动的传出神经；②Aβ，为感受皮肤触压觉的初级传入神经；③Aγ，为支配骨骼肌肌梭的运动纤维；④Aδ，既是机械感受器，也是痛、温觉感受器，同时又是交感神经的节后纤维。B 类为交感神经节后纤维。C 类与 Aδ 性质相同，也为机械、痛觉、温觉感受器，交感神经的节后纤维。还有一种根据轴突直径的分类方法，即将传入纤维由粗（有髓纤维，传导快）到细（无髓纤维，传导慢）分为Ⅰa/b、Ⅱ、Ⅲ、Ⅳ四类。本章统一采用经典的 Erlanger-Gasser 分类命名法。

Aδ 和 C 类纤维的胞体都位于背根神经节，其周围突出感受外周信息，中枢突则投射到脊髓背角（脑神经则投射到相应的区域）。周围突末梢的形态于神经元的功能直接相关，触压觉感受具有特化的末梢结构，而伤害性感受器的末梢则是游离的。大多数 Aδ 纤维只对低强度的机械、温度和化学刺激起反应，但具有有利末梢的 Aδ 和 C 类纤维更倾向于感受高强度的伤害性刺激。从进化上看，通过特殊纤维感受损伤性刺激并促进机体躲避伤害可能是一种具有保护意义的机制。而关于慢性疼痛的产生，则有更多的证据表明，与中枢神经系统内部的病理性改变有关。

感受伤害性信息的神经纤维在全身各处都有分布，包括皮肤和皮下组织、肌肉、关节、骨膜和内脏。皮肤、皮下组织和韧带上分布有机械伤害性（Aδ 高阈值机械）感受器、多觉（C 类）伤害感受器以及有髓的机械-温度（Aδ）伤害感受器，后者对伤害性热刺激和高强度的机械刺激都起反应。Aδ 纤维与热痛刺激引起的第一痛有关。高阈值 Aδ 机械感受器则不同，它只对反复的机械刺激起反应，而对伤害性冷、热刺激无反应，这类纤维或与敏化的形成有关。C 类多觉伤害感受器也可被高强度的热或机械刺激激活，但有趣的是，热刺激使其敏化，而机械刺激则导致其疲劳。

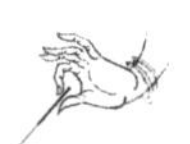

二、脊髓

脊髓是中枢神经系统的低级部位，是痛觉信息加工、处理和翻译的第一站，虽然其功能较脑低级，且大部分复杂活动是在脑的调控下完成的，但脊髓本身也是一个疼痛反射中枢。疼痛及伤害性信息经脊神经后根传入脊髓后角，经脊髓的初步处理后，一方面继续上升到达脑的不同区域，另一方面由脊髓自身形成反射，经传出神经至肌、腺体等器官的效应器，完成简单的初级痛觉反应。

1. 脊髓的结构

脊髓起源于胚胎时期神经管的末端，位于椎管内，外包被膜，由外向内依次为硬脊膜、脊髓蛛网膜和软脊膜，起营养及保护作用；而参与感觉传导过程的主要为其内部结构，现叙述如下。

在脊髓的横切面上，中央有被横断的纵行小管，称中央管，该管纵贯脊髓，向上通第四脑室，向下达脊髓圆锥处扩大成终室，内含脑脊液。中央管周围是灰质，主要由神经细胞和纵横交错的神经纤维组成。白质位于灰质的周围，主要由纵行排列的纤维束组成。

(1) 灰质　灰质呈“H”形，主要由神经元胞体、树突及与之联系的神经末梢和胶质细胞构成。灰质的前后两侧部分称为前角和后角，前角向前伸展，较为膨大；后角向后延伸，较为狭长，接近脊髓表面。前、后角之间的灰质称为中间带，中间带向外侧突出，形成一个近三角形的侧角。前、后角之间的外侧有部分灰、白质混杂交织而成的网状结构。围绕中央管周围的灰质称为中央灰质，其在中央管的前方和后方分别称为灰质前连合和灰质后连合。

① 前角：除有些小型中间神经元外，前角主要为运动神经元胞体，可分为

大型的 α 神经元和小型的 γ 神经元，前者支配梭外肌纤维，引起随意运动，后者支配梭内肌纤维，调节肌张力。由于与感觉传导关系不大，在此不赘述。

② 中间带：位于前、后角之间。中间带的核团，主要分为中间外侧核和中间内侧核。

a. 中间外侧核：见于胸髓和上腰段（$T_1 \sim L_3$），向外侧突出，形成一个三角形的区域，称侧角，为小型神经元，是交感神经的低级中枢，其轴突经前根、白交通支进入交感干。而在骶髓节段无侧角，在相当部位有散在的神经元组成骶副交感核，为副交感神经的低级中枢。

b. 中间内侧核：位于中间带内侧，中央管的外侧，贯穿脊髓全长，为小型神经元，可能接受传入纤维，与内脏感觉有关。

③ 后角：后角细胞分群较多，主要由中间（联络）神经元构成，接受后根的传入纤维。

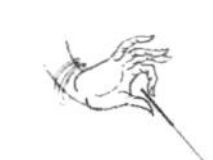

后角的核团，由后向前主要分为：

a. 后角边缘核：位于后角尖端海绵带中的大细胞，见于脊髓全长，由大、中、小三型细胞组成，大细胞为缘细胞，直径达 50μm 以上。此区域接受后根外部纤维（细纤维）的神经冲动。有研究表明，皮肤伤害性感受器的冲动直接投射到此区域，主要为痛温觉；其轴突分为升支和降支，完成脊髓内节段间信息传递或经白质前连合进入对侧参加脊髓丘脑束的组成。

b. 胶状质：又称 Rolando 胶状质，呈“∧”形，位于边缘层的前方，纵贯脊髓全长，几乎全部由小型中间神经元及神经胶质组成，包括兴奋性和抑制性中间神经元，分别只对伤害性信息输入反应（Aδ、C 类）和非伤害性信息输入（Aβ）反应，由于有髓纤维的含量很低，所以胶状质呈半透明的凝胶状。胶状质细胞接受粗细两种后根传入纤维的侧支，又与后角Ⅳ层细胞伸入到此层的树突形成突触，形成各种轴-树、树-树及轴-轴突触，维持节段间联系和完成信息向更高级中枢的投射。胶状质的这种结构特点，为闸门控制学说提供了一定的形态学基础，也从形态学上部分解释了轻柔镇痛、振动刺激镇痛、经皮肤电刺激镇痛、背柱电刺激镇痛等的机制。此外，胶状质是首要控制脊髓丘脑束的部位，表达许多突触前和突触后的 μ 和 κ 阿片类受体，同时，皮肤伤害性感受器的冲动也投射到此区域，C 类纤维和 Aδ 终止于本层，分别传导痛温觉（慢）和痛温觉（快）。因此，两种不同疼痛传导通路在胶状质存在交叉。

c. 后角固有核：在胶状质的前方，细胞较大且排列松散，贯穿脊髓全长，属于中间神经元，位于背角最厚的一层（Ⅳ层），其轴突一部分止于灰质，一部分越至对边，形成脊髓丘脑束，为脊髓丘脑束的起始核，而树突深入胶状质，大部分与第一级传入纤维形成突触。后角固有核可分为后内侧部和前外侧部，后内侧部与触觉的传导有关，前外侧部与痛温觉的传导有关，这一点与后根的神经元分布统一。由此可见，胶状质和后角固有核主要与痛温觉的传导有关。

d. 脊髓网状核：位于后角固有核的外侧，Ⅴ层（相当于后角颈部），贯穿脊髓全长，由中、小型神经元组成，认为此部位神经元可能投射到小脑蚓部和绒球小结叶。

颈外侧核：脊髓网状核在1～2颈节向外延伸，形成颈外侧核，由大、中型细胞组成，可接受同侧Ⅳ层和Ⅴ层发出的纤维，至对侧丘脑。实验证明颈外侧核是外周投射到对侧丘脑的第二次中继站。

e. 背核：又称为胸核，位于后角基部的内侧，由大型神经元组成，仅见于第8颈节到第2腰节（也有说法为T_1～L_3或L_4），以第10～12胸节最发达（T_{12}最大），属于Ⅵ层，为脊髓小脑后束的起始核。背核主要传导本体觉，通过背根神经节较大神经元的轴突接受来自肌梭和腱器的神经冲动，直到小脑皮质。

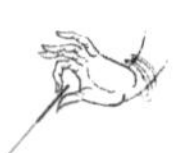

Rexed根据形态学特征（细胞结构）将脊髓的灰质分为10个板层，Ⅰ～Ⅵ为后角，Ⅶ层为中间带，Ⅷ～Ⅸ为前角，Ⅹ为中央管周围的中央灰质。与感觉传入有关的主要为后角和中央灰质，即Ⅰ～Ⅵ层和Ⅹ层。这里的Ⅴ层，即后角颈部神经元，主要负责处理来自皮肤、肌肉和关节等机械伤害感受器和内脏伤害感受器的刺激，内脏躯体疼痛信号经常在此集中，由于此处存在宽动态范围束神经元。

（2）白质　白质围绕着灰质，主要由神经纤维、神经胶质细胞和血管构成。白质中的纵行纤维束组成脊髓与脑之间的上下通路。这些神经纤维主要由长的上行（感觉）传导束和下行（运动）传导束及短的固有束组成。

前正中裂、后正中沟以及前外侧沟和后外侧沟的存在将每侧的白质分成前、中、后3个索，同时，在灰质前连合的前方，连接两侧前索的白质，称为白质前连合。

① 上行（感觉）传导束：脊神经中传导躯体和内脏的感觉纤维，经后根进入脊髓时分为较粗的内侧部和较细的外侧部。内侧部主要为有髓纤维（A类纤维），传导本体（深）感觉和精细触觉，它们的升支组成薄束、楔束，降支进入灰质后角；外侧部为有髓纤维和无（薄）髓纤维（B类和C类纤维），进入灰质后角后方形成背外侧束（即Lissauer束），上升或者下降，主要传导浅感觉（痛温觉）和内脏感觉。这些上行传导束，将机体接受的各种刺激信号经过中继上传至大脑皮质，引起意识感觉；也将信息传至脑干和小脑，以调节肌肉张力和运动协调。

a. 薄束和楔束：位于后索。薄束在后正中沟两旁，纵贯脊髓全长，楔束在薄束的外侧，仅见于第 4 胸节以上，两束都由脊神经节内假单极神经元的中枢突经后根入同侧后索上延而成，分别止于延髓的薄束核和楔束核；由于薄束、楔束的纤维是骶、腰、胸、颈自下而上的顺序进入的，故后索中来自各节段的纤维有明确的定位关系，T_5 以下无楔束。这些脊神经节细胞的周围突分布于躯干、四肢的肌、腱、关节、骨膜等本体感受器和皮肤的精细触觉感受器，接受刺激后，上传到脑部经过两次中继，传入到对侧大脑皮质。因此，薄束和楔束分别传导来自同侧下半身和上半身（头部除外）的本体觉和精细触觉。

b. 脊髓丘脑束：主要起源于对侧灰质的后角缘层和后角固有核（Ⅰ层、Ⅳ～Ⅶ层），发出的纤维经白质前连合交叉并上升 1～2 个脊髓节段到对侧白质的外侧索和前索上行，分别组成脊髓丘脑侧束和脊髓丘脑前束，行经脑干时两束合成为脊髓丘系，向上终止于背侧丘脑，中继后上行止于大脑皮质；前者传导对侧躯干和四肢的痛温觉，后者传导对侧躯干和四肢的粗触觉。

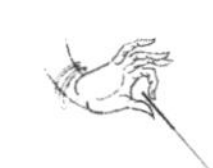

全身皮肤和面部黏膜的痛温觉和触觉，临床上称浅感觉。一侧脊髓丘脑束受损，受损平面以下 1～2 节对侧皮肤的痛温觉丧失，而触觉影响不大，是由于后索完好，故触觉无明显障碍。

c. 脊髓小脑束：分为脊髓小脑后束和脊髓小脑前束。脊髓小脑后束位于外侧索周边的后部，主要起自同侧 L_2 以上Ⅶ层的胸核，上行经小脑下脚终于小脑皮质，传导来自同侧躯干下部和下肢的本体感觉，参与调节下肢肌张力和肌肉间的共济协调等过程；脊髓小脑前束位于脊髓小脑后束的前方，主要起自腰髓以下对侧后角基部和中间带（腰骶膨大的Ⅴ～Ⅶ层外侧部），上行经小脑上脚进入小脑皮质，功能和后束相同。

d. 脊髓网状束：位于脊髓前外侧索，起于后角细胞，止于脑干网状结构，维持疼痛意识和清醒状态。

e. 脊颈束：位于脊髓外侧索背外侧部，起于后角Ⅲ、Ⅳ层的部分神经元，止于颈外侧核，认为动物的脊颈束是传导痛觉的主要通路，人的也可能传导痛觉。

② 下行（运动）传导束：起自脑的不同部位，将运动信息下传至脊髓，有皮质脊髓束、红核脊髓束、前庭脊髓束、网状脊髓束等等，属于运动功能，此处不赘述。

③ 脊髓固有束：紧贴于灰质表面，主要由后角中间神经元的轴突组成，发出升、降支，从而参与脊髓的节段内或节段间的联系，对脊髓的反射活动起重要作用。

2. 脊髓背角系统

在初级传入神经元中枢端轴突向脊髓背角投射的过程中，各类不同直径的纤维聚集在一起，形成不同的神经束进入背角。Lissauer 观察到，细纤维组成的神经束位于外侧，主要终止于脊髓背角的浅层，故该神经束也称为 Lissauer 束。大多数初级传入纤维都终止于同侧脊髓背角，脊髓投射神经元的轴突发出分支分为上行和下行、与邻近的数个脊髓阶段发生联系。一些轴突从背侧进入，经过中央管终止于对侧脊髓背角。传入纤维的投射部位决定了该纤维的功能，这与背角神经元按生理功能聚集是同样的道理。

Rexed 将脊髓灰质分为 10 个板层，包括背角的 6 层（Ⅰ～Ⅵ层）、腹角的 3 层（Ⅶ～Ⅸ层）以及中央管周围的Ⅹ层，这是最为经典的脊髓细胞构筑描述法。脊髓背角的全层向上延伸，与延髓背角相接。脊髓背角Ⅰ层也称为边缘层，Ⅱ层也被称为胶状质，进一步分为外侧层（Ⅱo）和内部层（Ⅱi）。Ⅲ层和Ⅳ层合称为固有层，或称为巨细胞层。处理伤害性信息的背角神经元具有不同的起源。Ⅰ层和Ⅴ层是伤害特异神经元所在的部位，包含两类伤害性特异的神经元群，一类接受高阈值机械和温度敏感 Aδ 纤维和多觉 C 类纤维的传入投射，另一类只接受高阈值 Aδ 机械感受器的传入信息。其他参与伤害性信息处理的背角神经元还有广动力范围（WDR）神经元，主要分布于Ⅴ层，也有少量位于Ⅰ层。WDR 神经元接受高阈值机械和温度敏感的 Aδ 纤维、多觉 C 类纤维以及低阈值 Aβ 机械感受器的共同投射。

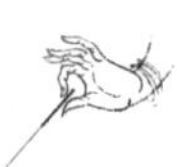

初级神经元传递的信息首先进入脊髓背角，然后经上行传导束向上投射。参与伤害性信息传递的神经递质有很多种，包括谷氨酸、P 物质、γ-氨基丁酸以及多巴胺等。在大鼠鞘内注射 NMDA 可引起节段性慢性疼痛症状。虽然传递伤害性和非伤害性信息的传导束在中枢各行其道，但在上行过程中仍然存在一定的交错。

传统上认为，脊髓丘脑束（STT）和三叉丘脑束是传递躯体和头面部温痛觉的主要传导通路。但是这两条道路并不限于传递伤害性信息，它们同时也传递非伤害性信息如轻触觉，而且目前已经发现还有其他传导束也传递伤害性信息。

腹侧和外侧 STT 走行于脊髓前外侧 1/4 象限。脊髓中脑束（SMT）也位于前外侧 1/4 象限以及背外侧束。脊髓的第二级神经元位于延髓，主要传递本体感觉，该通路是一个复杂的多突触上行传导系统，由许多短的纤维链构成，在伤害性信息传递中具有一定作用。

损伤脊髓前外侧 1/4（相当于切断 STT 和 SMT）会导致对侧躯体损伤节段以下部位的痛感觉丧失，同侧肢体对伤害性刺激的反应性也会有所下降。STT

神经元分布于脊髓背角的全层，但是在Ⅰ层密度最高。STT 在上行过程中会因前内侧传导束的汇入而逐渐变宽。STT 的轴突排列具有体表对应关系，自外向内、由浅入深依次排列着来自脊髓骶、腰、胸、颈部的纤维。在延髓，来自面部区域的纤维位于最内侧，随着 STT 向上走行，在中脑水平成内、外部分，内侧成分向内侧丘脑投射，外侧部分向丘脑腹侧基底部和后部投射。丘脑腹后侧外侧核（VPL）的纤维排列也具有体表对应关系，它主要接受背角Ⅰ层的纤维传入。

脊髓网状束（SRT）负责传递由脊髓向脑干网状结构的冲动。网状结构与觉醒状态的维持有关，所以 SRT 可能传递疼痛的情绪信息以及参与自主神经反应和躯体运动反射。SMT 投射到中脑网状结构，因此其功能可能与 SRT 类似。SRT 和 SMT 可能都参与了慢性疼痛的形成。

除上述传导束外，有研究证实还存在其他能够传递伤害性信息的上行传导通路。有一小部分脊柱神经元的突触后系统参与痛觉的形成，脊颈束（SCT）即是对触觉刺激和伤害性刺激都起反应的神经传导束。但 SCT 参与伤害性信息传导的作用只在猫身上得到证实，但在人类是否具有同样的作用尚属未知。

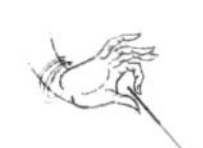

三、三叉神经系统

支配头面部感觉的神经纤维的解剖和生理特征类似于支配躯体的神经元，它们属于脑神经，分别是三叉神经（CN Ⅴ）、面神经（CN Ⅶ）、舌咽神经（CN Ⅸ）、接受头面部感觉传入的延髓区域通常被称为延髓背角。三叉神经节有三个分支：眼支、上颌支和下颌支，每个分支都是混合神经，负责传递相关头面部区域的触压觉、痛温觉和本体感觉信息。各种纤维在三叉神经节内的投射排列具有体表对应关系，并且当节后纤维向上投射时，这种排列顺序始终不会改变。有髓和无髓纤维都遵循这种排列规则。在延髓，大直径有髓纤维主要终止于三叉神经感觉核，而 Aδ 和 C 类纤维则终止于三叉神经脊束核尾侧核亚核。

三叉脊束核尾侧亚核可按照细胞构筑特点进一步分成三层，分别称为边缘层、胶状质和巨细胞层，在细胞构成和功能上都与脊髓背角的板层结构相对应。因此，此区域又被称为延髓背角。由此看来，传递头面部感觉的三叉神经系统与传递躯干的四肢感觉的脊髓背角系统是平行的关系。有研究证实，高级中枢对于三叉神经核和脊髓背角神经元有同样的调节作用。

三叉神经系统将头面部感觉向高级中枢传递的过程也与脊髓系统类似。接受伤害性投射（Aδ 与 C 类纤维）的三叉脊束核尾侧亚核神经元发出轴突，经腹侧的三叉丘脑束将伤害性信息继续传递给丘脑和大脑皮质。有一种类似新脊丘束的传导束——新三叉丘系（nTTS），它携带的痛、温觉信息到达丘脑的腹后内侧核。与新三叉丘系相对应的是旧三叉丘系（pTTS）。组成 pTTS 的轴突包括三叉脊束核尾侧亚核向脑干网状结构、导水管周围灰质、下丘脑以及丘脑内侧核和板内核投射的同侧和对侧纤维。由于这些结构向边缘皮层发出弥散投射，因此推测 pTTS 可能与疼痛情绪信息的传递有关。

对于三叉神经系统来说，脑桥臂旁区域也是一个重要的伤害性信息中继站。它在调节疼痛和运动抑制方面起着重要的作用。在某些物种中，中枢进行镇痛性调节的同时会加强运动抑制功能，尤其是在捕食动物和被捕食动物对峙情况下作为一种防御适应机制而存在。不过目前尚不清楚在人类中是否也具有类似的功能。

四、脊髓上系统——丘脑

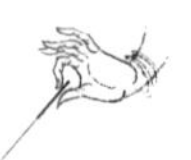

丘脑既是初级感觉信息的终点站，也是将感觉信息向皮质传递的中继站。丘脑内侧核和板内核接受来自脊髓、三叉系统和网状结构纤维的投射，转而将其传递到大脑皮质的广泛区域，这种投射不具有体表对应的特征。与之相反，丘脑的腹侧基底接受来自新脊丘系和新三叉丘系的传入投射，并进一步投射到初级和次级躯体感觉皮质（s_1、s_{11}），这种投射是高度体表对应的，与感觉辨别和刺激定位有关。丘脑的腹侧基底复合体包含腹侧丘脑核和后丘脑核，可进一步分为外侧部（腹后外侧核）和内侧部（腹后内侧核）。这些神经元主要接受对侧躯体和头面部的感觉传入。丘脑对各种觉醒状态下的伤害性信息传入具有调制作用。White 和 Sweet 曾报道，损伤丘脑的腹侧基底复合体会产生镇痛作用，但同时会显著破坏患者的空间分辨能力。脊髓横切患者的丘脑的神经纤维仍保留体表对应关系，并产生较多的自发性活动。

五、网状结构

网状结构与疼痛的产生有关，疼痛引起的厌恶情绪以及动机的产生都是经由网状结构来调节的。同样，伤害性刺激引起的运动、感觉和自主神经反应也都离不开网状结构的激活。

网状结构对疼痛行为的产生非常重要。Casey 曾提出，阿片类药物所产生的镇痛不影响疼痛辨别的效应可能就是通过网状结构介导的。

六、间脑

间脑由胚胎时期的前脑泡发育而来，位于中脑和大脑（端脑）之间，分为背侧丘脑、后丘脑、上丘脑、下丘脑和底丘脑 5 个部分，其外侧与大脑没有明显的界线，内侧（两侧背侧丘脑与下丘脑之间的矢状狭窄间隙）为第三脑室，分隔左右间脑，连接两侧间脑的灰质横桥称为丘脑间黏合或中间块。大脑的高度发展，除腹侧部的视交叉、视束、灰结节、漏斗、垂体和乳头体露于脑底外，间脑大部分被大脑所包围。间脑的体积虽只占中枢神经系统的 2%，但其结构和功能十分复杂，是仅次于端脑的高级中枢部位。间脑的背侧面见图 1-1。

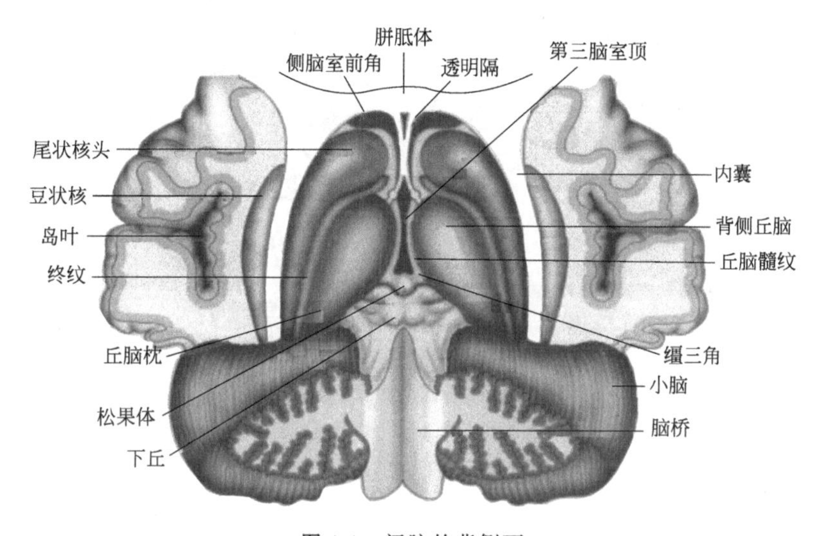

图 1-1　间脑的背侧面

（引自：高秀来著．人体解剖学．北京：北京大学医学出版社，2009.）

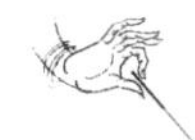

1. 背侧丘脑

背侧丘脑也称丘脑，是一对卵圆形的灰质团块，借丘脑间黏合相连，前端突触称为丘脑前结节，后端膨大称为丘脑枕，丘脑背外侧面与端脑的尾状核、内囊相贴。两侧背侧丘脑之间为第三脑室。第三脑室侧壁有一自室间孔走向中脑水管的浅沟，称为下丘脑沟，是背侧丘脑与下丘脑的分界线。背侧丘脑灰质的内部被“Y”形的内髓板分隔成 3 个核群，即前核群、内侧核群和外侧核群。前核群与内脏活动有关；内侧核群的功能可能是联合躯体和内脏感觉冲动的整合中枢；外侧核群传导头面部、上肢、躯干和下肢感觉纤维。丘脑核团示意见图 1-2。

人体绝大部分感觉（除嗅觉）传导通路所传导的冲动均到丘脑中继后，再发出纤维止于大脑皮质，因此丘脑成为大脑皮质下的感觉中枢。粗略的痛觉和温度觉可在丘脑水平产生。在大脑不发达的低等动物，丘脑是最高中枢。在人类，大脑发展为最高感觉中枢后，丘脑不只是简单的中继站，而成为一个复杂的分析、综合中枢。背侧丘脑受损害时，常见的症状是感觉缺失、过敏和失常，可伴有剧烈的自发疼痛。

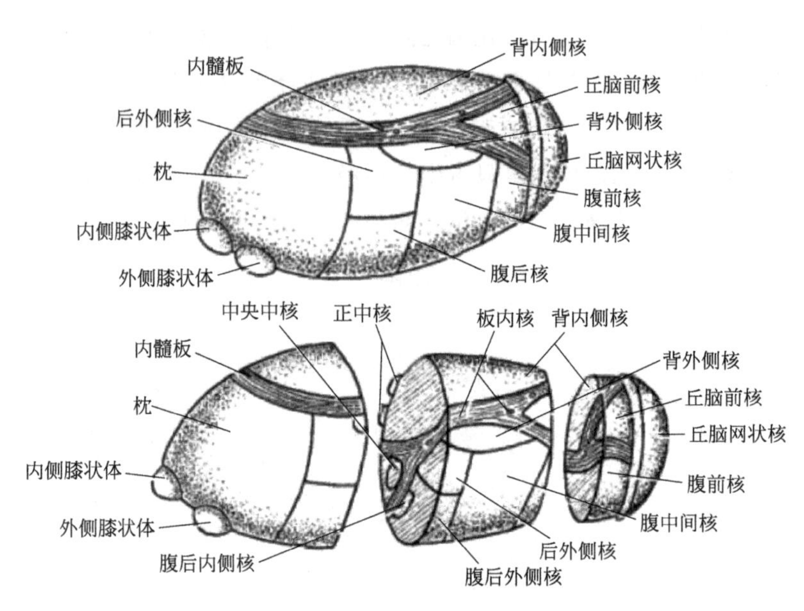

图 1-2　丘脑核团示意

（引自：王海杰，陈幽婷，朱永泽，等主编．人体系统解剖学．上海：复旦大学出版社，2005.）

一般认为与疼痛有关的核团包括板内侧核、腹后外侧核以及一些功能复杂的核团。脊髓丘脑束的传入纤维终止于整个腹后外侧核，发出这些轴突的神经元主要表现为对低阈机械感受器和高阈伤害感受器作出反应的“广泛动力学阈值”，小部分神经元只对高阈值伤害感受器起反应。某些神经元对温度起反应。人类有5%～6%神经元对不同区域的有害的热刺激起反应，在这些区域中，很小的刺激可引起很疼的感觉。有研究表明，丘脑束旁核的 μ 阿片类受体参与了吗啡诱导的镇痛作用。丘脑网状核（thalamic reticular nucleus，TRN）主要由 γ-氨基丁酸（GABA）能神经元组成，GABA 能神经元信息传入丘脑腹侧基底核（ventrobasal nucleus，VN），参与调控疼痛；并且传入 VN 区域 GABA 信息的减少是导致慢性炎症性疼痛大鼠模型对热痛过敏的一个原因。患有慢性偏头痛的大鼠模型的丘脑腹后内侧核（ventral posteromedial medial，VPM）区表现出对于机械刺激 Neuronal Firing，而对于枕部的神经刺激可以减弱此效应。有研究发现，脑源性神经营养因子（brain-derived neurotrophic factor，BDNF）过表达可诱导内侧丘脑区神经可塑性的改变，这对于中风后中枢痛（central poststroke pain，CPSP）（脑血管意外发生后的神经病理性疼痛综合征，主要表现为疼痛和脑血管供血脑组织损伤相应躯体部位的感觉异常，即局部的感觉缺失和疼痛区域的过度敏感体征）的治疗具有重要的意义。

2. 下丘脑

下丘脑位于背侧丘脑的下方，以下丘脑沟与丘脑分界，构成第三脑室侧壁的下半部分和下壁。在脑底面，下丘脑由前向后可见视交叉，其向后延伸为视束，视交叉后稍隆起的灰结节向下移行为漏斗，漏斗下端连于垂体，灰结节后方还有一对圆形隆起，称为乳头体。下丘脑从前向后可分为视前区、视上区、结节区和乳头体区 4 个部分。下丘脑内有许多核团，主要包括视上区的视上核、室旁核和下丘脑前核，在结节区的漏斗核（又称弓状核）、腹内侧核和背内侧核，以及在乳头体区的乳头体核和下丘脑后核。从内侧到外侧可分为 3 个带，分别为室周带、中间带、外侧带。下丘脑三带四区的主要核团见图 1-3。

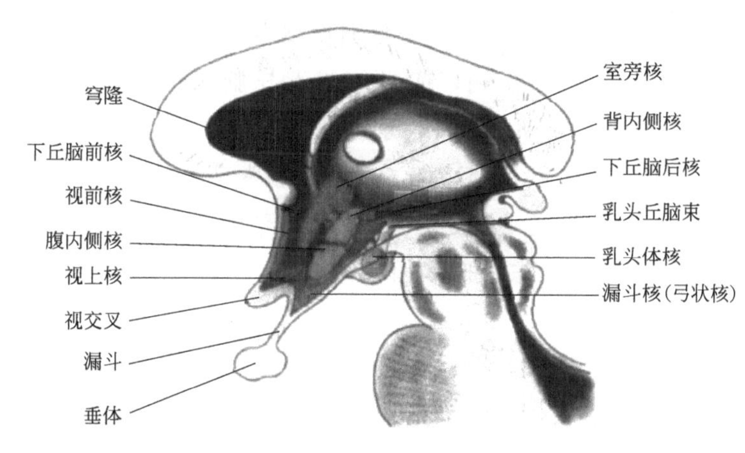

图 1-3　下丘脑的主要核团

（引自：张红旗主编．系统解剖学．上海：复旦大学出版社，2015.）

下丘脑的纤维联系极其复杂，其传入纤维主要分为两种：穹隆（fornix），是下丘脑最粗大的传入纤维，起自海马，止于乳头体；前脑内侧束（medial forebrain bundle），起自端脑边缘系统的隔核和嗅脑（嗅区），经下丘脑至中脑被盖，与下丘脑有往返的联系。经脑干和脊髓传导的躯体和内脏信息，主要经网状结构中继后到达下丘脑。下丘脑的传出纤维也有以下几种。①下丘脑-脑干-脊髓：纤维起自室旁核，至迷走神经背核和脊髓灰质侧角。②乳头体被盖束和乳头体丘脑束：后者与大脑皮质扣带回有往返的纤维联系。③下丘脑垂体束：起自室旁核和视上核，将下丘脑的内分泌神经元产生的催产素和加压素等运输至垂体后叶，再经血液扩散到相应的靶器官或靶组织。④结节垂体束：起自漏斗核，止于正中隆起的毛细血管，将促肾上腺皮质激素、促激素释放或抑制素等神经内分泌物质经垂体门脉系统（hypophyseal portal system）运送至垂体前叶，控制垂体前叶的内分泌功能。

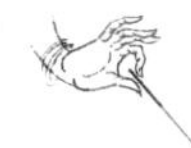

人类的下丘脑很小，只含有 $4cm^3$ 的神经组织，占整个脑组织的 0.3%，但它是神经内分泌中心（既是皮质下的内脏神经中枢，又是内分泌器官），通过与垂体的联系，将神经调节和体液调节融为一体，不但调节机体的内分泌活动，且参与对体温、摄食、生殖、水电解质平衡和内分泌活动等的调节。另一方面，下丘脑与边缘系统联系，参与对情绪的调节，其视交叉上核与人类昼夜节律有关，调节人体昼夜节律。

有磁共振研究表明，下丘脑在偏头痛的慢性迁延过程的病理生理机制中起到重要作用，并且对偏头痛患者的急性发病也有影响；下丘脑的后部可能介导了急性偏头痛，而其前端则对偏头痛的迁延化具有重要影响。同时，下丘脑能够诱导一定的镇痛效应，并且在大鼠福尔马林疼痛模型中，伏隔核（NAC）多巴胺受体介导下丘脑诱导的镇痛作用，证明外侧下丘脑（LH）-中脑腹侧被盖区（VTA）-伏隔核（NAC）通路参与了福尔马林性疼痛的调控，通过 D1 和 D2 样多巴胺受体的传递。智齿拔除术后的疼痛为一种很常见的现象，在下丘脑和三叉神经脊束核均有 c-fos（神经元接受伤害性刺激激活的一种标志）的表达，有学者认为加巴喷丁可调节此标志物的表达。

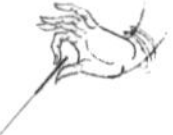

3. 上丘脑

上丘脑位于丘脑的后上方，即第三脑室顶部的周围（间脑的背侧部与中脑顶盖前区相移行的部分），由松果体、后连合、缰核及丘脑髓纹组成。在背侧丘脑的背侧面和内侧面交界处有一纵行纤维束，称丘脑髓纹，它向后进入缰三角。左、右缰三角间为缰连合，它的后方连有松果体，在缰连合的下方，中脑水管上口的背侧壁上有横行纤维束，称为后连合。丘脑髓纹是主要来自隔区的纤维束，大部分终止于缰核，也有纤维至中脑导水管周围灰质和其他丘脑核团。缰三角内有缰核，位于第三脑室室管膜深面，包括较小的缰内侧核和较大的缰外侧核。人类的缰核很小，接受经髓纹来自隔核等处的纤维，并发出纤维组成缰核脚间束投射至中脑脚间核，缰核被认为是边缘系统与中脑之间的中继站，是弥散嗅觉、内脏和躯体传入的整合中心。松果体为内分泌腺，产生褪黑激素，具有抑制生殖腺和调节生物钟的作用；同时，也有学者认为褪黑激素具有增强传统镇痛药物效应的作用，并且几乎无毒副作用。缰核具有胆碱能性，除含乙酰胆碱外，外侧缰核内分布着丰富的脑啡肽，内侧缰核内有密集的阿片受体。另有研究证明，缰核通过对中缝大核和蓝斑的活动的调节参与了镇痛过程；并且，向外侧缰核内注射甘丙肽（调控或抑制神经元的动作电位）或其受体激动剂 M617 均能引起镇痛效应，也有关于缰核内注射催产素（oxytocin）镇痛的报道，但知之甚少。

七、边缘系统

随着神经科学的迅速发展，神经科学家发现三个难以研究的脑区有着十分重要的功能，它们依次是脑干网状结构、大脑边缘叶和基底前脑。从形态学角度看，扣带回和海马旁回在大脑半球的内侧面围绕胼胝体成一环状，加上被挤到侧脑室下面的海马和齿状回，共同围成边缘叶（limbic lobe）。边缘系统在进化上属于脑的古老部分，有人认为边缘系统是由边缘叶加上与它联系密切的皮质下结构，如杏仁体、海马结构、隔核、下丘脑、背侧丘脑的前核和中脑被盖的一些结构等共同组成，司个体的生存和种族的延续，调节内脏、感觉、情绪和动机活动，且与脑的高级神经活动——学习记忆有关。端脑、间脑和中脑的以上结构组成了一个功能整体，即所谓的边缘系统（limbic system）。有学者将边缘系统分为嗅脑、杏仁复合体、隔区、海马结构、基底前脑（端脑和间脑腹侧的一些结构）来叙述，其中一些与疼痛关系密切。

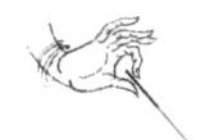

1. 隔核

隔区在大脑半球内侧面，位于终板和前连合的前上方，侧脑室前角的内侧壁，相当于终板旁回，隔区深方的皮质下核即隔核。隔核包括数个核，接受并传出多种神经纤维，如延髓 NA 能纤维、中缝核 5-HT 能纤维、VTA 区 D 能纤维以及胆碱乙酰转移酶（ChAT）（将乙酰辅酶 A 转移到胆碱上，形成神经递质乙酰胆碱）、促生长激素神经肽（Galanin）、一氧化氮合酶（NOS）、NGFR 阳性的纤维。隔核的纤维联系非常复杂，除与海马关系密切外，还与下丘脑、中脑腹侧被盖、网状结构、杏仁复合体、缰核、黑质、蓝斑、中缝核有着往返联系。

从上述隔区的传入传出纤维看，这些结构大都与疼痛（如缰核、中缝核、杏仁核等），情绪反应及内脏活动有关（如下丘脑、海马等），隔核是边缘系统的枢纽，可将低级中枢与高级中枢联系起来，是包括痛觉在内的各种传入冲动的整合中枢。边缘系统见图 1-4。

2. 海马结构及海马

海马结构位于大脑半球的内侧面，包括海马（又称海马本部）、齿状回、下托复合体、邻近的内嗅区皮质和围绕胼胝体的海马残体。海马（hippocampus）位于侧脑室下角底及内侧壁，因冠状切面形似海马而得名，全长约 5cm；海马属于古（旧）皮质，依据细胞形态及皮质区发育的差异，又将海马分成 CA1、CA2、CA3、CA4 四个扇形区：CA1 区是邻近下托的部分，它向腹外方向延伸演变成 CA3 区，移行处即 CA2 区；CA3 区转向腹内侧插入齿状回的部分即 CA4 区。海马接受内嗅区皮质 Glu 能、隔区 Ach 能及 GABA 能、蓝斑 NA 能、中缝

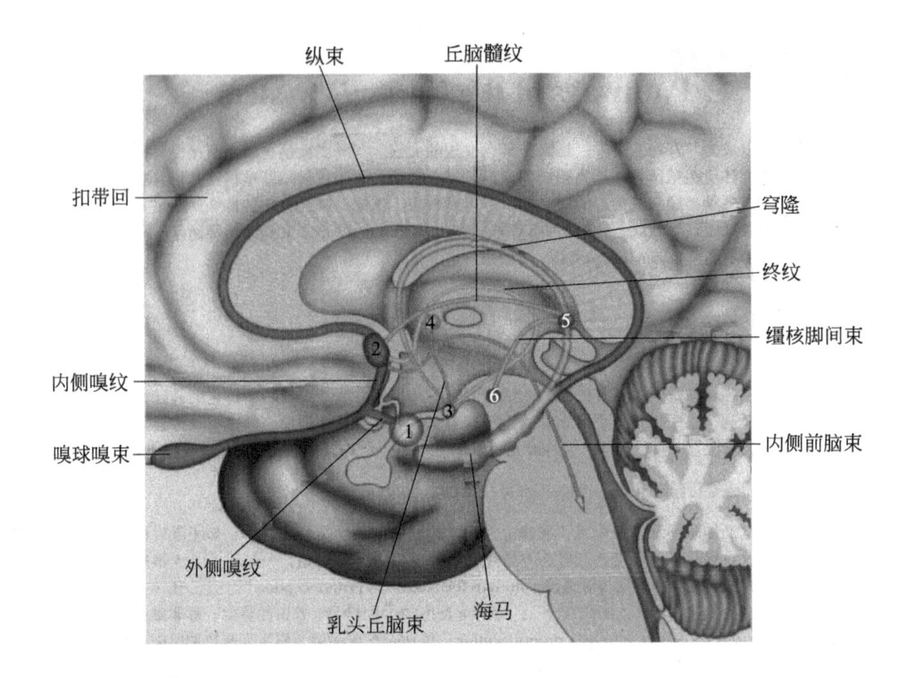

图 1-4　边缘系统

1—杏仁体；2—隔区；3—乳头体；4—丘脑前核；5—缰核；6—脚间核

（引自：高秀来著．人体解剖学．北京：北京大学医学出版社，2009.）

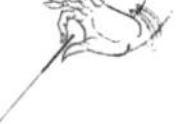

核 5-HT 能、腹侧被盖和黑质的 DA 能传入。

三突触回路是海马结构内环路的最大特征，其传入纤维主要来自隔区、内嗅区和对侧海马结构、乳头体、脑干和梨形皮质至内嗅区的外侧部；而穹隆为海马传出纤维的主要径路，目前已知的主要靶区有：CA1 区——伏核、尾壳核；CA3 区——双侧外侧隔核、同侧 CA1 区、对侧 CA1 区等。

海马结构的解剖学研究似已明确，其内含有多种神经肽及活性物质，但对于其功能尚需探索。根据目前的研究认为其除参与了情绪反应与控制、内脏活动调节及学习记忆外，也通过其含有的阿片肽参与了针刺镇痛过程。

八、端脑

端脑（Telencephalon）又称大脑，是中枢神经系统的最高级部位，由前脑泡发育而来。前脑泡的两侧部高度发育并向外膨出为两侧大脑半球，覆盖在间脑和中脑的外面；而中部发育缓慢，基本留在原位，形成第三脑室的前壁——终板。前脑的发展最初与嗅觉有关，在每侧半球底部的灰质团块——基底神经核构成早期的运动中枢；半球的壁是大脑皮质，各种信息在这里整合；在发育过程中，视、听和其他径路经丘脑延伸至大脑皮质，每侧大脑半球由于增加了新皮质而扩大，大部分嗅皮质则局限为下外侧的梨形叶，其内侧壁特化为海马结构，具有多种功能。高等哺乳动物的新皮质高度发达，梨形皮质相对缩小。海马结构通常称为古皮质或原皮质，梨形叶则称为旧皮质，某些学者将两者统称为古皮质。

大脑的外形：大脑纵裂将大脑分为左右半球，纵裂底部有连接两半球的横行纤维，称为胼胝体。大脑半球表面的一层灰质，称为大脑皮质；皮质深面是髓质（白质）；深埋在白质内侧一些灰质团块，称为基底核。大脑半球内部的腔隙，称为侧脑室。侧脑室与基底核都埋在大脑髓质内。

每侧大脑半球外部由三沟（中央沟、外侧沟、顶枕沟）五叶（额叶、顶叶、颞叶、枕叶、岛叶）组成，其内侧面有额、顶、枕、颞4叶的扩展部分，在间脑上方有联络两半球的胼胝体。胼胝体下方的弓形纤维束称为穹隆，其与胼胝体间的薄板称为透明隔。在胼胝体上方的沟称为胼胝体沟，绕过胼胝体后方，向前移行于海马沟。扣带沟位于胼胝体沟的上方，与之平行，此沟末端转向背方，称为边缘支。扣带沟和胼胝体沟之间称为扣带回。中央前、后回自半球上外侧面延续到半球内侧面的部分，称为中央旁小叶。从胼胝体的后方，有一沟呈凸向上的弓形走向枕叶的后端，为距状沟，此沟中部与顶枕沟相遇。在半球底面，额叶内有纵行的嗅束，其前端膨大为嗅球，后者与嗅神经相连。在颞叶紧紧围靠于中脑外侧面前后走行的回，称为海马旁回。海马旁回的前端弯成钩形，称为钩。在海马旁回上内侧为海马沟，其上方有呈锯齿状窄条皮质，称为齿状回。在齿状回的外侧，侧脑室下角底壁上有一弓状的隆起，称为海马。海马和齿状回构成海马结构。

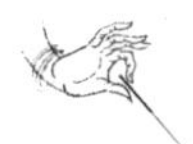

1. 大脑皮质

大脑皮质（cerebral cortex）是机体各种活动的最高中枢，总重量约600g，占全脑的40%，面积约2200cm^2，1/3在表面，2/3在沟裂的壁和底。在种系发生上，分为新皮质（同生皮质，占96%）和异生皮质（古皮质和旧皮质）。皮质由两型细胞组成：锥体细胞，最丰富；非锥体细胞（星状细胞或颗粒细胞），又分为有棘和无棘细胞（亚型）。胞体和纤维染色后的新皮质最明显的显微特征是其水平分层，为典型的6层平行于表面的结构，分别为：Ⅰ. 分子层（丛层）；Ⅱ. 外颗粒层；Ⅲ. 外锥体层；Ⅳ. 内颗粒层；Ⅴ. 内锥体层；Ⅶ. 多形层。为了研究大脑皮质的结构和功能，学者们根据皮质分层的细胞排列和类型以及有髓纤维的配布形式等的差异进行分区，目前应用最广泛的是Brodmann分区，例如，按此分区，第一躯体运动区为4区，第一躯体感觉区为3、1、2区，第一视区为17区，听区为41、42区等。

大脑的几个特质：①大量的实验及临床实践证明，不同的皮质区具有不同的功能，把这些具有一定功能的皮质区（脑区），称为“中枢”，这些中枢只是执行某种功能的核心部位，其他脑区也有类似的功能，当某一中枢受损后，其他脑区在一定程度上可代偿该区的功能。除这些中枢外，还有广泛的脑区，它们不只限于完成某一特定功能活动，而是对传入的各种信息加工和整合，以完成更高级和复杂的神经活动，这些区域称为“联合区”。②大脑皮质的基本一致，包括各个脑区神经元的密度、锥体细胞和非锥体细胞的相对比例、突触的密度等等。③大脑皮质构筑，以往组织学上范围广阔的皮质结构主要是以平行于软膜表面的（水平）层次来描述的，近几十年来，生理学和相关的研究却强调皮质的结构是通过皮质全层的与软膜呈直角的柱或单位实现的。例如，有研究表明，动物（鼠、猫）的每根胡须在大脑皮质感觉区都有一个神经细胞密集成团的投射部位，称为“筒”，即细胞柱。

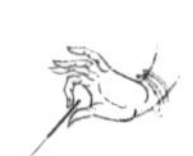

大脑的重要感觉区如下（运动区几乎不涉及疼痛传递和调制，此文不赘述）。在考虑到将新皮质分为若干主要的功能区时，一般是按照下列的次序排列：顶叶、枕叶、颞叶，最后是额叶。即由第一感觉区（顶叶的躯体感觉、枕叶的视觉、颞叶的听觉）开始，随之是它们至后罗朗斗（post Rolandic）联络皮质的传出，其远侧至颞叶，然后至颞叶内侧的边缘结构。最后则是额叶的脑区。

（1）SⅠ：在顶叶内，中央沟后壁和中央后回表面的皮质构成第一躯体感觉区（primary somatosensory cortex，SⅠ），此处为Brodmann 3、1、2区。此命名是由于在最初研究时，周围给予生理刺激后，这里是记录到诱发电位的第一个皮质区。“第一”并不意味着也不应该意味着中央后回在躯体感觉中具有特殊的或突出的功能意义。其特点为：①交叉性，即身体某侧的感觉冲动投射到对侧；②倒置性；③身体各部位在感觉区的投射范围大小与该部位的形体大小无关，取决于该部位的感觉敏感度。

（2）SⅡ：第二躯体感觉区是根据发现的时间次序命名。此区位于外侧沟的上岸，中央沟的后方，顶叶岛盖内。关于此区的定位也有如下描述：中央后回的最下部，延伸到中央前回，与第二躯体运动区重叠。SⅡ在猫和猴的身体代表区的定位是头面部最靠前，邻近SⅠ，向后依次为上肢、躯干和下肢。此区有双侧代表性，但以对侧为主。此区与轻触觉和振动觉有关，刺激环层小体引起的电位变化比SⅠ区高。

（3）MⅠ和MⅡ：第一躯体运动区位于中央前回和中央旁小叶的前部，其管理特点（倒置、交叉、区域大小与运动的灵巧程度、精细程度有关）与SⅠ区一致；第二躯体运动区位于中央前、后回的下部，此区有双侧上、下肢的投影区，但没有头部（面、口、舌、喉）的投影区。

人类的两个大脑半球看似互相对称，但事实上彼此并非镜像关系，尤其是1861年Broca证实了左侧额下回后部的梗死可导致失语症（后来将这一部位命名为Broca区），以及后来发现左侧半球颞叶后部和顶下小叶的Wernicke区也与语言功能有关。这一不对称性，同样适用于涉及疼痛调控的大脑皮质区。

研究发现，TRPA1（一种非选择性瞬时受体电位阳离子通道，TRPA1基因编码的蛋白，存在于人类和动物很多器官的胞膜，被认为是外周环境刺激下产生的不同躯体感觉形式的感应器，例如疼痛、寒冷和瘙痒；尤其是作为化学感受器，TRPA1-/-小鼠表现出福尔马林诱导的疼痛行为学的完全缺失）存在于锥体神经元 L_5 层，即大脑皮质也存在这一感受器，对于进一步理解其功能具有重要意义。功能性磁共振成像（由于大脑血流和神经活动是偶联的，此技术是通过大脑血流动力学的变化来检测神经活动）显示，患有慢性腰背部疼痛的患者大脑皮质活动衰减，引起对疼痛抑制的下降，这一机制为导致慢性腰背疼痛的原因之一；同时，对于纤维肌痛、幻肢痛的患者，也能观察到大脑皮质磁共振成像的改变。同时，前喙扣带皮质（rostral anterior cingulate cortex）局部场电位的变化与疼痛退缩行为（withdrawal behaviors）有关。

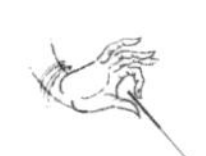

也有学者认为，SⅠ可通过锥体外系尾状核头部对中缝大核的调控增强针刺镇痛效应，也可通过锥体外系直接抑制伤害性信息的输入引起镇痛效应。SⅡ也参与疼痛的调制过程，经脊髓丘脑束传递的伤害性信息到达丘脑内侧部后，发出的纤维一部分投射到边缘系统，一部分投射到SⅡ，且刺激SⅡ区可抑制痛效应。

大脑皮质作为中枢神经系统的最高中枢，也是疼痛的感觉分辨和反应发动的最高中枢，对痛及镇痛的作用绝不是一种简单的兴奋或抑制，而是一种复杂的调节作用。

2. 基底神经核

基底神经核又称为基底核，是位于大脑半球髓质（白质）下部、丘脑外侧的一些核团，位置靠近脑底，包括纹状体（尾状核和豆状核）、屏状核和杏仁复合体。杏仁复合体又是边缘系统的组成部分。

（1）纹状体　纹状体现代解剖学认为包括背侧部和腹侧部两部分。

背侧部纹状体与传统纹状体范围一致，即由尾状核和豆状核组成。豆状核又分为内侧的苍白球和外侧的壳。根据种系发生的先后，将苍白球称为旧纹状体，尾状核和壳称为新纹状体（尾壳核）。尾状核和豆状核借内囊相隔，但是又有一部分是相接的，所以合称为纹状体。尾状核呈逗点状，由前向后弯曲的圆柱体，分为头、体、尾3部分，位于丘脑背外侧，伸延于侧脑室前角、中央部和下角。豆状核居岛叶的深面，与岛叶之间有屏状核相隔，内囊几乎全部围绕在豆状核的周围并将豆状核和尾状核分开。

腹侧部纹状体较小，分为腹侧纹状体和腹侧苍白球，见于许多动物（包括人类）。腹侧纹状体由伏隔核和嗅结节构成，位于前连合的前方；腹侧苍白球位于前穿质的后方，Meynert基底核上外方，借前连合与背侧苍白球部分分隔，故腹侧苍白球大部分位于腹侧纹状体的后方。

尾状核与尾壳核结构相似，细胞密集，血管丰富，充满薄髓或无髓纤维。而苍白球则为众多的粗有髓纤维所贯通，故在新鲜状态下尾状核呈粉红色，苍白球呈白色。神经递质的分布如下：由纹状体至苍白球内段的纤维含有SP，至苍白球外段的纤维含有脑啡肽，含GABA的纤维分布于内段和外段。背侧苍白球本身的神经元以GABA和Ach为递质。来自腹侧纹状体的含脑啡肽或SP的纤维与腹侧苍白球的纤维相交织。腹侧苍白球的神经元以GABA或SP为递质，含有这些递质的神经元投射至黑质网状部。腹侧苍白球神经元与背侧一样也含GABA或Ach递质，但以Ach为主。

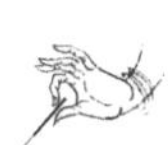

纹状体属于锥体外系（锥体外系，即extrapyramidal system，包括大脑皮质、纹状体、底丘脑核、黑质、红核、脑干网状结构、小脑和前庭核及其下行投射系统），关于纹状体的研究主要集中在其控制躯体运动方面。在正常情况下，纹状体的功能是配合随意运动，维持肌张力和运动协调，其纤维联系的主要神经递质为Glu、GABA、DA，与之相关的疾病包括亨廷顿舞蹈症、手足徐动症和帕金森病（震颤麻痹）等。

（2）屏状核　屏状核为位于岛叶与豆状核之间的薄层灰质。屏状核与豆状核之间的薄层白质称为外囊，屏状核与岛叶之间的白质称为最外囊。近年研究表明，屏状核可分为结构和功能互不相同的两部分：岛部和颞部。动物实验表明，岛部与新皮质的许多区域有往返联系。屏状核的纤维联系和功能意义在人脑还不清楚。有学者认为，屏状核内含有一定量的胆囊收缩素（CCK），而CCK是调节疼痛的非阿片类系统的重要组成部分，提示屏状核与疼痛的发生发展具有一定联系。

（3）杏仁复合体　杏仁体（amygdaloid body）为梨状皮质，外侧与屏状核相邻，背侧的一部分为豆状核掩盖，下方与尾状核的尾相连。杏仁簇有两个主要核团，即皮质内侧核群与基底外侧核群，位于二者之间的是界限模糊的中央核。人脑由于颞叶的发育，使皮质内侧核群位于杏仁簇的背侧部。皮质内侧核群可再区分为前杏仁区、外侧嗅束核、内侧杏仁核和皮质杏仁核，基底外侧核群又分为外侧杏仁核、基底杏仁核和副基底杏仁核。随着功能性和立体定向神经外科的发展，对杏仁核复合体的形态结构需要更深入的认识。

大量实践证明，杏仁体与情感、行为、内脏活动及自主神经功能等有关。其基础在于杏仁体内含有多种神经化学递质，如胆碱类、单胺类、氨基酸类、NO、cGMP、肽类。

3. 大脑髓质和侧脑室

大脑髓质主要由大量的神经纤维组成，可分为3种（连合纤维、投射纤维和联络纤维）：①连合纤维为连接左右大脑半球皮质的纤维，包括胼胝体、前连合、穹隆和穹隆连合，其中胼胝体连接左右半球的皮质，前连合连接两侧的颞叶和嗅球，穹隆是由海马至下丘脑乳头体的弓形纤维束，两侧的穹隆在胼胝体的下方有一部分纤维越至对侧，连接对侧海马，称穹隆连合；②投射纤维是连接大脑皮质和皮质下中枢间的上、下行纤维，大部分纤维经过内囊，内囊是上、下行纤维束聚集形成的宽厚白质板，位于豆状核、尾状核和丘脑之间，在端脑的水平切面上，内囊呈“><”形，分为内囊前肢、内囊后肢和内囊膝三部分，当脑内血管病变导致内囊广泛损伤时，患者会出现“三偏”征，对侧偏瘫（皮质脊髓束、皮质核束损伤）、对侧偏身感觉障碍（丘脑中央辐射受损）和双眼视野对侧同向性偏盲（视辐射）；③联络纤维是联系大脑同侧半球各部之间的纤维，主要分为钩束、上下纵束和扣带等。

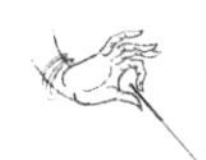

侧脑室是端脑的内腔，左右各一，分别位于左右大脑半球内，在胼胝体与穹隆之间，顶壁为胼胝体；底壁的前部为尾状核，后部是海马。侧脑室深入大脑各叶之内，形态很不规则，前部借室间孔与间脑的第三脑室相通，充满脑脊液。

九、小脑

小脑（cerebellum）是位于脑桥和延髓背侧的球形隆起，以三对小脑脚（上、中、下）与延髓、脑桥及中脑相连。总的来说，小脑的主要功能是调节肌的紧张度、维持身体姿势和平衡，顺利而精确地完成随意运动调节中枢，而不是直接“指挥”肌肉运动（发动和执行随意运动指令）的中枢。小脑虽然也接受来自前庭器官和脊髓的感觉信息传入，但只是作为分析和整合的内容来调节肌的活动，并不在小脑产生意识。

小脑位于颅后窝，成人小脑重约150g，占脑重的10%，表面积约为1000cm^2，约为大脑皮质的40%，如将其皱褶展平，其前、后径可达1m以上。小脑表面为一层灰质，称为小脑皮质；内层为白质，称为小脑髓质。小脑各部皮质的组织构成基本相同，分为分子层、梨状细胞层和颗粒层；小脑半球的髓质中每侧有 4 个核，即顶核、球状核、栓状核和齿状核。

小脑是脑的感觉-运动主环路的旁回路部分，也是锥体外系的组成部分之一。它接受经脊髓小脑、三叉小脑和前庭小脑径路传入的信息，经脑桥接受来自大脑皮质和顶盖的信息。小脑的传出，几乎包括全部脑调控运动的结构，其广泛而精确的传入、传出纤维联系，构成了小脑功能的结构基础。

普遍研究认为，小脑参与了疼痛的调节。小脑从下行的皮质-小脑通路和上行的脊髓-小脑通路接受疼痛信号的传入，通过脑桥核和橄榄核。其中一些信息被转达到运动系统，引起意识性的疼痛逃避行为，按疼痛强度的不同而分为不同等级。这些直接和非直接的信息传入，被认为引起了长期的疼痛逃避行为并且慢慢导致了习惯姿势的改变以及前庭感受器和本体感受器的功能和解剖结构的改变。因此，慢性神经性疼痛可引起后脑部解剖结构的重塑，包括小脑。fMRI 显示，在疼痛发生过程中，脑桥嘴部和小脑之间有很强的功能连接，也包括导水管周围灰质 PAG 和丘脑，涉及了已知的与小脑运动区域形成紧密环路的整个下行镇痛网络；与皮质区域的连接包括了大多数已知的疼痛调制中心，如岛叶皮质、顶叶岛盖、壳核和中央前回等。

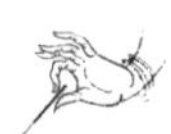

十、下行通路

下行痛觉调制系统也是医生和研究者们感兴趣的内容之一。Melzack 和 Wall 于 1965 年提出，中枢神经系统存在一个调节伤害性传入的系统，这一开创性理论发表在国际权威的学术杂志 *Science* 上。该理论认为，脊髓背角的伤害性信息传入受到两个方面的调制，一是刺激传入纤维产生的调节作用，二是高级中枢的下行调节作用。几年以后 Reynolds 证实，电刺激大鼠的 PAG 能够产生抗伤害作用。如今，动物神经系统内存在下行抗伤害机制已是公认的事实。

电刺激 PAG 产生的抗伤害效应的特点是，在消除痛反应的同时，触觉反应和进食活动均不受影响，并且动物行动如常。电刺激 PAG 能够抑制多种类型的伤害性反应，不仅能够缓解躯体疼痛，而且对于内脏疼痛和刺激牙髓所产生的疼痛均有很好的镇痛效果，但该效果的持续时间较短。电刺激 PAG 产生的镇痛效应可被纳洛酮翻转，提示有阿片的参与。对人类的试验性治疗研究发现，电刺激 PAG 在人类也能够产生镇痛作用。研究者们正试图通过这种方法治疗神经病理性疼痛。虽然刺激动物的 PAG 已可以得到抗伤害效应，但是否适用于人类还有待进一步证实。

研究发现，电刺激 PAG 可能引起 PAG 神经元激活能够抑制背角神经元的活动。Basbaum 和 Fields 在寻找下行抗伤害系统方面做了大量工作，基本上明确了下行抑制系统的解剖和生理通路。PAG 发出纤维支配延髓的中缝大核和脑桥臂旁核，后者对行为具有调节作用。后来的研究揭示，中缝大核是通过邻近的许多结构如延髓头端腹内侧区（RVM）发挥作用的。RVM 经背外侧束投射到脊髓背角，若这些结构或其解剖联系被破坏，则抗伤害作用也不复存在。

PAG 和 RVM 也参与介导阿片药物的镇痛机制。将吗啡或 μ 受体选择性激动剂注入 PAG 或 RVM 会导致强大的抗伤害作用，该作用可被纳洛酮翻转。损伤一侧背外侧束会使 PAG 内注射阿片的镇痛效果减弱；损伤双侧背外侧束则完全阻断阿片的抗伤害效应。因此认为，体内存在一条由内源性阿片介导的下行镇痛系统，该通路源于 PAG，经 RVM 和背外侧束到达脊髓背角。这一通路在多个种属的动物实验中都得到验证，人类似乎也不例外。延髓神经元的功能较为复杂，5-羟色胺能神经元在整合感觉、自主神经反应以及运动调节方面可能起到重要的作用。其他核团如楔形核可能也参与伤害性反应中对感觉和运动的整合。

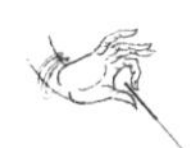

Fields 及其同事指出，向 RVM 注射或导入阿片类物质所引起的神经元的电活动是混杂的，一些神经元被显著激活，而另外一些神经元则不然。电刺激能够激活 RVM 神经元，而 μ 受体激动剂则使其抑制。因此，虽然这两种刺激能够产生相同的镇痛效应，但介导这一效应的神经元却有相反的表现，提示 RVM 存在功能不同的神经元群。

在 RVM，能够被伤害性刺激激活的神经元称为“on-cell”，伤害性刺激能够使之产生快速放电，如果在它们产生自发放电的同时给予伤害性刺激，则伤害性反射的时程会缩短。M 受体激动剂能够抑制 on-cell 的放电。第二类神经元是在伤害性反应出现之前停止放电，称为“off-cell”，off-cell 能够被阿片所激活，如果在 off-cell 产生自发放电的同时给予伤害性刺激，则伤害性反射的时间会延长。

RVM 调节通路涉及兴奋性氨基酸、GABA 和阿片的释放，以及 5-羟色胺能和去甲肾上腺素能神经元的激活。将神经加压素注入 RVM 对脊髓神经元的伤害性活动会产生抑制或易化作用，究竟产生何种作用依赖于剂量的大小。在镇痛情况下，去除 RVM 的作用能够减弱动物的镇痛反应；在痛敏情况下，用局部麻醉药阻断 RVM 的作用能够削弱痛敏反应。由此看来，RVM 包含功能不同的神经元群，它们对于伤害性反应的调节作用是截然相反的。该下行通路存在于多个物种，人类可能也有。但对人类的这些神经元很难用电生理的方法进行分类，所以如何实现对痛觉过敏和慢性病的控制就成为每个疼痛科医生梦寐以求的心愿。镇痛传递通路见图 1-5。

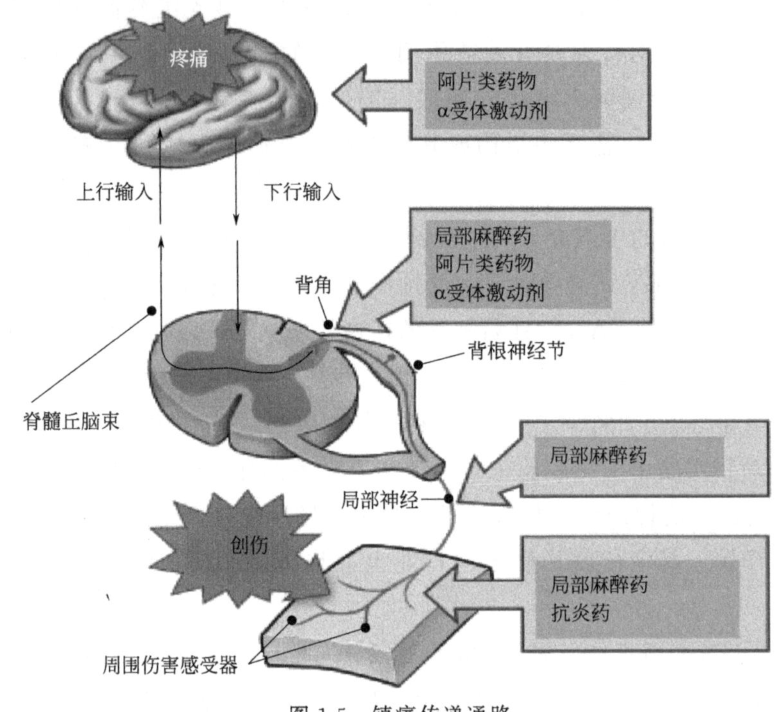

图 1-5　镇痛传递通路

（引自：Gottschalk A，Smith D S. New concepts in acute pain therapy: preemptive analgesia［J］. Am Fam Physician，2001，63：1979-1984.）

第二节　疼痛及伤害性信息有关的传导通路

疼痛一般是由于机体受到伤害性刺激所引起的，各种刺激达到一定阈值均可引起疼痛，感受器接收信号后经由周围神经系统传入中枢，最后到达高级感觉中枢。

痛觉在一般躯体感觉中属于浅感觉的范畴，其传导通路异常复杂，痛觉传导通路是由 3 级神经元连接而成。

一、躯干、四肢痛觉传导通路

第一级神经元是中、小型假单级神经元，其胞体位于脊神经节内，突起较细，薄髓或无髓，周围突构成脊神经内的感觉纤维，分布于外周感受器，中枢突大部分经后根外侧部入脊髓后外束（Lissauer 束），分为升、降支。升支较长，一般上升1～2个脊髓节段，降支较短，两者均发侧支，大多止于灰质后角Ⅰ、Ⅳ～Ⅶ层，部分纤维还可中继至Ⅷ层。

第二级神经元胞体在后角内，主要位于Ⅰ和Ⅳ～Ⅶ层，不同动物、不同脊髓节段、各层参与此通路的细胞数不尽相同，其密度最大者在Ⅵ、Ⅶ层。目前研究证实胶状质所发出的轴突，并不越边形成对侧的脊髓丘脑束，而是返回后外束，参与脊髓节段间反射；第二级神经元的轴突在上行1～2节段的同时，斜行经过脊髓白质前连合，交叉到对侧外侧索前部和前索，组成脊髓丘脑侧束（lateral spinothalamic tract）和脊髓丘脑前束（anterior spinothalamic tract），也有一部分不交叉的纤维至同侧外侧索，加入同侧脊髓丘脑侧束。一般认为脊髓丘脑侧束传递痛、温觉冲动，位于外侧索前部，脊髓小脑前束的内侧；脊髓丘脑前束则传递粗略的触、压觉冲动，位于前索的外侧部，与网状脊髓内侧束的纤维相混杂。此两部纤维在脊髓内上升，经过脑干时逐渐靠拢，合成脊髓丘脑束，主要投射到背侧丘脑的腹后外侧核。

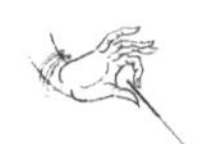

躯干和四肢的痛、温觉二级纤维，在脊髓丘脑束内的排列是有次序的。即由背外向腹内侧，从浅到深，依次为传导至尾、骶、腰、胸、颈部的痛、温觉的传入纤维。当脊髓中央管内发生髓内肿瘤时，随着瘤体的生长，由内向外压迫脊髓丘脑侧束，则痛、温觉障碍由身体上半部向下扩延；而髓外肿瘤，由外向内逐渐压迫脊髓丘脑侧束，则痛、温觉障碍自下半身向上扩延。

在延髓中，脊髓丘脑束位于下橄榄核和三叉神经脊束之间，至脑桥，先位于内侧丘系的背外侧，后转至内侧丘系的背侧，至中脑下部，行于下丘核和下丘臂的腹侧。在脑干，此束纤维的定位顺序同样是自背外侧向腹内侧，依次传导下肢、躯干和上肢的痛、温觉信息。

第三级神经元胞体在丘脑的腹后外侧核，其三级纤维经过内囊后肢，参加丘脑皮质束（丘脑辐射）的组成，最后投射到中央后回（3、1、2区）的中部、上部和中央旁小叶的后部，该通路传导的是精确和快相痛觉；其纤维在上升过程中发出侧支到脊髓和脑干的网状结构，经几次中继后，止于丘脑的板内核群和中线核群，称此通路为旧脊髓丘脑系统，又称脊髓网状丘脑通路，它们传导较弥散且定位不确切的慢相痛觉。

脊髓丘脑束一般认为是传导痛、温觉的传导束，在白质中与其他纤维有重叠，无明确边界。传统上将此束分为脊髓丘脑侧束和脊髓丘脑前束，前者位于外侧索内，位于脊髓小脑前束内侧；后者位于前索内，与网状脊髓内侧束纤维相混杂。有学者主张温觉集中于后部，痛觉集中于前部，也有人认为相反。现在无论从解剖学和生理学角度，将脊髓丘脑束分为脊髓丘脑前束和脊髓丘脑侧束，没有明显依据。最新研究也有提出脊髓丘脑束也可传导关节的运动觉。

二、头、面部痛觉传导通路

头面部痛觉传导通路通常也由3级神经元组成。第一级神经元胞体主要位于三叉神经的三叉神经节，其次有舌咽神经上神经节、迷走神经上神经节和面神经的膝神经节。其周围突分别经相应的脑神经分布至头面部皮肤、黏膜及牙的感受器。中枢突经三叉神经感觉根和舌咽、迷走及面神经进入脑干。其中，三叉神经节细胞的中枢突入脑后，传导痛、温觉的纤维下降先形成三叉神经脊束，行于延髓外侧部，它的多数纤维陆续止于其内侧的三叉神经脊束核。少量纤维止于三叉神经脊束核内侧的网状结构和孤束核。舌咽神经上神经节、迷走神经上神经节和膝神经节细胞的中枢突入脑后，也经三叉神经脊束止于三叉神经脊束核。

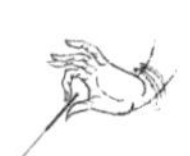

第二级神经元胞体为三叉神经脊束核。三叉神经脊束核位于三叉神经脊束的内侧，上端始于脑桥下部三叉神经根入脑处的稍下平面，向下纵贯延髓背外侧部全长并延伸至第2～3颈脊髓节平面。核的内侧与网状结构的背外侧部相续，两者无明确分界。此核自上而下分为嘴侧、极间和尾侧3个亚核。

头面部痛、温觉在三叉神经脊束核的中继有较明确的定位关系，来自眼神经的纤维位于三叉神经脊束的腹侧，降至第2～3颈脊髓节，终于尾侧亚核；来自下颌神经的纤维位于三叉神经脊束的背侧，仅降至延髓上段，止于嘴侧亚核；来自上颌神经的纤维在三叉神经脊束中的位置居前两者之间，降至延髓下段，止于极间亚核。来自上颌神经、下颌神经的部分纤维也可止于尾侧亚核。临床资料表明尾侧亚核与头面部的痛觉传导相关。

对三叉神经的脊束核发出的上行投射纤维具体径路目前看法不一。一般认为脊束核发出的二级上行纤维，行向腹内侧，越中线至对侧，在内侧丘系的背外侧折向上行，形成传统认为的三叉丘系（trigeminal lemniscus）或腹侧三叉丘系。此丘系的定位关系由内而外依次为来自下颌神经、上颌神经和眼神经终止核的纤维。三叉丘系最终止于丘脑腹后内侧核，少部分止于丘脑中央核。腹后内侧核发出三级上行纤维，组成丘脑皮质束的一部分，经内囊后肢投射至中央后回下部，产生定位和性质皆明确的痛、温觉。

文献报道猫的极间亚核、嘴侧亚核发出的二级纤维，主要行于同侧，只有少量纤维达到丘脑；尾侧亚核实际上也并不发出直接的三叉丘系，只有少量纤维起自此亚核的外侧缘带。

有人报道脊束核发出的绝大多数纤维进入双侧的网状结构。部分纤维或其侧支可至第Ⅴ、第Ⅶ、第Ⅸ、第Ⅹ、第Ⅺ、第Ⅻ对脑神经运动核，参与泪腺反射、角膜反射、眼心反射等。此外，有些纤维还可上达中脑的四叠体和中央灰质；脊束核的嘴侧、极间亚核与三叉神经脑桥核一起发出纤维，可与脊髓小脑前束一起进入小脑，大部分止于小脑蚓部的上面。

附：脊神经节

脊神经节（spinal ganglion）是位于后根上的神经节，又称背根神经节（dorsal root ganglion，DRG），是感觉（传入）神经元胞体集中的地方。该神经节呈卵圆形，长4～6mm，其大小与相连的后根的粗细成正比。脊神经节一般位于椎间孔水平，在其外侧脊神经的前、后根合并，立即穿出硬膜。第1（可缺失）、2颈神经节分别位于第1、第2颈椎的椎弓上方，骶神经节和尾神经节一般都位于椎管内。脊神经节的细胞属于假单极细胞，与大多数中枢神经系统的神经元不同的是，背根神经节神经细胞的动作电位可能肇始于远端的神经末梢，绕过胞体，然后继续向近端传导，直至脊髓背角的突触末梢。

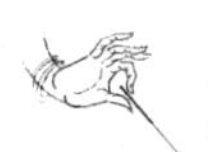

脊神经节不是从神经管发育而来，而是从神经嵴细胞中发育而来；因此，脊神经节可以被认为是脊髓灰质向周围神经系统的延伸。

DRG感觉神经元表达很多质子感知G蛋白偶联受体（proton-sensing G protein-coupled receptors），并且在酸诱导的痛敏反应中起到关键作用。DRG的神经末梢含有很多种受体，可被机械刺激、热刺激、化学刺激等有害刺激激活。对DRG的机械压迫觉降低引起痛觉反应的电压阈值，并且激活动作电位；而在取消这一刺激后，这一情况仍可存在。目前发现背根神经节存在两种不同类型的机械敏感离子通道，被称为高阈值（HT）通道和低阈值（LT）通道。正如名字所述，不同的阈值代表对于压力不同的敏感性。其中HT通道可能在疼痛调制过程中起主要作用。这些通道主要存在于背根神经节细胞中较小的感觉神经元上，并被更高的压力激活，这两种特性是伤害感受器的特征。有研究发现，PGE2（一种能使神经元对机械刺激产生反应并致机械痛敏的化合物）的存在可降低HT通道的阈值，这一现象表明，HT通道在将机械刺激转化为痛觉神经信号的过程中起着重要作用。

脊神经节对脊髓背根神经末梢放电的突触前调控可以通过GABA受体来实现，而不是甘氨酸受体。因此，脊神经节可在突触前调控疼痛感觉和疼痛传导。

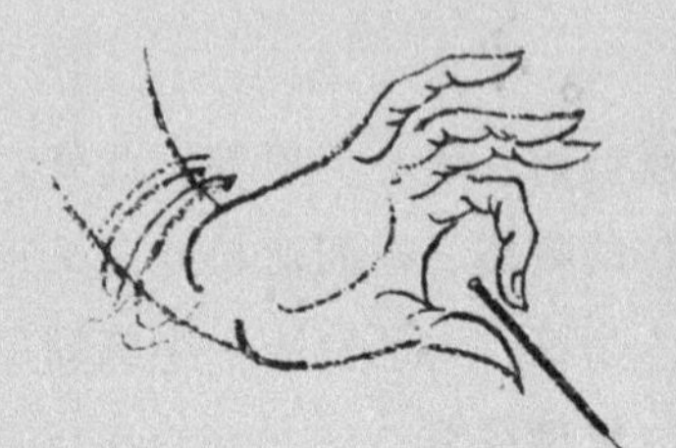

第二章　神经活性物质与疼痛

随着神经科学研究的发展，目前已经在神经系统中发现了一百多种神经活性物质。

第一节　经典神经递质与疼痛

一、乙酰胆碱

1. 乙酰胆碱在神经系统中的代谢、受体

胆碱能神经的化学递质是乙酰胆碱（acetylcholine，Ach），主要在神经末梢中合成，只有少量来自胞体。Ach是胆碱和乙酸形成的酯，含有季铵离子，呈强碱性，在任何pH下都呈离子状态，极易形成盐。Ach最稳定的pH为3.8～4.5，在碱中易破坏，当pH 10及100℃时可全部水解。

Ach的合成需要乙酰辅酶A（acetyl coenzyme A，AcCoA）及胆碱，在胆碱乙酰转移酶（choline acetyltransferase，ChAT）的催化下生成Ach。ChAT只存在于胆碱能神经元内，在神经元的胞体中合成后转运至神经末梢参与乙酰胆碱的合成。连续的神经冲动可引起Ach从神经末梢反复地释放，胆碱能神经元需合成足够的新的Ach才能保证胆碱能神经突触的正常传递。Ach可与烟碱受体或毒蕈碱受体（M受体）结合发挥效应，作用后的Ach可被乙酰胆碱酯酶（ChE）水解为乙酸和胆碱而失活，胆碱可以被摄取和再利用。

烟碱受体广泛分布于不同种属动物的周围神经系统及中枢神经系统中，周围神经系统主要分布在神经骨骼肌接头以及自主性神经节内，前者为骨骼肌烟碱受体，后者为神经节烟碱受体。在中枢神经系统内即为中枢神经元烟碱受体。自主性神经节内、神经骨骼肌接头及中枢神经元烟碱受体虽然都受烟碱作用而统称为烟碱受体，但却表现出不同的药理学性质。

M受体可分为三种药理学亚型，即M1、M2和M3。其分型的主要依据是与不同的选择性M受体拮抗的亲和力的差别。M1受体主要分布在神经组织中，在脑中M1受体占M受体的50%～80%。M2受体主要分布在心脏，在神经和平滑肌上也有分布。M3受体主要分布在外分泌腺体上，在平滑肌和神经组织中也有少量分布。

2. 乙酰胆碱与疼痛

乙酰胆碱是一种具有神经生理活性的物质，是最古老的神经介质。当神经系统刚刚发生时，便有了Ach。对高等脊椎动物而言，随着一系列新的致痛物质的出现，其“重要性”正逐渐减弱。Ach只有当浓度（103～104g/mL）远高于组织正常值时才可引起明显疼痛。

二、去甲肾上腺素

1. 去甲肾上腺素能神经元的位置与纤维联系

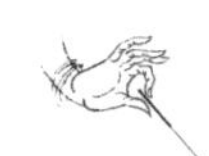

去甲肾上腺素（Noradrenaline，NA），既是一种神经递质，主要由交感节后神经元和脑内肾上腺素能神经末梢合成和分泌，是后者释放的主要递质，也是一种激素，由肾上腺髓质合成和分泌，但含量较少。血液循环中的NA主要来自肾上腺髓质。

中枢去甲肾上腺素能神经的胞体主要集中在延脑和脑桥。Fuxe等将其分为A1～A7等7个细胞群。具体定位是：A1细胞群位于延髓外侧网状核内及其周围；A2细胞群位于舌下神经核的背外侧、孤束核和迷走神经背核附近；A3细胞群位于下橄榄复合体及其背侧；A4细胞群是由室管膜下神经元组成，呈带状沿小脑上脚至A6细胞群的尾侧；A5位于面神经核周围和上橄榄核外侧；A6位于蓝斑内；A7位于脑桥外侧网状结构内。

脑内去甲肾上腺素能神经元分布十分广泛，分别发出上下投射纤维和脑及脊髓联系，组成上行投射系统和下行投射系统。上行投射系统又可分为背侧束和腹侧束两大通路。自细胞群发出的上行纤维几乎遍及全脑各个部位。背侧束起源于蓝斑，向上投射到全部端脑；腹侧束由A1、A2、A4、A5、A7神经元发出的纤维，分步到中脑、间脑和端脑的边缘系统。而下行投射系统从延脑和脑桥的A1～A2和A5～A7的神经元发出，行走于脊髓的去甲肾上腺素能通路，即投射到脊髓的前角、后角、中间外侧柱和中央管周围。

2. 去甲肾上腺素的代谢和受体

体内NA的合成由酪氨酸开始。去甲肾上腺素能神经元、肾上腺素能神经元和肾上腺髓质的嗜铬细胞可以从细胞外摄取酪氨酸，在包浆内经酪氨酸羟化酶催化形成多巴，再经多巴脱羧酶催化形成多巴胺。多巴胺被摄入囊泡，经多巴胺β-

羟化酶而生成 NA。多巴胺β-羟化酶存在于囊泡中，因此需要多巴胺转运到囊泡中才能合成 NA，合成后的 NA 就储存在囊泡中，不会被包浆中的单胺氧化酶破坏。当冲动到达神经末梢时，囊泡内的 NA 主要通过胞吐方式释放到突触间隙，然后与突触后膜上的受体结合从而发挥作用。NA 的消除是通过重摄取和酶解失活两条途径进行的。NA 发挥生理效应后，大部分被神经末梢重摄取，但其最终失活仍然取决于两种酶的作用，即单胺氧化酶和儿茶酚胺氧位甲基移位酶。

NA 受体可分为 α 和 β 受体。α 受体又可根据受体对特异性激动剂或拮抗剂选择性的不同，分为 α1 受体和 α2 受体。β 受体根据不同药理学特性和发挥的生理功能可分为 β1、β2 和 β3 受体。为了了解 NA 受体的本质，近年来应用多种方法进行提取和纯化，又通过了重组 DNA 技术分别了解了 NA 受体的化学结构，并已将 α1、α2 受体，β1、β2 和 β3 受体进行了克隆。在脑的不同部位和脊髓内各型 NA 受体的密度不同。早年用放射自显影技术直接显示了脑的去甲肾上腺素受体，但放射配基的选择受到了较大的限制。近年来用原位杂交技术来检测脑内 NA 各受体的 mRNA 水平。该方法取一段受检测受体亚型最特异的序列作为探针，在组织切片上进行原位杂交，从而得到该亚型 mRNA 在脑内的分布图像。该方法可以从细胞水平层面较为系统地观察各 NA 受体亚型 mRNA 在脑内的分布。该方法选择性高，分辨率强，可以弥补放射自显影的不足。α1 受体的 mRNA 水平在中枢的分布：在大脑皮质、丘脑、中缝核和海马、下橄榄复合体、脊髓。α2 受体 mRNA 水平分布：蓝斑、延脑、脊髓背角，丘脑、大小脑皮质，海马，纹状体等。β 受体亚型在中枢的分布：β1 受体 mRNA 主要分布于大脑皮质、松果体、脊髓和交感神经节；β2 受体 mRNA 主要分布于嗅球、梨状皮质、海马、小脑皮质和脊髓，除此之外颈上神经节和背根神经节也有分布；而 β3 受体，根据免疫组织化学等研究结果，发现其主要分布在周围组织，如脂肪、胆囊和结肠等。

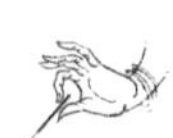

3. 去甲肾上腺素与疼痛

去甲肾上腺素能系统调节人体的多种活动，其中包括对急慢性疼痛的调节。有神经性疼痛动物模型研究表明去甲肾上腺素对神经性疼痛的抑制极其重要。其镇痛作用通常分为两种：①去甲肾上腺素作用于脊髓 α 受体提高神经病理性疼痛耐受性；②蓝斑核-脊髓背角 NE 能下行通路调控神经病理性疼痛。

（1）去甲肾上腺素作用于脊髓 α 受体提高神经病理性疼痛耐受性。在神经病理性疼痛时，参与去甲肾上腺素镇痛作用的主要是 α 肾上腺素受体，Patel 等发现激活脊髓 α2 受体可抑制疼痛传导至更高级的控制中枢，随后减少脊髓背角神经元的过度兴奋，从而减轻神经病理性疼痛。Bahari 等进一步发现 α2 受体能够通过 Gi 蛋白抑制细胞内 cAMP 酶活性，从而抑制 PKA 的激活，或直接抑制突触

前电压门控 Ca^{2+} 通道，抑制脊髓中初级 C 类纤维末梢谷氨酸和 P 物质的释放，以及突触后脊髓背角细胞上的 G 蛋白偶联内流 K^{+} 通道开放，使细胞膜超极化，兴奋性降低。Xu 等发现脊髓背角中 α2 受体激活后，可以通过 Gia/PKA/STEP61 途径逆转外周炎症诱导的 ERK1/2 的超敏反应从而抑制疼痛。Seibt 等发现 NE 激活脊髓 α1 和 α2 受体后促进脊髓背角深层（Ⅲ～Ⅴ）的抑制性突触（GABA 能和甘氨酸能）传递，而脊髓背角的Ⅲ～Ⅳ板层参与伤害性信息的处理。胶质细胞代谢抑制剂氟柠檬酸及谷氨酸和 ATP 受体阻滞药预处理脊髓切片，模拟了Ⅱ和Ⅳ层之间的机械切断，结果显示需要深层和更浅表层之间的功能性跨层连接才能观察到 NE 或 α1 和 α2 受体激动剂对Ⅲ～Ⅳ层抑制性传递的影响。这说明脊髓背角神经胶质细胞在深层和浅表层之间的联系中起着重要作用，提示胶质细胞介导的去甲肾上腺素镇痛效应可能是新的和有前途的镇痛策略的治疗靶点。

（2）蓝斑核-脊髓背角 NE 能下行通路调控神经病理性疼痛。蓝斑核（Locus coeruleus，LC），是中枢神经系统去甲肾上腺素的主要来源。NE 能脊髓下行疼痛抑制通路起源于脑干 NE 能核团，LC 是其中之一。蓝斑核 NE 能神经元投射下行纤维到达脊髓背角，释放 NE 抑制痛觉的上传。该通路对生理痛觉抑制作用并不明显，但病理情况下，其释放到脊髓背角的 NE 有所增加，能明显抑制病理性痛觉传递。例如坐骨神经慢性压迫损伤（chronic constriction injury，CCI）神经病理性疼痛模型大鼠 L_3～L_6 节段脊髓背角处下行 NE 能纤维的活性明显增强，表现为酪氨酸羟化酶（TH）和多巴胺 β 羟化酶（DβH）的染色显著增强。长时间神经病理性疼痛可以引起 LC 神经元活性下降，而大量研究提示激活 LC-脊髓 NE 能通路能缓解神经病理性疼痛。例如，电刺激 LC、P 物质或组胺激活 LC 都能有效缓解神经病理性疼痛，且这一效应可被鞘内给予的 α2 受体阻滞药逆转。组胺可激活 LC-脊髓 NE 能下行疼痛抑制通路缓解神经病理性疼痛。μ-阿片受体激动剂他喷他多可能通过作用于 LC 神经元，增强 LC-脊髓下行抑制通路，减轻神经病理性疼痛患者的疼痛。加巴喷丁和普瑞巴林是 IASP 神经病理性疼痛特别兴趣小组（NeuPSIG）推荐用于神经病理性疼痛治疗的一线用药。两者抗神经病理性疼痛的作用可能有 LC-脊髓背角下行通路的参与。可见 LC-脊髓 NE 能下行疼痛抑制通路是治疗神经病理性疼痛的潜在靶点，在调控神经病理性疼痛方面起到了重要作用。

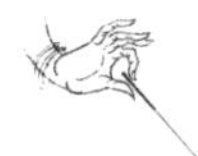

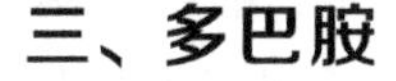

三、多巴胺

1. 多巴胺的代谢、神经元的位置及受体

多巴胺（dopamine，DA）是 NA 的前体物质，是下丘脑多巴胺和脑垂体腺

中的一种关键神经递质，中枢神经系统中 DA 的浓度受精神因素的影响。在胞浆内酪氨酸经酪氨酸羟化酶催化形成多巴，再经多巴胺羧酶催化形成 DA。DA 神经元膜上有 DA 转运体，在囊泡膜上有囊泡单胺转运体，能把胞浆中的 DA 摄入囊泡贮存起来。脑内的 DA 受体存在于 DA 神经元的胞体-树突或末梢上、突触后非多巴胺神经元上以及与多巴胺神经元无突触联系的非 DA 神经元上。DA 受体分为两个亚型：D1 和 D2。

2. 多巴胺与疼痛

有研究发现，正电子发射断层扫描结果显示，健康受试者纹状体中多巴胺 D2 受体的利用率低（表明多巴胺 D2 受体的密度低或多巴胺的突触浓度高）与高冷痛阈值和中枢疼痛抑制能力低有关。患有慢性口面疼痛的患者比其年龄匹配的对照组具有更高的多巴胺 D2 受体利用率，说明多巴胺受体（DR）中的 D2 受体是疼痛调控的重要靶点。DRD2 敲除鼠相对于野生小鼠，对热板刺激潜伏期的温度敏感性降低，对辐射热刺激潜伏期缩短；在辣椒素引起的小鼠后爪过敏实验中，DRD2 敲除组对后爪机械痛反应比野生组更为敏感。DRD2 激动剂在持续性的神经结扎疼痛、福尔马林诱导疼痛、炎性痛觉过敏等多种模型上，均显示出良好的镇痛效果。

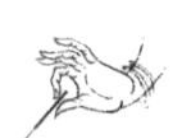

（1）DRD2 参与疼痛调控的 cAMP-PKA 通路　通常，DR 激活或抑制腺苷酸环化酶（AC），并调节钙电流和钾电流，以实现下游细胞转导效应。D1 类家族和 D2 类家族的生化机制不同。D1 类受体 Gs 蛋白偶联，激活 AC，正调控提高胞内环化腺苷酸（cAMP）的水平，后者进一步激活蛋白激酶 A（PKA）。PKA 磷酸化细胞质和细胞核因子，调控细胞的多种代谢与功能活动，如离子通道通透性改变、G 蛋白偶联受体磷酸化脱敏、神经递质释放等。而 D2 类受体，包括 DRD2，则通过与 Gi 蛋白耦合，抑制 AC 活性，降低细胞内 cAMP 水平，并与细胞内其他第二信使系统相关联，激活钾通道、抑制钙通道及转换磷脂酰肌醇，对神经元活动产生抑制性影响。进一步研究表明，通过激活 DRD2-cAMP-PKA 通路，有助于缓解慢性疼痛。cAMP 途径被认为是疼痛突触可塑性和行为致敏的关键，缺少钙调素刺激的 AC1、AC8 在不同慢性疼痛模型上可减少痛敏行为。由此可见，DRD2-cAMP-PKA 通路是一条重要的内源性疼痛调控方式。

（2）DRD2 参与疼痛调控的缝隙连接机制　鞘内注射缝隙连接解偶联剂甘珀酸（CBX）可剂量依赖性减缓神经损伤、福尔马林诱发的自发痛、热痛敏、机械痛敏，和神经元活动与之对应的研究报道表明，CBX 作用分子细胞机制在于 DRD2-cAMP-PKA 磷酸化缝隙连接蛋白。如白光刺激下，激活视杆细胞和视锥细胞上的 DRD2，活化 cAMP-PKA，导致视杆细胞和视锥细胞能通过缝隙连接进行信号的快速偶联转导。DRD2 激活，PKA 失活，增强 NMDA/AMPA 受体依赖性的脊髓反射和 GABA 能神经元的长时程抑制（LTD）。进而，激活 PKA 增加连接蛋白 Cx36 的磷酸化水平，减少胞间信号转导，进而减缓疼痛。

（3）DRD2 参与疼痛调控的下行抑制机制　在纹状体显微注射 DRD2 激动剂喹吡罗可减弱神经病相关的热痛敏和机械痛敏，而纹状体给药的镇痛效果可被鞘内给予 DRD2 阻滞药依替比利减弱。鞘内给予 DRD2 激动剂可增加机械痛阈，脊髓背角多巴胺释放可激活神经胶质激活钾离子通道，使膜电位的超极化，从而抑制相邻神经元动作电位的发放。因此表明，脊髓 DRD2 对疼痛的调节主要通过纹状体多巴胺能下行通路传导，脊髓 DRD2 是多巴胺减缓疼痛的主要靶点。

四、5-羟色胺

1. 5-羟色胺的合成与代谢

5-羟色胺（5-hydroxytryptamine，5-HT），又名血清紧张素，是脑内含量较低的一类神经递质。5-HT 在化学结构上属吲哚胺类化合物，由吲哚和乙胺两部分组成。在生理 pH 下，5-HT 不能通过血脑屏障，也不能从细胞外间隙进入细胞内。所以 5-HT 的合成只能在 5-HT 神经元内。5-HT 是由色氨酸（Trp）经两步生化反应合成。在色氨酸羟化酶（TPH）的作用下将 Trp 转化为 5-羟色胺酸（5-HTP）。5-HTP 在芳香族氨基酸脱羧酶作用下脱羧生成 5-HT。5-HT 神经末梢摄取和储存 5-HT 的过程与儿茶酚胺（CAs）有很多相似之处。5-HT 能神经末梢也含有致密中心囊泡，在电镜下与 CAs 囊泡不易区分，在胞浆中合成的 5-HT 很快被囊泡摄取和储存。5-HT 在突触间隙消除的过程与 NE 和 DA 相似，有重摄取和酶失活两种方式。在一定刺激下 5-HT 可释放到突触间隙与受体结合，又迅速撤离，这些 5-HT 大部分被突触前末梢重新摄取。被摄取进入神经末梢的 5-HT 一部分进入囊泡储存和再利用，一部分被线粒体表面的单胺氧化酶（MAO）所作用。

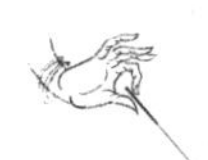

2. 5-HT 能神经元的位置及 5-HT 受体

脑内 5-HT 神经元主要分布在低位脑干的中线上，称为中缝核群，由 8 个核团组成。5-HT 能神经元的聚集地可分为 9 个细胞群（B1～B9），另外还有些散在的 5-HT 细胞分布于附近区域。B1 群：主要在中缝苍白核内，位于延髓尾侧，锥体束腹侧，自椎体交叉至面神经核平面。B2 群：主要在中缝隐核内，与 B1 在同一平面，位于 B1 腹侧。B3 群：主要在中缝大核内，位于延-脑桥交界处，尾侧与 B1 延续。B4 群：位于第四脑室底的灰质内，展神经核和前庭神经内侧核的背侧。B5 群：主要在中缝脑桥核内，位于三叉神经运动核水平。B6 群：在脑桥吻侧中缝的两侧，中央上核及其邻近区。B7 群：主要在中脑中缝背核区，在中脑导水管周围灰质的腹侧，内侧纵束的内侧。B8 群：位于中央上核内，在中脑下丘尾端到脚间核尾侧平面。B9 群：主要位于下丘平面的中脑杯盖部，脚间核的背侧，内侧丘系内侧。

5-HT 的受体可分为 5-HT1、5-HT2、5-HT3、5-HT4、5-HT5、5-HT6、5-HT7。其中 5-HT1 是 5-HT 受体最大的亚家族，又可分为 5-HT1A、5-HT1B、5-HT1C、5-HT1D、5-HT1E、5-HT1F。

3. 5-HT 与疼痛

经皮神经电刺激（transcutaneous electrical nerve stimulation，TENS）就是应用电流通过皮肤表面电极来缓解疼痛。已经提出了多种不同的理论来解释 TENS 的镇痛机制。这种镇痛部分是通过在外周部位起作用的神经递质 5-HT 介导的。在 5-HT 注射入大鼠足前部皮肤，研究低频率（LF）（频率：10Hz）TENS 和高频率（HF）（频率：130Hz）TENS 对痛觉过敏和水肿时的影响时发现：LF，HF TENS 应用于右足共 20min，TENS 后立即应用 5-HT。无论是 HF 或是 LF 都不能抑制 5-HT 诱导的水肿。然而，LF TENS，但不是 HF TENS，抑制 5-HT 诱导的痛觉过敏。用纳曲酮（5-HT 受体阻滞药）对爪预处理，首先应用 TENS，表现出完全阻断 LF TENS 所诱导的疼痛效应。

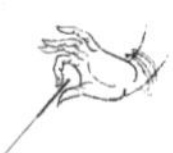

人体皮肤接触带刺毛的荨麻属（荨麻）产生疼痛，有风团或刺痛的感觉。5-HT 是疼痛诱导剂。5-HT 引起中度疼痛的感觉是在第一个 10min。在动物中，在产生持久的去极化期低突触驱动条件下，当应用 5-HT 时，可以激活三叉神经运动神经元中的钠和钙介导的持久性内向电流（persistent inward currents，PICs），这为带状疱疹后遗神经痛提供了理论依据。

最近通过研究内源性大麻素参与面部三叉神经血管的疼痛性反应的下行调控时发现，这种下行调控一部分原因是由 5-HT1B/1D 受体拮抗剂介导的。这些数据还表明在躯体疼痛性信息处理过程中 5-HT 能和内源性大麻素系统之间存在一种显著的相互作用。

皮内注射 5-HT 引起了显著的后肢搔抓发作和更长的时间累积划伤。当注入延髓背和脸颊时，与内源性大麻素降解酶的抑制剂预处理（URB597，anandamide，花生四烯酸乙醇胺，一种内源性大麻酯）或 2-花生酰基甘油（2-arachi-donoylglycerol，jzl184，是一种内源大麻素，是调节着一系列生理过程的脂类信号分子，在神经保护方面具有重要的作用）可显著减少由喙突的背部 5-HT引起的抓挠。相反，与一种酶抑制剂预处理，或单独使用 AM630（CB2 receptor，CB2 受体），增加在脸颊部皮内注射（ID）5-HT 注射液引起的抓挠数量。

五、氨基酸类

氨基酸类神经活性物质包括兴奋性氨基酸和抑制性氨基酸两大类。而与疼痛有关的兴奋性氨基酸主要是谷氨酸；抑制性氨基酸主要是γ-氨基丁酸（γ-aminobutyric acid，GABA）。

1. 兴奋性氨基酸——谷氨酸

兴奋性氨基酸对大脑皮质、海马、丘脑、小脑以及脊髓神经元都有很强的兴奋作用，是多数兴奋性神经元的递质。谷氨酸是哺乳动物和人脑内含量最高的游离氨基酸，在中枢神经系统的分布很广，几乎所有的神经元都具有相对应的谷氨酸受体。

2. 抑制性氨基酸——γ-氨基丁酸

γ-氨基丁酸是身体中的“平静”信号，当人们焦虑和头痛的时候，大脑中的细胞过于兴奋时会释放，缓和过度混乱的神经细胞。GABA 是一种重要的抑制性神经递质。在初级传入纤维上有 GABAA 和 GABAB 两类受体。行为研究显示 GABAA 受体对外周伤害性信息传递的作用是双向的，即低浓度的 GABAA 受体激动剂抑制福尔马林诱导的痛行为，而高浓度 GABAA 受体激动剂增强福尔马林诱导的痛行为。GABAB 激动剂可以抑制神经元的兴奋性。黄芩富含抗氧化剂，服用它与改善认知功能和提高神经元健康有关。GABA 能作用于脊髓的血管运动中枢，有效促进血管扩张，达到降低血压的目的，黄芪等中药的有效降压成分即为 GABA。GABA 能进入脑内三羧酸循环，促进脑细胞代谢，同时还能提高葡萄糖代谢时葡萄糖磷酸酯酶的活性，增加乙酰胆碱的生成，扩张血管增加血流量，并降低血氨，促进大脑的新陈代谢，恢复脑细胞功能。

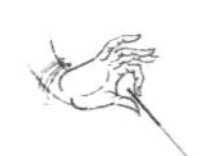

第二节　神经肽与疼痛

目前，随着神经科学的发展，成千上万的神经肽被发现，它们中有的已被确认为神经递质，有的具有神经递质或神经调质的功能，参与机体一系列的功能活动，它们的作用越来越受人们重视。

神经肽类活性物质与经典神经递质拥有不同的性质和特点。

神经肽广泛存在于神经组织或非神经组织中，它们虽分布广泛，但分布并不均匀。下丘脑和边缘系统的大部分区域都含有大量神经肽，尤以正中隆起最为丰富，而有的区域如小脑几乎没有肽类分布。中枢神经系统中肽类的浓度比经典递质低数个数量级。

神经肽类物质可以与经典神经递质共存，目前已知在一个神经元中不仅可由经典递质和肽类共存，也可由多种神经肽共存。

神经肽类活性物质均由多个氨基酸组成（包含 3～30 个以上），分子量一般在 3000 或 3000 以上，属于大分子物质；而经典递质的分子量较小（约 200）。

神经肽的合成与经典递质不同，它不是在神经末梢内合成，而是在胞体核糖体合成前体大分子，然后由酶切等翻译加工后形成有活性的神经肽，其中许多步骤是在装入囊泡后运输到末梢的过程中进行的。神经肽大都贮存于大的致密芯囊泡内（直径＞70nm），而经典的递质可位于透明的突触小泡、小的突触囊泡（直径 30～40nm）和大致密芯囊泡内。

与经典递质相似，神经肽也是以除极化释放。神经肽的释放需要较高的刺激频率或高钾环境，而单个或低频率刺激即可引起经典递质的释放；神经肽不仅可经过突触部位释放，也可在非突触部位通过胞吐的方式释放，弥散到邻近的细胞，即旁分泌。有的神经肽（如 SP）弥散范围较大，而且需要较长时间才灭活，经典递质一般在突触前膜释放到突触间隙直接作用于突触后膜上的受体；神经肽的释放是间歇性的，释放后被各种肽酶（如胺肽酶、羧肽酶等）所降解、失活，但其速度较慢，故其效应维持时间较长，经典神经递质释放是连续不断的，释放后很快被酶作用失活或再摄取。

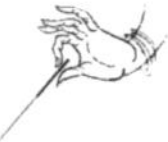

已克隆出的神经肽受体大都属于 α-螺旋 G 蛋白偶合类型受体（ANF 受体除外），大都再经过细胞内第二信使及蛋白磷酸化产生效应，这是一个较慢的过程，经典递质的受体可以是 G 蛋白偶合型，也可以是受体（递质）门控性离子通道，这种受体本身就是离子通道，递质与之结合通道即打开，从而引起快速的兴奋性或抑制性电位。神经肽类受体的配体可以是非肽类物质，非肽类配体可以口服，也容易透过血脑屏障，结构稳定，作用比肽类持久，目前也成为研究的重点。

总之，神经肽是与经典神经递质不同的神经活性物质，它在分子结构、合成、贮存、释放、效应等方面都具有较显著的特点，从而决定它参与机体广泛而复杂的功能活动。许多神经肽参与了疼痛和镇痛的过程，在此我们将叙述主要参与疼痛和镇痛的神经肽。

第三节 一氧化氮与疼痛

一氧化氮（NO）是由氧和氮两个原子构成的气体分子，具有生物活性。在自然界中，NO 产生于闪电、核爆炸等高能反应，亦可通过汽车尾气排放。人们一直认为 NO 是一种大气污染物。事实上，NO 不仅是参与体内信号传导的气体信号分子，也是一种神经递质。它参与机体的许多生理过程和生命活动，如细胞信号传导、神经修复、疼痛调制、血液循环、免疫应激反应等。NO 在痛觉传递和调制中起重要作用。

一、NO 在炎症局部参与痛觉的调制

NO 在炎症局部参与痛觉的调制，表现为致痛和镇痛双向作用。有实验发现在大鼠局部注射福尔马林的同时，在足背部/足底又注射低剂量左旋精氨酸（L-Arg）（0.1～1μg/mL），可延长福尔马林实验的第二期反应即福尔马林注射后继发的炎症反应所致的痛觉过敏，大剂量（10μg/mL）可抑制痛觉过敏，表明局部 NO 的生成可介导局部的致痛和镇痛作用。如果局部注射福尔马林的同时在局部给予一氧化氮合酶（NOS）抑制剂硝基左旋精氨酸甲酯（L-NAME）可剂量依赖性地抑制福尔马林的第二期反应，提示 L-NAME 可通过抑制局部 NO 的合成产生镇痛作用。研究表示，nNOS 在角叉菜胶诱导的炎症痛的两个阶段发挥不同作用，nNOS 对于角叉菜胶所诱导的炎症热痛敏的后期阶段是必要的，且其在痛敏的早期阶段可被其他 NOS 亚型所代替。也有人认为继发的局部炎症反应可激活血管内皮细胞内的 NOS 生成 NO，NO 释放后又作用于血管平滑肌细胞，升高其 cGMP 水平，使血管扩张、通透性增高，以利于炎症介质和致痛物质到达作用部位，即 NO 间接地促进伤害性刺激的传递。故局部注射 NOS 抑制剂 L-NAME 抑制一氧化氮的合成可抑制第二期反应，引起镇痛作用，而第一期无炎症反应（福尔马林的直接刺激），也无 NO 的合成，L-NAME 无效；若局部给小剂量的 L-Arg 可增加 NO 的局部生成量，进一步增强血管的通透性，表现为致痛作用，若局部给大剂量的 L-Arg，组织中的 NO 含量增高，可作用于伤害性感受器，提高其 cGMP 水平，因此表现出镇痛作用。

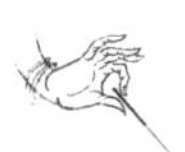

二、NO 参与伤害性刺激的传递

NO 参与外周至中枢的伤害性刺激的传递和脊髓水平的痛觉过敏的维持。正常大鼠的形态学资料表明，与伤害性刺激的初级传入有关的结构，如脊神经节、三叉神经脊束核尾侧亚核内神经元，呈 NOS 阳性，且均为中小型细胞。这些中小型细胞一般被认为发出传导刺激伤害的 A 或 C 类纤维，进一步的实验还表明脊神经节内的 NOS 阳性神经元可和与外周伤害性刺激传递有关的递质 CGRP 或 SP 和甘丙肽共存。在脊髓后角与伤害性刺激传递关系密切的Ⅰ、Ⅱ层内含有致密的 NOS 阳性终末和阳性细胞。这些提示 NO 可能参与了伤害性刺激外周至中

枢的传递过程。

有疼痛研究的形态学实验发现，在大鼠去传入神经、福尔马林和鹿角菜胶所致的慢性疼痛模型中，相应的脊神经节和脊髓后角的NOS和NOS mRNA均发生改变。大部分实验发现脊神经节内NOS阳性神经元的数量和NOS mRNA的含量的表达以及脊髓后角Ⅱ层的NOS阳性神经元、阳性纤维和终末均参加；但也有相反的结果，可能与手术时间有关。

以上的试验结果从形态学的方面证实，NO的确与伤害性刺激由周围向中枢的传递及脊髓后角痛觉的调制有关。但有人认为，NO在初级传入处可能不是作为一种神经递质，因为NOS抑制剂不能阻止伤害性反射的发生，但它们却能够终止伤害性反射的易化。在脊髓含NOS神经元内生成的NO，与N-甲基-D-天门冬氨酸（NMDA）一样，很有可能在脊髓的多突触伤害性感受信息处理中起作用。

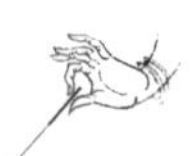

电生理和行为学的研究也表明NOS抑制剂可通过抑制NO的合成抑制痛觉过敏而产生镇痛作用。这种作用除有外周机制参与外，也有中枢机制参与，并与剂量相关。鞘内注射低剂量的NOS抑制剂L-NAME或氨基胍可显著抑制福尔马林的痛敏反应，而提前注射L-Arg可翻转上述效应，但如果在鞘内注射大剂量（10μg/mL或20μg/mL）的L-NAME或氨基胍可引起大鼠明显的痛敏，L-NAME还可引起大鼠截瘫，由此可见NO可能与脊髓水平痛觉过敏有关，但过度抑制NO的产生其结果相反。

NO在脊髓水平参与的痛觉过敏可能与NMDA受体有关。有实验表明椎管内给予NMDA受体的激动剂可引起短时程的热刺激，所致的甩尾反射潜伏期缩短，在福尔马林注射前给予NMDA受体拮抗剂可抑制福尔马林的第二期反应，注射后给予则无效。若单独给予NMDA可引起痛觉过敏，预先在脊髓蛛网膜下腔内注射L-NAME可阻断NMDA引起的甩尾致敏反射，这种阻断作用又可被L-Arg部分翻转。血红蛋白（为NO清除剂，与NO有很强的亲和力，可终止其反应）也可阻断NMDA引起的甩尾反射超敏。这提示NMDA受体和NO参与了中枢内痛觉过敏状态的形成和维持。

NO参与痛觉过敏的机制被认为是：伤害性刺激可引起初级传入末梢释放谷氨酸，激活NMDA受体，引起大量的钙离子流入神经元，细胞内钙离子浓度升高，可激活NOS，引起NO的合成，NO释放后以逆行方式弥散至突触前或至邻近的神经元或神经胶质，在这些地方激活鸟苷酸环化酶（GC-S），导致靶细胞的cGMP水平增高，突触传递增强，表现为痛觉过敏、易化、感受区扩大、中枢敏化和兴奋。此外有研究表明NO还能参与靶细胞的基因调节，它能放大神经细胞中的钙信号，从而引起细胞内显著的生理变化，这在突触传递易化现象中可能起很重要的作用。

三、NO与内源性阿片肽镇痛的关系

关于NO和阿片肽的关系，研究结果不甚一致。有人认为NO或L-Arg-NOS/NO-cGMP系统在伤害性刺激的传递中起促进作用，从而拮抗阿片肽的镇痛作用。NO-cGMP系统具有对抗吗啡、β-内啡肽的镇痛作用；强啡肽在脊髓的镇痛作用与脊髓北角内NMDA受体和NOS/NO的功能下降有关。另外NO也参与了阿片依赖和耐受的过程。

也有人发现NO可产生镇痛作用，并与阿片肽受体有关。如在大鼠的机械或热伤害刺激试验中，单独腹腔给予L-Arg可导致持续的镇痛作用，此效应可被纳洛酮所翻转。也有人发现L-Arg在脑内可起镇痛和致痛双重作用，因为L-Arg不仅是NO的前体，它还是kyotorphin（L-tyroxyl-arginine）的合成前体，后者在脑和脊髓中可释放内源性甲硫脑啡肽。在脑内一方面L-Arg可以通过NO-Cgmp传导途径参与脑内伤害性感受的传递，另一方面可以通过kyotorphin-甲硫脑啡肽途径对抗伤害性信息的传递。

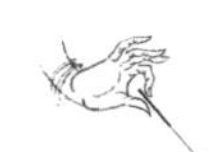

由上看出，NO从外周至中枢的多个部位参与了对伤害性刺激的传递和调制过程，其作用较复杂，可通过不同的环节参与致痛和镇痛两方面的效应。

第四节　即刻早期基因*c-fos*、*c-Jun*与疼痛

一、即刻早期基因*c-fos*、*c-Jun*家族

20世纪80年代后期，即刻早期基因或快反应基因（immediate early gene，IEG）开始应用于神经科学研究中。*IEG*是原癌基因家族中一类能被第二信使所诱导的原癌基因，该基因家族包括*c-fos*在内的近百个成员，IEG的一大特点是对细胞外刺激的快速诱导性，这是与慢反应基因（late respond gene）的明显不同之处，神经肽、氨基酸、应激、针刺等不同生理、心理、病理刺激均可诱导IEG表达。IEG根据它们的结构和功能大致可分为*c-fos*家族、*c-Jun*家族、*c-myc*家族和*egr*家族，其中对*c-fos*家族和*c-Jun*家族的研究最为深入。

*v-Jun*是禽类肉瘤病毒17（ASV 17）所携带的转化基因，*c-Jun*是*v-Jun*的细胞同源序列。正常情况下，大多数细胞中也有低水平的*c-Jun*表达。*c-Jun*基因长3.5kb，无内含子。*c-Jun* mRNA长3.2kb，编码的核蛋白Jun的分子量

为 39kD，由 334 个氨基酸组成。已克隆的 *c-Jun* 相关基因包括 *Jun-B* 和 *Jun-D* 两种，与 *c-Jun* 共同组成 *c-Jun* 基因家族。

原癌基因 *c-fos* 与 FBJ 和 FBR 小鼠成骨肉瘤病毒（MSVs）中致癌基因 *v-fos* 的细胞同源，这三者的核苷酸顺序均已测知。人类的 *c-fos* 基因定位于人的 14 号染色体长臂（14q21～31），长度与鼠 *c-fos* 基因相同，均为 3.5kb，含 4 个外显子和 3 个内含子。

c-fos 基因高度保守，人类 *c-fos* 基因编码区内有 90%的序列与小鼠相同，其基因产物 fos 蛋白与小鼠 fos 的同源性达 94%，其转录形成的 c-fos mRNA 长 2.2kb，*c-fos* 基因表达的核蛋白 fos 是细胞转录调节因子，为 380 个氨基酸组成的细胞核内磷酸化蛋白质，分子量为 62kD。在这些种系中的 fos 蛋白均存在一个由 88 个完全相同的氨基酸顺序组成的区域。这个区域包括一个能与 DNA 结合的基本区（basic region）和亮氨酸拉链（leucine zipper，LZ）结构。亮氨酸拉链是由碱性氨基酸构成 DNA 结合区域，其附近有 7 个氨基酸的亮氨酸残基，它与并列的另一端的亮氨酸形成第一个螺旋，亮氨酸残基与含有该结构的其他蛋白并列形成二聚体，二聚体与靶基因的碱性激活因子-1（AP-1）位点结合，调节很多靶基因的表达。

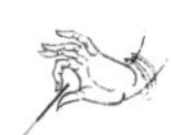

fos 只能与 Jun（c-Jun 的蛋白产物）构成异源二聚体，自身不能形成同源二聚体。而 Jun 自身可以构成同源二聚体。fos 与 Jun 形成的异源二聚体，以高亲和力与 DNA 链上的 AP-1 位点结合，作为基因转录的调节因子，可被基因启动因子或增强因子序列识别并结合，从而参与细胞的生长、分化等一系列病理生理过程，起到第三信使的作用，并参与信号传递系统中各效应酶的转录过程，调控其他有多种基因表达的靶蛋白的合成。所以外界刺激引起第二信使变化诱导 c-fos 表达，通过 fos 将第二信使介导的短时程信号在基因表达上转换为长时程信号，从而使感觉信号的传入发生改变。现已知存在 AP-1 位点的基因有：脑啡肽前蛋白、强啡肽前蛋白、神经生长因子及胆囊收缩素等。

以后陆续发现了 3 种 fos 相关抗原，包括 fos-b、fra-1 和 fra-2（fos-related antigen，fos 相关抗原），三者与 c-fos 共同组成 c-fos 家族，它们的 cDNA 均已被克隆，和 c-fos 一样，三种 fos 相关抗原均可被血清、生长因子等诱导，但 fra-1 和 fra-2 mRNA 出现的峰期比 c-fos mRNA 晚。

二、外源性刺激诱导 c-fos、c-Jun 基因的表达

1. fos 是一种伤害性刺激的标志物

fos 是原癌基因 *c-fos* 的表达产物，其基础表达水平很低。当外周受伤害刺

激数分钟后，脊髓背角突触后神经元内 c-fos 的 mRNA 增多，1～2h 内 c-fos 的 mRNA 翻译出的蛋白产物 fos 增多。fos 免疫阳性细胞主要集中于脊髓背角 Aδ 和 C 类纤维传入终止的 Ⅰ、Ⅱ、Ⅴ层，而非伤害性传入神经终止的Ⅲ、Ⅳ层 fos 免疫阳性细胞却很少。提示伤害刺激可引起脊髓背角特定部位 fos 表达。

Hunt 首次证明 c-fos 与疼痛的关系，即外周的伤害性热或化学刺激可以快速诱导脊髓 c-fos 的表达，这一发现极大地激起了许多学者对 IEG 与痛觉关系方面研究的兴趣。

伤害诱导的 FLI（fos-like immunoreactivity）在刺激后很快出现，并在16～24h 消失。Bullitt 观察了电刺激持续时间与脊髓 fos 表达的关系，结果表明，短暂（3min 或 20min）的刺激诱导的 FLI 标记神经元数量相对少，而染色密度也比较低。最大的标记数量在刺激终止后 2h 出现，3～4h 消失。王晓民回顾了这方面研究的部分成果，目前大量研究还表明，除了 fos，其他多种 IEG 都能被多种类型伤害性刺激诱导，并且有不同的时空模式。Abbadie 发现慢性炎症性疼痛与其他急性体感性伤害性刺激诱导的脊髓 fos 表达的时程明显不同。在佐剂关节炎大鼠模型上，施以踝关节伤害性压力刺激，发现 L_3～L_4 节段的 fos 表达明显高于不受刺激的关节炎大鼠的同节段的 fos 基础表达，也显著高于同样刺激正常大鼠脊髓的 fos 表达。又证实了随着伤害性刺激强度或持续时间的增加，可导致 fos 表达模式的改变，包括 FLI 阳性神经元总数增多、染色加深、分布区域扩大等。进一步表明同一刺激的不同强度或持续时间亦有 fos 表达的特定模式。各种伤害性刺激不仅诱导 c-fos 在脊髓和大脑内表达，而且亦激活其他多数 IEG 的表达，并呈现出不同的时间过程和区域分布。

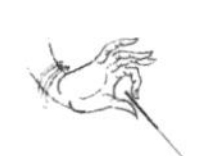

2. 针刺镇痛的内源性阿片肽基因调控与 c-fos

内源性阿片肽是中枢内神经元释放的重要物质，其与阿片肽受体结合，调控痛觉，维持正常的痛阈，发挥生理性镇痛作用。目前认为前脑啡肽前体（*PENK*）基因是原癌基因 *c-fos*、*c-Jun* 的蛋白产物 fos、Jun 调节的靶基因。fos、Jun 与前脑啡肽基因 CRE-2 结合激活该基因转录。研究者发现，电针诱发 c-fos mRNA、PENK mRNA 和 Jun 样蛋白在大鼠的中枢神经系统中的表达，研究中观察到 c-fos mRNA 先于 PENK mRNA 表达，大鼠侧后肢在电针刺激后引起脊髓和延髓 PENK mRNA 阳性神经元增加，Jun 样蛋白在脊髓和中脑导水管表达增加。实验结果表明，c-fos 可能参与电针时 *PENK* 基因的转录水平上的调控，PENK 的增加有助于弥补电针过程中脑啡肽缺失，Jun 样蛋白可能参与电针镇痛。

第五节　表观遗传与疼痛

神经病理性疼痛和炎症性疼痛在细胞和分子水平上促进了大量持续性适应，甚至允许短暂的组织或神经损伤引起细胞的变化，从而导致慢性疼痛和相关症状的发展。有证据表明，损伤引起的大脑皮质结构的改变促进了基因表达和神经功能的稳定改变，从而可能导致异位痛觉、痛觉过敏、焦虑和抑郁等多种症状。慢性疼痛过程中脊髓和大脑表观遗传变化的最新研究结果可能指导新疗法的根本进展。在这里，我们提供了一个在神经系统的表观遗传调控的简要概述，然后讨论仍然有限的文献，直接牵连在慢性疼痛综合征中表观遗传修饰。

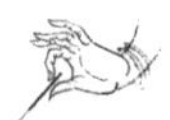

一、慢性疼痛

慢性疼痛是拥有属性的持续性伤害性刺激过敏，患者经历的痛觉阈值明显降低，以致无害刺激引起疼痛（异位疼痛），并在伤害部位（主要痛觉过敏）和周围组织（次要痛觉过敏）扩大对伤害性刺激的反应。慢性疼痛通常是外周组织损伤和持续性炎症（炎症性疼痛），或外周或中枢神经系统的病理适应（神经性疼痛）的结果。在美国，患有慢性疼痛的成年人估计有 1 亿，每年的经济损失高达 6350 亿美元。不幸的是，目前的疼痛管理干预措施是不充分的，不充分的疼痛缓解对人体健康和社会均造成不利影响。在 2006 年，对正在接受治疗的慢性疼痛患者的调查中，超过一半的人报告说他们很少或根本无法控制自己的疼痛。目前治疗策略的无效性至少部分是由于不完全了解慢性疼痛的机制。慢性疼痛的发展和维持涉及中枢神经系统（CNS）多个区域的长期变化，这些区域是细胞和分子水平上的拥有属性适应。在这里，我们重点关注最近的研究，突出表观遗传机制在慢性疼痛的中枢神经系统的参与。

已有多种动物模型用于研究伤害性通路的分子和细胞适应性。炎症性疼痛模型使用皮下注射的炎症因子，如福尔马林、辣椒素或完全弗氏佐剂（CFA），通常进入后部或前爪，而神经性疼痛模型通常涉及脊髓或周围神经的外科损伤。这些模型模拟人类慢性疼痛感受的关键成分，产生可靠的伤害性感受。例如，在脊髓中，神经病理性损伤引起沿初级传入通路的长时间的异常神经活动，在体外记录的脊髓背角神经元显示后期兴奋反应和降低放电阈值的动物神经性疼痛。此外，来自多项研究的证据表明，慢性疼痛的发展与脊髓和大脑皮质的基因表达的改变有关。长期以来，人们认为基因表达的活跃依赖性改变对神经活动的长期改变很重要。

慢性疼痛行为是由外周组织损伤和信息化（炎性疼痛）引起，或者由外周或中枢神经系统的病理适应性改变引起，是持续性疼痛拥有属性过敏。炎症性疼痛模型使用皮下注射的炎症因子，如福尔马林或 CFA，到后爪，前爪，或咬肌，导致组织损伤。神经性疼痛模型通常涉及外科损伤的周围神经。这些模型使我们对慢性疼痛的分子机制有了更深入的了解。慢性炎症和神经性疼痛可以导致行为反应的变化，触觉和热刺激是容易检测的动物模型。实验可以可靠地检测和测量两种主要形式的致敏行为反应：异常痛（对以前无害的刺激的痛觉）和痛觉过敏（对伤害性刺激的痛觉增强）。机械性异位疼痛在动物模型中评估可靠，易于检测，因为本来无害的刺激也会引起伤害性伤害行为。Me-chanical 阈值可以通过监测受影响的爪子的反应性应用 Von-frey 法评估。这种方法使研究人员能够对皮肤的特定区域施加准确和持续的力量。在这种方式下，未在小鼠中引起伤害性反应的 Von-frey 丝将在机械性别痛中引起动物伤害性反应。热痛觉过敏可以通过增强对热刺激的行为反应来测量。哈格里夫斯试验是一种常见的试验，其中高强度热灯是针对受伤肢体足底中部后爪。在冷板试验中也可以观察到热痛，慢性疼痛的动物对低于伤害性阈值的冷刺激会有反应。这些代表了最常用的测试；然而，其他几个测试也被用来评估伤害性行为或感觉缺陷。对伤害性刺激的典型行为反应包括舔、轻弹或迅速缩回受影响的爪子。这些现象反映了类似的人类疼痛敏感性，并可能对应于脊髓高位损伤致逼尿肌反射亢进（DH）或疼痛相关脑区的突触传递改变。

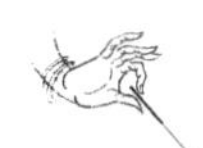

值得注意的是，慢性和剧烈的疼痛可能对远离最初病变的脊髓和脊髓上部区域的基因表达水平产生影响，并且可能包括与感觉信息处理没有直接关联的大脑区域。越来越多的研究直接表明基因表达的改变与某些慢性疼痛有关，比如神经病理性疼痛或类风湿关节炎疼痛。然而，直到最近，急性组织损伤和疼痛引起长时间基因表达变化的机制仍然知之甚少。表观遗传机制提供了一个可能的过程，通过这个过程，中枢神经系统活动的稳定变化可能表现为对外周损伤的反应。

那么表观遗传学是如何调解慢性疼痛的呢？表观遗传学是指基因表达的长期变化，虽然不会改变实际的 DNA 序列，但可以导致细胞活性的功能性改变。中枢神经系统内的神经元受到外部环境的影响而进行表观遗传修饰。DNA 紧密地缠绕在组蛋白周围，形成一种叫作染色质的复合物。基因表达依赖于进入DNA序列启动子区的转录因子，这一过程受到染色质结构的表观遗传修饰的调控。表观遗传机制包括DNA甲基化、几种类型的组蛋白修饰（如乙酰化、甲基化、磷酸化、泛素化和ADP核糖基化）以及miRNA的表达。这些适应性改变可以改变神经元的形态和活动，从而产生行为上的变化。事实上，表观遗传机制已被证明与突触可塑性、学习和记忆有关，以及与一些神经精神疾病的病理生理学也相关，包括抑郁症和药物成瘾。此外，最近的研究发现脊髓和大脑区域的多种表观遗传改变与慢性疼痛症状相对应。越来越多的证据表明表观遗传修饰实质上有助于敏化行为反应机械和热刺激。这些修饰可能发生在初级传入神经元、DH神经元或脊髓丘脑束神经元，也可能发生在疼痛基质的任何一个大脑区域。例如，表观遗传机制可以改变浅表DH神经元突触的受体表达水平，这种作用可以增加脊髓系统的初级传入激活，促进痛觉过敏的发生。自上而下调节性大脑区域（如ACC、PFC、PAG和RVM）的表观遗传变化可能导致刺激诱导的激活的促进作用，也许为异能症或其他感觉缺陷的发展铺平了道路。表观遗传变化也可能发生在中间神经元，引起关键伤害性通路的解抑制，可能增强异位痛觉，甚至促进痛觉过敏。神经胶质细胞，即脊髓和脑中的星形胶质细胞，也可以经受损伤引起的基因表达的改变，这种改变是由表观遗传机制介导的，可能导致疼痛综合征。因此，表观遗传机制呈现了控制神经元活动和行为变化的动态过程，这可能是慢性疼痛状态持续表现的原因。

二、表观遗传机制推动长期持续的细胞和行为变化

表观遗传机制增强或抑制基因表达而不改变原始DNA序列。表观遗传机制可以是动态的，对经验中的变化作出反应，因此代表了生物体与其环境之间复杂的相互作用。大多数组蛋白亚基的乙酰化位于赖氨酸（Lys）的任何一个位点，通常促进基因转录，而组蛋白甲基化可以抑制或激活基因表达，这取决于经历甲基化的氨基酸残基。例如，组蛋白H3的Lys9或Lys27甲基化通常与基因抑制有关，而H3的Lys4、Lys36或Lys79甲基化通常与基因激活有关。同样，DNA中胞嘧啶核苷酸的5-甲基化（部分发生在CpG二核苷酸）通常介导基因的抑制，而胞嘧啶的5-羟基甲基化则产生相反的作用。然而，染色质修饰并不发生在分离，我们从单细胞系统的工作中知道，激活或抑制一个基因通常涉及许多组蛋白和DNA模式化，以及招募或许数百个染色质调节蛋白的调节基因。

三、脊髓系统与慢性疼痛

1. 脊髓系统DNA和组蛋白甲基化与慢性疼痛的关系

DNA甲基化控制转录的一个广泛认可的机制，是通过一个由DNA甲基化依赖的DNA结合蛋白组成的复合体抑制转录因子在启动子区的结合，如甲基-CPG-结合蛋白2（MeCP2），或甲基DNA结合结构域（MBD）蛋白。MeCP2最广为人知的是作为一个转录抑制因子，牵涉到调节活性脱节基因的表达。具体来说，MeCP2通过与DNA中的甲基CPG位点结合来抑制特定基因的转录。MeCP2的磷酸化使其从CPG启动子甲基化区被去除，从而导致基因表达的增强。然而，据报道MeCP2也与5-氢氧甲基胞嘧啶结合，从而促进基因表达。在大鼠炎性疼痛模型中，注射弗氏佐剂（CFA）后30min左右，表浅DH层的第Ⅰ层和第Ⅱ层的MeCP2磷酸化水平增高。这种磷酸化与MeCP2复合体抑制基因的诱导有关，并且证明了MeCP2水平与伤害性感受阈之间存在联系。因此，最近的一项研究发现，福尔马林注射后小鼠脊髓DH中MeCP2 mRNA的表达明显增加。

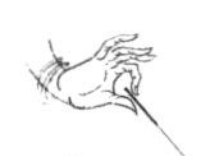

最近的一项研究使用了一个更具临床相关性的模型——神经性疼痛的部分坐骨神经结扎模型来研究小鼠脊髓中的DNA甲基化，并对DH中组蛋白修饰的变化进行了全面的分析。尽管在这种神经性疼痛条件下，脊髓中整个基因组的DNA甲基化没有明显变化，但在特定基因处发现了组蛋白甲基化的变化。具体来说，单核细胞趋化蛋白3（MCP-3，a促炎性细胞因子）在脊髓中的表达增加，在坐骨神经结扎后持续2周，这种增加发生在星形胶质细胞，而不是小胶质细胞或神经元。神经性疼痛脊髓的表观遗传异常情况见图2-1。长期增加趋化因子的表达可能导致脊髓的表观遗传修饰，因此，可能趋化因子在慢性疼痛机制中发挥关键作用。神经损伤激活初级传入感受器，将信息传递到脊髓背角。通过长期的趋化因子表达激活脊髓通路中的次生神经元，可以诱导表观遗传修饰，从而产生中枢敏化，导致神经病理性疼痛样状态。结果表明，随着MCP-3表达的诱导，在MCP-3基因启动子处Lys27H3三甲基化（H3K27me3）水平降低。由于鞘内注射抗MCP-3抗体，所观察到的MCP-3诱导对伤害性感受敏化很重要，能显著减少神经性疼痛样行为。在IL-6基因敲除小鼠中，MCP-3的诱导作用消失，而鞘内注射重组IL-6可明显增加MCP-3的表达，降低MCP-3基因启动子H3K27me3的表达。这些数据直接说明了抑制性组蛋白甲基化介导神经损伤导致MCP-3表达持久变化和由此产生的疼痛综合征的能力。在未来的研究中，重要的是检查这种表观遗传修饰的时间进程，并测试它是否可能比损伤本身更持

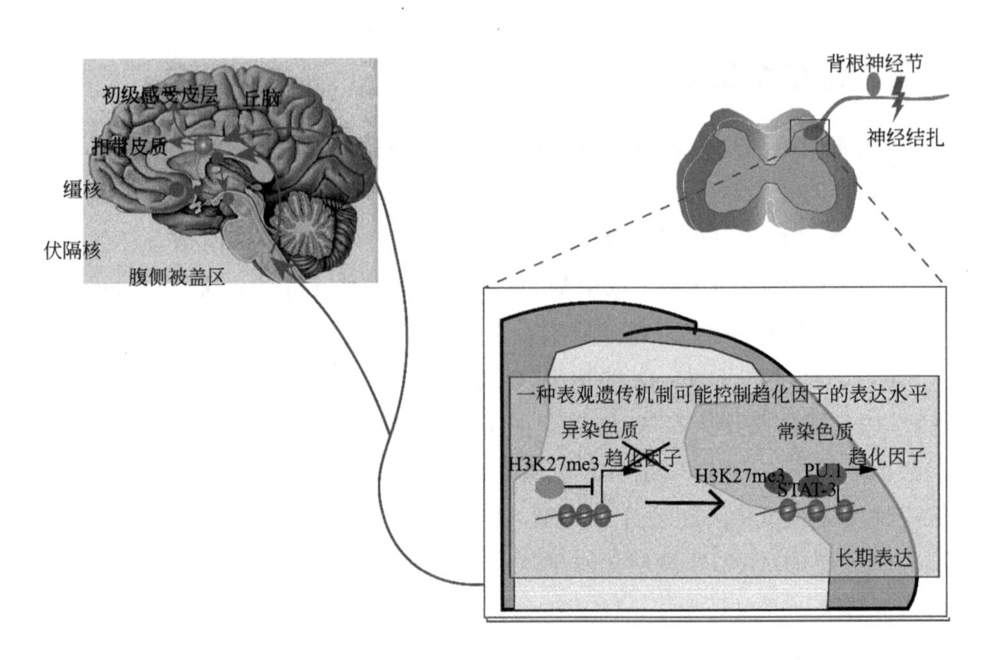

图 2-1 神经性疼痛脊髓的表观遗传异常

（引自：Descalzi Giannina，Ikegami Daigo，Ushijima Toshikazu，et al. Epigenetic mechanisms of chronic pain［J］. Trends Neurosci，2015，38：237-246.）

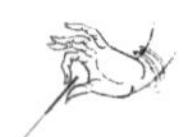

久，并有助于推动持久的疼痛症状。

癌症是慢性疼痛的另一个主要原因，癌细胞的一个常见特征——CPG 岛的高甲基化，最近被认为与癌症相关的慢性疼痛有关。特别是，在多种恶性肿瘤中观察到多肽——内皮素 1 的分泌增强，并且它被认为在癌症引起的疼痛中起主要作用。这种肽的伤害性作用是通过内皮素 1A 受体介导的，而内皮素 1B 受体已被证明具有抗感染作用。对癌症患者的尸检研究表明，在疼痛性口腔鳞状细胞癌病变中，内皮素 1B 受体基因启动子区甲基化增加，而在非疼痛性口腔发育不良病变中，甲基化增加。在小鼠癌症模型中，将内皮素 1B 受体表达恢复到基线水平足以减少疼痛行为，这表明 DNA 甲基化药物干预是治疗癌症相关疼痛的新途径。

2. 脊髓组蛋白乙酰化与慢性疼痛

组蛋白乙酰化作用被认为比 DNA 和组蛋白甲基化作用更加不稳定，因此，它代表了一种更为短暂的细胞修饰，能够迅速促进基因表达以响应环境刺激。它是由组蛋白乙酰转移酶（HATs）驱动的，该酶催化乙酰基团加入组蛋白并促进基因转录。相反，组蛋白去乙酰化酶（HDACs）催化去除组蛋白中的乙酰基，从而减少基因转录。已经在人体中鉴定出十一个 *HDACs* 基因，它们代表了一个同源的酶家族，根据其主要和次要结构被分为不同的组。第Ⅰ类包括 HDACs 1、2、3 和 8；第Ⅱa 类包括 HDACs 4、5、7 和 9；第Ⅱb 类包括 HDACs 6 和 10；第Ⅳ类包括 HDACs 11。多种 HDACs 抑制剂可以上调脑和脊髓组蛋白乙酰化。

脊髓组蛋白乙酰化最近被认为参与了神经性疼痛伤害性敏感化的动物模型。在脊神经结扎后 DH 的一些最显著的改变包括 HDACs 1 表达的上调和组蛋白 H3 乙酰化水平的下降。这些观察结果显示参与染色质功能的酶活性调节可能阻止了基因表达的适应性调节，这些基因有助于伤害性敏化。事实上，服用 HDACs 抑制剂可改善神经性疼痛的一些症状。重要的是，单剂量黄芩苷（一种非特异性 HDACs 抑制剂）可减轻脊髓神经结扎引起的痛觉过敏和机械性疼痛，并逆转损伤相关的适应性，如组蛋白 H3 乙酰化水平降低和 HDACs 1 在 DH 中表达增加。丙戊酸，另一种非特异性 HDACs 抑制剂，也有效地降低了神经性疼痛模型大鼠的机械性异常痛觉。进一步深入研究神经病理性疼痛条件下的色变机制，有望为开发新的治疗性内源性药物提供重要信息。一个关键的考虑因素是针对特定 HDACs 亚型的临床应用的必要性。虽然迄今为止使用的 HDACs 抑制剂缺乏特异性，但临床前的研究表明，这类化合物在治疗神经性疼痛症状方面是有效的：也许抑制剂阻断几种酶活性的能力使其更加有益。相比之下，对 HDACs 活性的非选择性抑制引起了人们对于这类药物效应的关注。

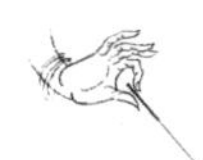

目前针对慢性疼痛的药物干预具有广泛的靶点（即不具有疼痛特异性），在完全减轻疼痛方面通常是缓慢和无效的（神经性疼痛特别是耐药性），并导致耐受性的发展（需要增加剂量才能达到同样的效果）。因此，迫切需要开发更好的药物干预措施，靶向表观遗传机制在这方面显示出希望。

HDACs 抑制剂能治疗慢性疼痛吗？HDACs 抑制降低动物模型伤害性感受敏化。目前市场上销售的 HDACs 抑制剂用于治疗癌症，而且似乎没有产生耐受性；然而，各种不利影响的报告已经开始出现，包括恶心、疲劳、血小板和骨髓异常等不良反应。

其他形式的慢性疼痛，包括炎症性疼痛，也与组蛋白乙酰化的改变有关。例如，cfa 诱导的小鼠炎症性疼痛导致 HDACs 2 蛋白在 DH 上调。与这种上调一致，临床前的发现强烈提示 HDACs 抑制剂可以减轻炎性疼痛引起的伤害性敏感行为。鞘内注射 HDACs 抑制剂伏立诺他（SAHA，也称为 vorinostat）、曲古抑素 a（TSA）或 LAQ824。这三种 HDACs 抑制剂中的任何一种都与脊髓浅层组蛋白乙酰化相对应。对炎症性疼痛引起的组蛋白修饰的适应性的详细了解将指导药物开发努力靶向特定的疼痛相关的改变。

除了组蛋白之外，多种蛋白（包括各种转录因子）可以通过乙酰化调节，并作为 HDACs 靶点，提示 HDACs 抑制剂可能通过其他机制调节伤害性感受敏化。其中一个例子是核因子-kb（NF-kB）的 p65 亚基的乙酰化。L-acetylcarnitine（LAC）是一种目前用于治疗糖尿病和艾滋病相关神经病变的化合物，已被证明可以增强背根神经节神经元的 p65/rel-a 乙酰化水平。在神经性疼痛慢性压迫性损伤（CCI）大鼠模型中，通过上调代谢型谷氨酸受体（mGlu）2/3 的机制，反复给药 LAC 诱导镇痛。这种作用是通过 NF-kB 途径介导的，并依赖于 NF-kB 家族转录因子的乙酰化。另外，一项使用小鼠炎症模型的研究为 mGlu2 受体的重要性提供了更多的证据。疼痛，在福尔马林试验的第二阶段，慢性（但不是急性）给予 MS-275（Ⅰ类 HDACs 抑制剂）或 SAHA 降低伤害性反应。这种减少与脊髓和 DRG 中 mGlu2 受体的增强表达相对应。使用 MS-275 或 SAHA 进行 5 天处理所产生的 Analge-sia，通过单次注射偏向性的 mGlu2/3 受体拮抗剂 LY341495，可大大减弱。MS-275 在福尔马林试验第二阶段的选择效应（与中枢神经化的发展有关）表明，除组蛋白乙酰化外，p65/NF-kB 乙酰化在中枢神经化现象的长期变化中起关键作用。因此，Ⅰ类 HDACs 抑制剂，或乙酰供体，如 LAC，可能是治疗某些炎症性疼痛的有用工具，因为它们在脊髓水平针对组蛋白和非组蛋白进行乙酰化。此外，这些策略采取先进的内源性镇痛机制，增强 mGlu2 功能。研究表明，相比目前的药物治疗，这些药物产生的镇痛耐受较少。

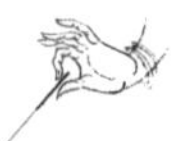

在初级传入神经元和 DH 神经元突触上的 mGlu2 受体的激活可以强有力地抑制疼痛的传递，但是动物模型表明耐受性发展很快。一个很有希望的策略是在 DH 中提高 mGlu2 的表达水平，这已被证明可以减弱小鼠伤害性敏感性。乙酰肉碱，一种治疗糖尿病和艾滋病毒相关神经系统疾病的处方药，已经被证明可以上调神经性疼痛模型大鼠 DRG 和 DH 中的 mGlu2 受体的表达。此外，LAC 的抗抑郁作用在仅仅 3 天治疗的啮齿动物中是明显的，而抗抑郁药氯米帕明需要 14 天。此外，LAC 的抗抑郁作用似乎对耐受有抵抗力。

组蛋白乙酰化也参与了其他内源性疼痛控制网络的适应。例如，小鼠 DRG 中 m-阿片受体（MOR）和 Nav1.8 钠通道的表达在神经性疼痛状态下降低，这被认为是慢性疼痛阴性症状的潜在原因。神经损伤 7 天后，MOR 和 Nav1.8 表达的减少与组蛋白的显著改变相对应，包括神经元刺激消声因子（NRSF，也称 REST）启动子的 H4 乙酰化增强，神经元限制性消声元件（NRSE）和 Nav1.8-NRSE-2 使 H3 和 H4 乙酰化降低，Nav1.8-NRSE-1 使 H3 乙酰化增强。在培养的细胞中，NRSF 以 HDACs 依赖的方式抑制 MOR（Oprm1）启动子的活性。确切地说，在 NRSF 的前期，NRSE 抑制了 Oprm1 的转录，这一作用被 HDACs

抑制剂 TSA 阻断。反义寡核苷酸敲除 NRSF 可以阻止 Oprm1 和编码 Nav1.8 通道基因（Scn10a）的下调，进一步证实了 NRSF 介导的机制是损伤诱导的 DRG 中 Oprm1 和 Scn10a 转录抑制的原因。这些数据指向了新的止痛治疗策略，并提示在组蛋白复合物水平的干预下，将逆转 G 蛋白偶联受体（GPCR）或 DRG 离子通道的不适应性的下调。

内源性阿片系统是当前疼痛治疗的主要靶点。表观遗传机制可能涉及适应决定治疗效果。例如，神经损伤诱导 HDACs 依赖性的 Oprm1 沉默和外周吗啡镇痛药理学靶点的丢失。此外，HDACs 抑制剂已被证明可以调节神经母细胞瘤细胞中 Oprm1 的表达。

3. 脊髓系统 miRNA 活性及其与慢性疼痛的关系

近年来，针对基因表达的活性依赖性调控问题，人们研究的热点主要集中在 miRNAs 上，它是一类在基因调控中起关键作用的非编码功能性 RNA。通常有 17～24 个核苷酸长，miRNA 可以结合蛋白质编码的 mRNAs 来抑制蛋白质表达。某些初级转录本所依据的机制现在已经很好地描述了 miRNA 抑制蛋白质翻译的过程。微 RNA 调节特定疼痛相关基因在中枢神经系统上的表达潜力方面提出了一个令人兴奋的可能性，微 RNA 代表了一种新的治疗慢性疼痛的方法。

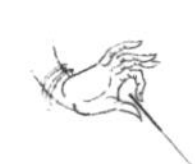

对感觉神经元 miRNA 功能的干预首先是通过条件缺失 Dicer 实现的，Dicer 是一种在 miRNA 加工过程中起关键作用的酶。通过使用 Nav1.8-Cre 小鼠系，结果显示 DRG 内 Dicer 基因的缺失与伤害性感受相关 mRNA 转录水平的降低有关，如 Nav1.8 钠通道、P2X3 受体（嘌呤受体）和 Runx-1（转录因子）。值得注意的是，Dicer 基因缺失还导致小鼠炎性疼痛行为的有效减少，同时保持了完整的急性伤害性感受。因此，初级传入通路中 miRNA 加工的中断足以抑制损伤引起的慢性疼痛相关行为的长期发展。

最近的研究也表明，在小鼠脊髓 DH 中 miRNA-124a 的表达与炎症诱导的疼痛敏化的发展有关。具体来说，后爪注射福尔马林可引起脊髓 miRNA-124a 表达量的时间依赖性减少，在 8～24h 达到高峰，注射后 48h 恢复到基线水平。这种减少似乎促进了伤害性传递，因为系统应用抑制素/抑制剂明显增加了福尔马林模型伤害性行为，并降低了参与慢性疼痛传递的炎性分子如 IL-1β 的表达。相比之下，系统应用 miRNA-124a 模拟药物可以轻微减少福尔马林诱导的伤害性行为，证实 miRNA-124a 在慢性疼痛中的因果作用，或许还提供了一个新的治疗靶点。慢性炎性疼痛大鼠三叉神经根神经节内 miRNA 的表达也发生了变化。在向咬肌注射 CFA 的过程中，观察到包括 miR-134 在内的几种 microrna 明显减少。与这些观察相一致的是，注射 CFA 后大鼠后爪中的 DRG 中 miR-134

表达下降。这种降低与 MOR 的上调相对应，MOR 参与了内毒素的镇痛机制，是阿片类镇痛药的主要靶点。

针对损伤的 miRNA 表达似乎也参与了炎症分子的活动。外周损伤引起包括趋化因子和细胞因子在内的多重促炎症因子的释放，这些因子参与了慢性疼痛的发生。鞘内注射白介素-1β（IL-1β）3d 后，可引起完整大鼠的异常疼痛，同时，脊髓背角膜上皮细胞 miRNA-21 表达增加。白介素-1β 也被证明在某些组织中调节 HAT 和 HDACs 活性，这表明表观遗传途径是这种细胞因子的下游途径。这些数据表明，miRNA 活性的变化与炎症疼痛模型多种因素有关，并由炎症因子驱动。这些变化可能代表了伤害改变伤害性通路中基因表达的一种方式，并可能有助于确定新的治疗干预靶点。

神经性疼痛模型也揭示了 miRNA 表达的时间和组织选择性变化。实验结果表明，L_5 脊神经结扎或慢性压迫性损伤后，损伤后 7d 和 14d，miRNA-21 的表达增加，而神经性疼痛早期（损伤后 3d），miRNA-21 的表达增加不明显。同样，坐骨神经损伤后，miRNA-195 在 DRG 中表达上调，在脊神经结扎后早 2d 在 DH 中表达上调，至少持续 14d。可以看出 miRNA-195 模拟化合物可诱导培养的小胶质细胞表达促炎性细胞因子 IL-1β、肿瘤坏死因子-α（TNF-α）和诱导型一氧化氮合酶（iNOS）。miRNA-195 的上调也增强了周围神经损伤后的机械性痛觉异常和冷痛觉过敏，而 miRNA-195 抑制后则观察到相反的规律。小胶质细胞自噬与小胶质细胞活性的关系进一步密切，小胶质细胞自噬受到周围神经损伤的抑制而减少，并受到 miRNA-195 的抑制而增强，这表明 miRNA-195 通过抑制自噬的激活而增加神经炎症和神经病理性疼痛。这些研究强调脊髓网络中 miRNA 活性与伤害性敏感化之间的功能联系，并提供证据表明在这些区域靶向 miRNA 活性足以减轻慢性疼痛相关性疼痛。

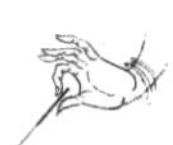

在脊髓中，与疼痛敏化相关的长期变化是由突触传递的改变引起的，并且需要电压门控钙通道（VGCCs）的激活。因此，在一定条件下，预防 VGCCs 激活将减轻慢性疼痛。最近的证据已经揭示了 miRNA 和神经性疼痛的 VGCCs 之间的功能联系。特别是，对脊神经结扎大鼠表面 DH 的研究发现，Ⅰ型 Cav1.2 VGCCs 亚单位上调，相应的 miRNA-103 下降。此外，每天反复鞘内注射 miRNA-103 可减少神经损伤引起的异常痛。

同样，已有报道电压门控钠通道也牵涉到神经性疼痛的脊髓机制以及 miRNA 对钠通道损伤性改变的调节。例如，通过微阵列分析发现，脊神经结扎后 14d 大鼠的 DRG 中 miRNA-7a 明显降低，miRNA-7a 靶向电压门控钠通道 b 亚单位，而 miRNA-7a 下调导致通道增加，将表达 miRNA-7a 的腺相关病毒导入损伤大鼠背根节，可明显减轻疼痛相关行为。miRNA-7a 在致敏行为中的突出作用表明，抑制完整大鼠 miRNA-7a 足以产生机械性异位痛和热痛觉过敏。同样，大鼠坐骨神经结扎后，miRNA-96mRNA 表达减少，与 Nav1.3 钠通道表达增加相对应。此外，每日鞘内注射 miRNA-96 可以恢复受损大鼠脊髓背根节中 Nav1.3 的 mRNA 和蛋白水平，明显减少触觉异常。几种治疗慢性疼痛的药物可针对电压门控钙和钾通道。miRNA 和电压门控离子通道功能之间的功能联系可能为治疗干预提供额外的途径。

四、脑网络的表观遗传机制及其与慢性疼痛的关系

大部分的慢性疼痛研究集中在脊髓研究，因此，很少有报告涉及慢性疼痛症状表达或调节的脊髓上部区域的表观遗传机制。慢性疼痛需要两个阶段：诱导和维持，由不同的机制驱动。鉴于慢性疼痛是一种病理状态，常比外周损伤持续时间更长，脊髓上部位的表观遗传修饰与疼痛感知、学习、动机和情绪调节有关，这为研究持续性疼痛的长期变化提供了一个新的研究领域，也是新的治疗靶点。多项人类神经影像学研究支持与慢性疼痛相关的疼痛基质区域内活动的长期变化。来自动物模型的证据也证明了慢性疼痛条件下大脑回路和神经元活动的改变。这些区域的表观遗传机制很好地定位于驱动损伤引起的基因表达改变。急性疼痛是由多个大脑区域的活动引起的，包括丘脑、脑岛、前扣带皮质、前额皮质以及第一和第二躯体感觉皮层。然而，额外大脑区域的活动和疼痛的情感与认知成分也有关，并且似乎在慢性疼痛情况下有所改变。事实上，神经成像数据显示，慢性疼痛与杏仁核、前扣带回皮质、脑前额叶外皮、岛叶皮质和伏隔核的变化有关。这些区域表现出强大的相互联系，并直接或间接地调节其他疼痛调节网络的活动，如中脑导水管周围灰质（PAG）及其投射到头端腹内侧髓质(RVM)。这些区域共同形成一个网络，能够施加自上而下的调节痛觉输入，并且已经发现在慢性疼痛状态下神经活动的长期变化。

中缝大核形成 RVM 的一部分，并接受从 PAG 输出强大的兴奋性。PAG 内的兴奋性活动对中缝大核神经元具有双相调节作用，而中缝大核神经元的浆本能传入延伸至深层和浅层。这种自上而下的疼痛调节可能是促进性的，也可能是抑制性的，这取决于中缝大核神经元的活动模式。痛基质这一通路活性的改变可能强烈影响着伤害性感受。CFA 爪注射可促进大鼠中缝核组蛋白 H3 乙酰化。注射后 4h GAD65 水平下降不明显，注射后 3d GAD65 水平下降。GAD65 水平的这种变化与 *GAD65* 基因（GAD2）启动子区的 H3 结合能力的下降相对应，并通过 HDACs 抑制剂 TSA 的治疗得到逆转。这些观察结果通过一个更具临床相

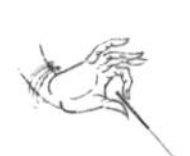

关性的模型——神经性疼痛脊神经结扎模型，进一步支持GAD65乙酰化在炎症和神经病理状态中的关键作用。表观遗传机制降低GAD65的表达，可能导致偏向刺激性控制的失衡。鉴于RVM诱导的抗伤害作用至少部分是通过脊髓去甲肾上腺素释放介导的，长期向促进去甲肾上腺素效应下降的转变可能解释了选择性5-羟色胺和去甲肾上腺素再吸收抑制剂（SNRIs）相对于仅具有靶向血清素活性的药物更大的临床疗效。

在神经性疼痛的备用神经结扎模型中，小鼠前额叶皮质（PFC）和杏仁核的整体DNA甲基化水平降低。此外，PFC DNA甲基化水平与该模型诱导的机体和热敏感性相关。在炎症性疼痛模型中，小鼠PFC中miRNA表达的变化也有报道，在炎症性疼痛模型中，面部注射卡拉胶导致miRNA-155和miRNA-223表达增强。PFC是疼痛矩阵的一部分，涉及抑郁症和焦虑症的病理生理学。与慢性疼痛一样，越来越多的数据指向抑郁症中的表观遗传基因。LAC有力地减少了大鼠和小鼠的抑郁样行为，并且类似于脊髓中的观察，它提高了PFC中mGlu2的mRNA和蛋白水平。LAC-2介导的mGlu2表达对NF-kB的抑制作用较为敏感，与H3K27的乙酰化修饰结合到mGlu2基因启动子。HDACs显著地抑制了复制性LAC效应。乙酰化驱动的机制可调节mGlu2在PFC的表达，因此，提供了一个与慢性疼痛和抑郁症之间的联系。事实上，绝大多数慢性疼痛患者伴有抑郁症和睡眠障碍。因此，慢性疼痛的小鼠模型也会导致类似抑郁症的行为，并扰乱睡眠波形。疼痛引起的大脑区域神经元活动的表观遗传修饰可能会干扰正常的神经元功能，这种不平衡可能导致随后的抑郁和睡眠障碍。

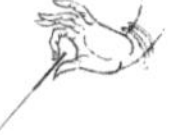

慢性疼痛引起的表观遗传修饰已经在大脑奖赏中心被观察到。研究发现坐骨神经结扎能明显降低小鼠NAC中miRNA-200b和miRNA-249，而损伤后7d miRNA-34c的表达增强。这些适应可能是大脑区域特异性的表达，因为在其他疼痛相关结构中没有检测到这些miRNA表达的变化。有趣的是，损伤引起的miRNA-200b和miRNA-249表达的减少与DNA甲基转移酶3a（DNMT3a）水平的增加有关，而DNMT3a是miRNA-200b/249的目标。因此，DNA甲基化的改变可能是损伤诱导miRNA表达适应的下游。除了形成疼痛基质的一部分，NAC还是中脑边缘奖励通路的一部分，并在物质滥用和情绪障碍中扮演重要角色。大鼠NAC中的表观遗传适应，例如DNMT3a表达水平的降低，在长期接触可卡因后被观察到。相比之下，社会压力促进DNMT3a在NAC的表达。因此，慢性疼痛、慢性社会压力和暴露于滥用药物促进DNMT3功能在NAC产生明显的变化。

与慢性疼痛相对应的表观遗传目标见表2-1。然而，色素结构的改变代表了一种理想的机制，通过这种机制，组织损伤和急性疼痛可以逐渐逐步转化为神经炎症、中枢敏感化和最终的慢性疼痛综合征的病理过程。在慢性疼痛状态下，DNA 甲基化、组蛋白结合基因和甲基化以及 miRNA 表达的改变在不同的中枢神经系统中都有明显的改变，这些改变可以影响慢性疼痛相关的行为。展望未来，研究人员需要在先进的动物模型探索更多其他模式的表观遗传调控，并使用全基因组的方法，如染色质免疫沉淀后进行深度测序（ChIP-seq），以研究出基因和非基因区域的范围及受影响的慢性伤害性条件。迄今为止，很少有研究调查表观遗传适应慢性疼痛的脑区与中枢敏感化、运动神经和抑郁症关系。鉴于这些大脑区域的适应性在与慢性疼痛综合征相关的症状中起着重要作用，确定这些结构中伤害行为的关键表观遗传的决定因素很有意义的。此外，目前评价慢性疼痛模型中新化合物的研究主要集中在慢性疼痛的感觉成分（主要是机械性疼痛和热痛觉过敏）。评估这些化合物在慢性疼痛的情感成分中的作用，并开发评估自发性疼痛的分析方法是很重要的，这是人类自发性疼痛的一个突出症状。

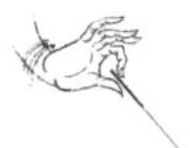

表 2-1 与慢性疼痛相对应的表观遗传目标

表观遗传效应	区域	结果
↑miRNA-21	背根神经节	机械性异常性疼痛和热痛觉过敏
↓miRNA-134	背根神经节	阿片受体上调
↓miRNA-7a、↓miRNA-96	背根神经节	神经损伤诱导的电压门控钠离子通道增加
↓miRNA-124a	脊髓	调节促炎症标记基因
↓miRNA-200b、↓miRNA-249	伏隔核	中脑边缘运动环路功能障碍
↑miRNA-155、↑miRNA-223	前额叶皮质	面部注射角叉莱胶诱导炎性疼痛后前额叶皮质中 miRNA 的变化
↓整体 DNA 甲基化	前额叶皮质、AMY	与神经损伤引起的伤害性敏化程度的相关性
↑MeCP 磷酸化	脊髓	与炎症诱导的伤害性敏化程度的相关性
↓组蛋白 H3K27me3miRNA-7a	脊髓	趋化因子活化
↑HDACs 1	脊髓	伴 HDACs 1 过表达的 SNL 痛觉过敏、异常性疼痛
↑HDACs 1、2、4	中缝大核	炎症及与神经损伤相关的 Gad2 转录抑制和 GABA 突触抑制破坏
↑HDACs 2	脊髓	热痛觉过敏

引自：Descalzi Giannina，Ikegami Daigo，Ushijima Toshikazu ，et al. Epigenetic mechanisms of chronic pain [J]. Trends Neurosci，2015，38：237-246.

与控制慢性疼痛综合征诱导的表观遗传机制有关的新信息是期望不仅能够提供一系列潜在的治疗靶点，而且还可以提供改变疼痛管理的方法。与缓解特定症状相反，焦油基因的表观遗传干预提供了防止伤害敏感化、情绪相关症状以及其他对伤害或炎症反应的适应工具。并不仅是减轻特定症状，而是减轻疼痛的可能性，并提供一种可能的治疗目标，以减轻缓解各种症状。

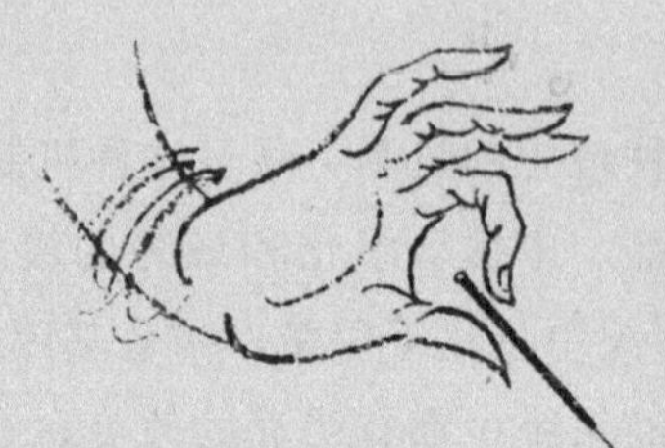

第三章　疼痛的病理生理

痛觉的形成源于多种上行和下行感觉信号在中枢的复杂汇聚，这种感觉引起机体对即将到来的伤害刺激的警觉。疼痛信号自初级传入神经元的外周末梢产生，经背根神经节（DRG）传入中枢。但中枢绝不像阿默斯特·贝拉书中所描述的那样“是疼痛的坟墓”，尤其是神经损伤（神经病理性痛）或炎症状态下，痛觉不会因伤害性刺激源的消除而消失，相反会长期存在。在这种情况下，疼痛的意义不再体现为有益于人体的警示信号，而是转变为一种危及健康的有害刺激。组织损伤后 DRG 兴奋性增加，呈现出正常情况下不存在的大规模自发放电，这种超兴奋性与损伤神经元上一些特殊分子的异常表达有关。正常的神经传导通路也因此发生了显著改变，逐渐过渡为慢性病。

近十年来，对慢性疼痛的研究取得了许多突破性进展，使我们对于其发生机制有了较为深入的认识。从分子和细胞水平研究损伤后的神经改变对于开发新的治疗手段产生了很大的推动作用。本章将着重阐述神经病理性痛的发病机制，从炎症痛外周敏化入手，逐步涉及敏化的中枢机制、神经营养因子的作用、离子通道的影响以及高级中枢的调节作用等。

第一节　神经病理性痛的发病机制

一、外周敏化

疼痛信息主要通过无髓的 C 类纤维和薄髓的 Aδ 纤维传送至中枢。利用致炎物刺激神经元感受可导致组织内炎症物质释放，同时伴有伤害性感受器阈值的降低，我们将这一现象称为外周敏化（peripheral sensitization）。当痛觉纤维发生敏化后，其对正常情况下的非伤害性刺激也能产生反应，称为痛觉超敏（allodynia）。敏化的机制不但涉及伤害性感受纤维，也涉及所谓的沉默性伤害感受器，后者在正常情况下对伤害性刺激或炎症介质如前列腺素和缓激肽不产生反应。

缓激肽能够使C类和Aδ纤维发生敏化，使之对前列腺素、氢离子、5-羟色胺以及热和机械刺激的反应增强。缓激肽还能够促进前列腺素的生成，而前列腺素又能使缓激肽所作用的神经末梢发生敏化。临床上抗炎药物（如阿司匹林及环氧化酶1和环氧化酶2抑制剂）发挥镇痛作用的机制即在于阻断了该敏化过程。由于缓激肽的致痛过程会快速消退，所以它本身的作用难以解释炎症中的痛觉过敏机制。

关于敏化发生的细胞内机制目前已经获得了一些初步结果。根据现有的认识，痛敏情况下初级传入纤维末梢的后超极化过程减弱，导致细胞易产生反复发作的动作电位。该过程可能由腺苷酸环化酶和细胞内第二信使——环磷酸腺苷（cAMP）介导，后者可活化蛋白激酶A（PKA），催化钾离子通道发生磷酸化，从而使细胞膜钾电导减弱，膜兴奋性增加。有研究者提出，各种理化刺激引起的敏化过程均有cAMP的参与，并且cAMP-PKA通路在降低伤害性神经元的激活阈值，增加河豚毒不敏感钠通道的激活幅度和频率方面也具有重要作用。支持cAMP-PKA机制重要性的证据是对小鼠PKA亚单位进行点突变导致炎症痛的减轻。

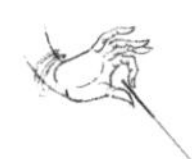

缓激肽或神经激肽（NK）受体激活都会诱导磷脂酶C的活化，导致初级传入神经元末梢放电增多。细胞内钙离子浓度增加也会增强腺苷酸环化酶的活性，提高cAMP水平。另外，特定的阳离子通道被磷酸化后活动增强，最终也导致细胞放电增多。

初级传入纤维末梢有许多5-HT2A受体，激活这些受体可使G蛋白耦联的钾离子流减弱，所以阻断5-HT2A受体能够减轻炎症痛。前列腺素也能使外向钾离子流减弱，该过程可能由cAMP-PKA介导。

当炎症发生时，DRG和其他一些细胞内的一氧化氮合酶（NOS）表达上调，最终使伤害性感受器末梢释放神经肽，引起痛敏。实验发现，皮下注射一氧化氮（NO）能够产生疼痛，而抑制NOS则可以抑制痛敏的发生。但是这些发现只体现了NO在外周敏化中的一小部分作用，因为有研究证实NO在外周也具有抗伤害作用。虽然NO能够激活鸟苷酸环化酶（cGMP），但是cGMP似乎与外周神经的痛敏机制关系不大。最近有报道，NO能够间接影响外周神经末梢的活动，并且NOS只参与炎症早期的反应，而NO本身与慢性疼痛形成无关。NO对伤害性感受器的间接影响可能是通过它的扩血管作用实现的，再加上它对神经末梢的直接作用，使得研究者们开始推测NO是否是引起偏头痛发作的重要因素。

也有很多证据支持神经营养因子在神经病理性痛形成中的作用。最近的研究表明，神经营养因子在短期内即可对神经元的功能产生影响。该结果虽不是以C类纤维作为研究对象，但神经营养因子能够改变神经细胞的离子流、细胞内钙浓度以及蛋白磷酸化过程的作用却是无可非议的，并因此导致神经元产生多方面的变化如膜兴奋性、递质释放、受体分布以及突触效能等。

向组织内注射炎症介质如缓激肽可使早先沉默的伤害性感受器对机械或温度刺激变得敏感，这表明外周敏化还存在其他机制。研究者们认为，含P物质的初级传入纤维与炎症性痛觉过敏有关。局部应用前列腺素可使P物质阳性纤维的数量增加便是一个有力的证据。

综上所述，多种机制参与调节伤害性初级传入纤维的功能，最后的共同通路是钙离子内流和蛋白激酶活化。后二者在基因转录方面具有非常重要的作用。

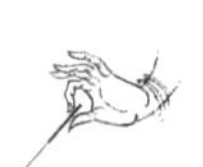

二、中枢敏化

中枢敏化（central sensitization）是中枢神经系统在痛觉形成过程中表现出来的一种可塑性变化。神经元能够在数分钟内发生功能上的改变，但这些改变并不持久，会在刺激移除后恢复正常。另一方面，伤害性刺激也会使神经系统发生长期的改变，这些改变并不随刺激消失而消失，并且不可逆转。外周组织损伤后呈现两个突出的特征，一是产生疼痛，二是对伤害性刺激产生夸大的反应，临床上观察到的机械性触诱发痛现象即属于此类。但目前对于触诱发痛尚无法用中枢可塑性改变以外的理论来解释，对牵涉性痛的描述也不例外。

临床上有许多病例其机制涉及中枢敏化，典型的例子是截肢后患者产生的幻肢痛。幻肢痛的定义：虽然致痛源已经去除，但疼痛仍绵延不断，如同被截去的患肢还真实存在一样。另外一个例子是给予外科手术患者超前镇痛。在预先给予镇痛药的情况下，参与中枢敏化的结构都被提前抑制了，因而避免了神经系统的短期乃至长期的功能改变，中枢敏化也因此难以形成。

大量的实验结果都支持触诱发痛由Aβ纤维介导，这些纤维在正常情况下只传导轻触觉和振动觉，而与痛觉无关。初级传入纤维受到损伤后，粗纤维和细纤维都会产生异常的电活动，包括Aβ纤维。其中粗纤维对交感支配的敏感性增加，药物阻断或手术切除交感神经都能够减轻机械性触诱发痛。高阈值C类和Aδ纤维似乎与触诱发痛的形成关系不大，因为在损伤前后检测这些纤维的电活动发现，其敏感性并无显著改变。有研究证实，触诱发痛发展的时间进程与粗纤维的传导速度密切相关，单独阻滞Aβ纤维即可消除触诱发痛，所以认为，Aβ纤维介导了机械性触诱发痛的形成。

还有证据表明，引起持续性痛的原因在于几种不同的传入轴突在脊髓背角发生汇聚投射，这种汇聚引起神经元敏化、抑制神经元活动减少以及下行传导通路活动的改变。下文将简要描述这些变化。

三、神经元敏化

慢性痛发作时，背角神经元的变化很像高频刺激C类纤维产生的长时程增强或低频刺激Aδ纤维产生的长时程抑制。高强度的电刺激或伤害性刺激激活C类纤维后，导致背角广动力范围（WDR）神经元上的NMDA受体过度兴奋、细胞内钙离子水平增高以及蛋白激酶活化，从而引起敏化。敏化过程涉及两种性质上完全不同的突触变化：①突触效能的增强；②沉默突触的激活。

背角神经元只接受短暂的重复刺激就可发生敏化。重复电刺激可使神经元发生超兴奋性长达1h，这种wind-up作用可能是疼痛的细胞水平机制。wind-up是指重复刺激引起神经元缓慢、持续的去极化，最终导致动作电位的簇状暴发。这种情况是一种细胞特异的机制，只发生在一小部分神经元上。在细胞膜超兴奋期间会发生以下几种变化。

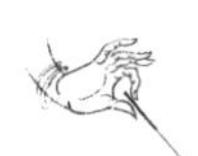

① 后来的刺激会引发神经元产生更长时间和更高强度的放电，在性质上很像痛觉过敏；

② 神经元感受野扩大，符合继发性痛觉过敏的特征；

③ 神经元动作电位阈值降低，能够被Aβ传入所激活，类似于触诱发痛。

背角神经元超兴奋性是在一段时间的刺激之后产生的，这或许可以用快突触电位和慢突触电位的时间和空间总和以及动作电位的wind-up现象来解释。还有一些突触联系是非外周来源的，它们对背角神经元产生易化作用，使之对后来的感觉传入信号更加敏感。

大多数试图揭示了WDR神经元敏化分子机制的研究都集中于三类化学物质：兴奋性氨基酸、缓激肽和降钙素基因相关肽（CGRP），而对其他的化合物涉及较少。这些化学物质能够通过直接增加细胞膜阳离子流，干扰细胞内的信号转导机制以及调节受体和递质的基因表达来影响背角神经元的活动。NMDA受体介导的突触效能的增强是它们最后的共同通路。

鉴于NMDA受体在神经元敏化中的重要作用，以下我们就来谈谈它的一些特性。在静息状态下，NMDA受体的离子通道内口受到镁离子阻滞，当细胞膜电位发生去极化时便可解除阻滞，随后钙离子内流，使细胞内钙离子浓度升高，进而使蛋白激酶活化，磷酸化镁离子通道，使得该通道能够在超极化水平发挥作用。NMDA受体被激活后的神经元放电从而大大增强，末梢释放的递质也显著增加。突触前 NMDA 受体的激活使兴奋性氨基酸和 P 物质释放增加。因此经 NMDA 受体传递的信号放大过程是由多种机制共同参与的。

背角神经元的敏化过程也涉及 α-氨基-3-羟基-5-甲基-4-异恶唑丙酸（AMPA）、NK、代谢型谷氨酸受体（mGlu）和 CGRP 受体。AMPA 激活使细胞膜去极化，细胞内钙离子浓度升高。在某些神经组织，AMPA 和 NMDA 受体可以互相激活。AMPA 受体在 10～15min 内即可发生磷酸化，其敏感性随之增加。一些研究者认为，AMPA 和 NMDA 受体是维持长时程增强的重要媒介。

C 类纤维受到刺激后，其末梢会释放 P 物质和神经激肽 A（NKA），它们分别作用于各自的受体 NK-1 和 NK-2，促进背角神经元的敏化。NK-1 受体似乎能够加强 NMDA 受体在敏化中的作用，给予上述两种受体的特异拮抗剂能够起到缓解疼痛的作用。

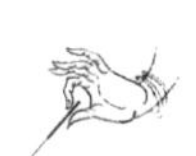

mGlu 受体与磷脂酶 C 相耦联，表明这一通路激活后可引起细胞内钙离子水平升高。有证据表明，在大脑皮质水平，mGlu 受体激活后能够促进 NMDA 受体的敏化。同样，mGlu 受体激活也能增加 AMPA 受体的兴奋性。组化研究显示，脊髓背角Ⅱ层有 mGlu 受体的密集分布，提示 mGlu 受体参与伤害性信息的传递。脊髓 CGRP 的作用目前还不甚清楚，但是有研究发现它能够增强 NMDA 和 NK-1 受体通道的开放概率。

上述关于膜受体的研究提示，细胞内钙浓度、钙离子流和蛋白激酶活化是背角神经元敏化的重要的细胞内机制。神经细胞内有几种钙离子库，它们之间作用各不相同。从平衡的角度讲，细胞内钙离子水平增加在造成敏化的同时还会受到负反馈机制的调节，使得高浓度游离钙造成的细胞毒性作用最大限度地降低。钙离子增加使胞体内的蛋白激酶活化，最终产生一些基因型和表现型的改变。举例来说，在高浓度钙离子影响下，蛋白激酶 C 使 NMDA 受体发生磷酸化，促进长时程增强的产生，同时也激活核转录因子，促进基因表达。

四、抑制神经元活动减弱

有研究发现，慢性疼痛状态下脊髓背角抑制性中间神经元的活动减弱，导致 WDR 神经元兴奋性增强，这与临床上的痛觉过敏和机械性触诱发痛现象相吻合。背角 GABA 和甘氨酸能神经元的丢失导致其他神经元的兴奋性增强。因此我们推测，利用 GABA 和甘氨酸受体拮抗剂痛可宁（荷包牡丹碱）和士的宁（马钱子碱）能够造成一种类似临床触诱发痛的症状，而 GABA 激动剂则可以缓解损伤造成的痛觉超敏。这一推测得到了证实。许多学者都在探寻导致背角抑制性活动减少的原因。如果抑制 GABA 和甘氨酸能活动能够模拟痛觉超敏的症状，那就可以认为这种减少是引起慢性疼痛的原因吗？虽然目前还无法作出最后的论断，但至少可以认为传入神经损伤不仅会造成 NMDA 受体激活和后来的 WDR 神经元敏化，而且还会使抑制性中间神经元突触前末梢释放大量的兴奋性氨基酸。这种释放引起突触后细胞内钙离子和 NO 的高浓度堆积，最终引起细胞死亡。还有一种假说认为，抑制性活动减弱与受损的初级传入神经元释放的神经营养因子减少有关，GABA 能神经元的作用也因此而再次受到关注，因为初级传入神经元末梢变性之后 GABA 能神经元会产生双向反应，这暗示了 GABA 本身在脊髓神经网络重组过程中的营养作用。

五、下行通路的调制作用

曾经有一段时间，神经科学家们竞相研究从脊髓上结构发出的至脊髓背角的下行通路在伤害性调节中的作用。感觉信号向高级中枢的传递有赖于传入和传出信号在低级中枢的整合。最近，研究者们又发现了脊髓上结构在继发性痛觉超敏中的作用，发现在脑干微量注射利多卡因能够阻止痛觉超敏的产生，由此认为与脑干中缝大核毗邻的结构所发出的下行投射纤维参与了痛觉超敏的形成。

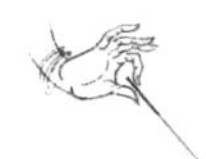

参与脑干下行抑制和易化作用的神经递质有很多种。最近的研究表明，5-羟色胺（5-HT）能神经元活动增强与背角神经元敏化有关。初级传入神经末梢、兴奋性中间神经元以及背角投射神经元胞膜上都有 5-HT 受体亚型的分布。有证据表明，5-HT 能纤维对 P 物质阳性神经元的易化作用是由 5-HT3 受体亚型介导的。激活抑制性中间神经元的 5-HT1A 受体能够增强 K^+ 离子流而抑制 Ca^{2+} 离子流，提示这些 5-HT1A 受体被抑制后能够促进背角神经元敏化（痛觉超敏）。

下行多巴胺能投射系统在调节脊髓神经元兴奋性中也具有一定的作用。多巴胺受体根据其特性可分为两大类，一类是 D1 样受体，包含 D1 和 D5；一类是 D2 样受体，包含 D2、D3、D4。激活第一类受体可引起腺苷酸环化酶活性增加，神经元兴奋性增强；相反，激活第二类受体时则抑制神经元的活动，其机制在于抑制了腺苷酸环化酶活性和钙离子内流，而促进了钾离子外流。这一机制在 WDR 神经元的敏化中可能起一定作用。D1 受体激动剂能够促进 CGRP 和 P 物质在脊髓背角的释放，这与它们易化伤害性传递的功能是一致的。

对伤害性信息的抑制性调节涉及中脑-边缘系统、中脑-皮质系统以及黑质-纹状体系统的多巴胺能通路，但上述系统对低位中枢产生何种影响目前尚不清楚。

支配脊髓的下行肾上腺素能通路主要发自蓝斑核、蓝斑下核和延髓中缝核，它们通过作用于特殊的肾上腺素受体面对脊髓背角神经元产生易化或抑制性影响。有三类主要的肾上腺素受体：α1、α2 和 β-受体，这些受体又可细分为许多亚型，包括：α1A、α1B、α1D、α2A、α2B、α2C、β1、β2、β3、β4。α1-受体通过与蛋白激酶 C 耦联，促进细胞内钙离子流以及细胞膜上电压依赖的钙通道开放。α2-受体各亚类的激活与抑制腺苷酸环化酶活化、促进钾离子流、抑制钙离子流有关。β-受体激活的作用是活化腺苷酸环化酶，增加神经元兴奋性。

在正常情况下，下行的肾上腺素能纤维很少有自发性活动。这一通路的活动能被很多方面的活动影响。例如，伤害性刺激能够激活下行肾上腺素能通路，释放的肾上腺素作用于背角神经元上的 α2-受体，产生疼痛诱发的镇痛作用。有人在痛觉超敏动物模型上观察到蓝斑神经元的激活，这种激活导致下行抑制通路的作用增强。

有证据表明，急性和慢性伤害性刺激都能够激活下行抑制性肾上腺素系统。关于 α2A-受体介导的下行抑制作用的研究很多，这些受体与腺苷酸环化酶呈负性耦联。还有研究发现，α1-肾上腺素受体介导高级中枢对脊髓神经元有易化作用，通过增加细胞内钙离子水平而使之超兴奋。破坏传入末梢上的神经生长因子（NGF）p75 受体并不能改变外周损伤导致的神经元超兴奋性，但却打断了下行 α2-受体通路的抑制作用，因此使神经元产生过度兴奋，产生神经病理性痛。

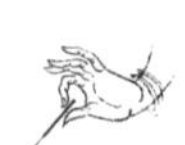

下行易化作用在疼痛形成中的作用也很重要，例如直接损伤大脑会造成脑内 GABA 能控制减弱，从而使下行易化通路脱抑制。延髓头端腹内侧区似乎也参与下行易化作用，因为用利多卡因阻断此处的信号传递能够减轻实验性触诱发痛。

六、神经营养因子的作用

神经系统内除了发生快速传导（毫秒级）的电信号外，还有神经元-神经元之间和神经-肌肉之间耗时较长的联系，这在骨骼肌终板神经肌肉接头处表现得最为明显。如果切断这种神经支配，不仅会影响肌肉的自主运动，还会引起肌细胞本身的改变。我们将后一种效应称为神经对肌肉的营养作用。如果丧失了运动神经的支配和营养作用，那么肌肉就会失去原有的特征而趋于萎缩，肌纤维的许多特性都会因此而发生改变，包括细胞膜的电活动，膜表面乙酰胆碱受体的数量、种类和分布，肌小节收缩蛋白的活动机制等。

神经生长因子（NGF）对于神经的营养作用不可小视。早在 50 年前蒙塔尔奇尼（Levi-Montalcini）就提出，NGF 对于感觉神经和交感神经的发育具有重要作用。根据这一理论，突触后神经元合成神经营养因子，通过逆向运输转运到突触前神经元胞体内，促进后者的生长、发育和分化。近半个世纪以来，所有关于 NGF 的研究都是围绕 Levi-Montalcini 的开创性理论展开的。

发育生物学家们开展了多项关于神经营养因子作用的研究，发现包括 NGF 在内的许多因子都对神经和肌肉细胞的完整性有所贡献。最近研究者们又认识到，这些因子的重要性不仅体现在发育期细胞的生长和发育上，而且对于维持成熟细胞的已分化特性起到非常重要的作用。所以当我们定义神经营养因子在感觉系统中的作用的时候，从广义上应当包括那些长期参与维持生长、生存以及分化的因子。目前研究得最多的与感觉神经元完整性有关的神经营养因子包括神经营养素（NT）家族和胶质细胞源性神经营养因子（GDNF）家族。

NT 家族由 NGF、脑源性神经营养因子（BDNF）、神经营养素-3（NT-3）、神经营养素-4/5（NT-4/5）和神经营养素-6（NT-6）组成。这些因子都是由大约 120 个氨基酸构成的蛋白质，分子量 130kDa 左右。NT 家族成员有较高（50%）的氨基酸同源性，并且都以同源二聚体的形式存在。GDNF 家族属于转化生长因子 β（TGF-β）超家族成员，包括 GDNF、neurturin（NRTN）、persephin（PSPN）和 artemin。GDNF 家族的信号转导过程主要是与各自的特异性受体（GFRα-受体）和酪氨酸激酶受体 RET 结合形成受-配复合物，然后引起 RET 磷酸化。

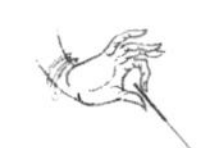

NT 家族的所有成员都通过与三类酪氨酸激酶受体（Trk）结合而发挥作用，分别是 TrkA、TrkB 和 TrkC。NGF 与 TrkA 特异结合；NT 与三类受体都能结合，但主要通过 TrkC 发挥作用；BDNF 与 NT-4/5 和 TrkB 结合。就 NT-Trk 结合的亲和力来看，高亲和力（KD 为 10～10M）的只占 10%～30%，其余的都属于低亲和力，并且所有的家族成员都能够与一种神经生长因子受体-p75 以低亲和力结合，后者属于肿瘤坏死因子受体家族。

从结构上看，Trk 受体包含 4 个功能区，分别是细胞外的配体结合区、免疫球蛋白样结构域、跨膜区和激酶区。Trk 的同源异构体的差别主要在于胞外功能区的氨基酸残基不同，还有一些异构体缺少激酶区，这些差别的意义还有待阐明。

七、神经生长因子

通过研究 NGF 对 PC-12 细胞（一种嗜铬细胞瘤的细胞株）的作用，人们发现了一些 Trk 激活后的信号转导过程。配体首先与受体的细胞外区域结合，然后诱发受体二聚化并激活酪酪氨酸蛋白激酶，使受体本身的酪氨酸残基发生自身磷酸化，以及细胞内其他靶蛋白质如磷脂酶 C（PLC-γ）的磷酸化。磷脂酰肌醇-3 激酶和 Trk 之间也有相互作用，但这种作用的意义尚不清楚。

p75受体是一个跨膜蛋白分子，它包含一个胞内区和胞外糖蛋白区，它能够促进NT成员与其高亲和力受体Trk的结合。虽然有人对p75受体参与NT信号传递的作用提出质疑，但还是有不少研究者认为它可能介导了NGF-TrkA的信号转导过程。对于体外培养的施万细胞，NGF诱导的NF-κB表达依赖于p75的存在。NF-κB是一种核转录因子，它能够转位至细胞核中，与DNA上的特定序列结合，调节基因表达。据推测，NGF-p75-NF-κB通路与痛觉过敏的形成有关。

NT受体在神经系统内广泛分布。例如，含有神经肽标记物——CGRP的DRG小神经元主要表达TrkA受体，而神经丝抗体RT97染色阳性的DRG大神经元则主要表达TrkC受体。TrkB受体只分布于某些特殊类型的神经元，这些神经元无法依靠传统的组化染色法进行区分。大多数DRG神经元在表达Trk的同时也表达p75，大约1/3的DRG神经元只表达二者中的一种。

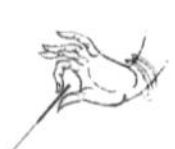

最近的研究表明，NGF在慢性疼痛形成中起一定作用。有结果显示，NGF不仅能够调节感觉神经元的敏感性，而且还介导炎症痛。确切的机制还不太清楚，但下文会就这些资料展开讨论。

有人提出，不同的NT作用于不同的DRG神经元群。小直径DRG神经元离不开NGF的营养作用。在发育过程中有两种方法可以去除NGF的作用：基因敲除和抗体封闭。NGF作用被消除的结果是动物在发育过程中逐渐丧失细纤维的支配，后者能够释放伤害性递质CGRP和P物质，因此这些动物表现出显著的痛觉减退症状。

成年动物DRG神经元的存活不再依赖NGF的作用，但是它们仍然对NGF非常敏感。例如，将外源性NGF加入DRG培养液中可以引起神经元突起过度生长、CGRP和P物质表达增加以及神经元对其他化学物质的敏感性发生改变。如果缺少了NGF，则神经元对辣椒素、酸性环境以及GABA的敏感性都会大大下降，只对三磷酸腺苷（ATP）的敏感性保持不变。最近发现，NGF能够使培养的DRG神经元的缓激肽结合位点表达显著增加，这种增加与慢性疼痛中伤害性感受器的过度兴奋有关，该过程依赖于p75受体的存在。

注射少量NGF能够使注射部位的组织产生疼痛和痛敏，由于该效应发生的范围较为局限，因此有人提出NGF主要在伤害性感受器的外周末梢起作用。

神经元的活动能够调节神经营养素的合成和释放，后者反过来又作用于神经元上特异的Trk受体，促进神经递质的释放。因此有人推测，神经营养素作为一种逆行信使可以调节突触效能和神经元可塑性。

有研究表明，炎症时NGF和交感神经之间存在相互影响。NGF引起的痛敏会因交感神经的切断而加重。NGF也能够激活5-脂氧化酶产生白三烯而导致外周敏化。白三烯 B4 能够使痛觉传入纤维敏化，对热和机械刺激的反应增强。相反，如果抑制 5-脂氧化酶活性，则 NGF 诱发的痛觉过敏也不复出现。但奇怪的是，环氧化酶抑制剂吲哚美辛却不能抑制这类痛敏的发生。

虽然 NGF 全身给药无法进脊髓，但似乎对中枢痛觉传导通路也产生了一定影响，如促进伤害性传入纤维末梢释放神经递质。NGF 还可使一些伤害性神经元内的 BDNF 合成上调。因此认为，NGF 有可能通过调节脊髓神经元对伤害性刺激的敏感性而诱导中枢敏化。

利用神经轴切造成的神经损伤模型可以观察到多种化学反应。虽然临床上的一些疼痛症状是因神经丛和神经根受伤引起的，但直接切断神经并不能模拟所有的临床现象。当然，神经切断模型所呈现的某些变化与临床上的神经病理性痛症状还是比较吻合的。如轴切后神经营养因子的逆向运输过程停止了；大约 30％的感觉神经元发生了变性和死亡；*c-Jun* 基因表达增加，但可被 NGF 所阻断；P 物质和 CGRP 的水平下降，血管活性肠肽和甘丙肽的水平升高；神经丝产物减少；轴突直径和传导速度下降；DRG 的磷酸化蛋白——GAP-43 增多（GAP-43 是一种与神经元发育和可塑性改变密切相关的蛋白）。当给予外源性 NGF 时，可以减弱上述这些变化。神经切断所引起的其他变化还包括植物凝集素 IB4 结合位点、硫胺素单磷酸酶活性以及生长抑素表达的下调，这些改变都能够被 GDNF 而非 NGF 所翻转。

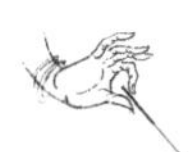

由于最常见的临床神经病理性疾病并不是由于外周神经横断所致，因此神经轴切模型不是一个理想的研究慢性疼痛发生机制的工具。在临床上，最多见的病理性痛是糖尿病性神经痛，表现为远端肢体对称性感觉运动功能异常，还有末梢神经的逆行死亡现象。最近研究者们在人类临床病例和动物模型上都研究了神经营养因子对糖尿病性神经痛的作用。给大鼠注射链脲佐菌素诱导大鼠糖尿病模型形成，发现一系列神经活动发生了变化，如热甩尾阈值升高（痛觉减退）、复合动作电位的潜伏期延长、C 类纤维传导速度减慢，以及 P 物质、CGRP 及其 mRNA 水平的下降等。给予 NGF 治疗能够部分翻转这些症状。

已经有人在尝试将神经营养因子用于治疗临床糖尿病性神经痛。在一项临床Ⅱ期试验中，使用重组人类 NGF（rhNGF）能够显著改善糖尿病所致的感觉异常，表现为接受 rhNGF 治疗的患者神经科常规检查结果、两项定量感觉测试结果以及患者的主观评分都优于安慰剂对照组。然而，在更大规模的Ⅲ期临床试验中却没有得出 rhNGF 疗效的统计学意义。该试验所使用的 rhNGF 剂量为 0.1μg/kg，皮下注射，每周 3 次。在动物实验中，rhNGF 的有效剂量为 3～5mg/kg，NGF 的血浆半衰期为 7.2min，因此推测，临床Ⅲ期治疗效果不佳可能与剂量不足有关。在这一临床试验的基础上最近又有新的研究结果，利用病毒将神经营养素基因导入大鼠体内获得了较好的治疗效果，这种利用病毒携带神经营养因子特殊基因序列的办法或许可以解决给药剂量和途径的问题，更方便临床治疗。

关于内源性 NGF 在疼痛发病机制中的作用，目前有两种研究方法：①通过基因敲除技术去除 NGF 或其受体；②利用选择性阻滞药抑制 NGF 的功能。阻滞 NGF 10～12 天后，对热伤害刺激起反应的伤害性感受器的数量减少，刺激-反应曲线右移，但对机械刺激的反应阈值不变。总的来说，上述两类实验的结果都支持内源性 NGF 能够调节疼痛敏感性的说法。

大量的实验证据表明，NGF 在炎症痛中作为一种重要的介质起作用。人类研究和动物实验都证实，炎症发生时通常会有 NGF 水平的升高以及出现相应的痛觉过敏症状。升高的程度依赖于受累细胞合成和释放 NGF 的速度。

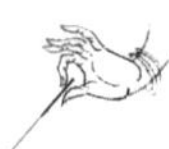

但是，NGF 在神经病理性痛中的作用依然不甚清楚。许多种神经病理性痛都伴随异常的交感神经出芽现象，出芽的交感分支围绕 DRG 神经元胞体形成篮状环绕结构，与动物实验中使用大剂量 NGF 所诱发的现象类似。但在神经轴切模型中，NGF 的水平是下降的。因此有人提出这样的假说，NGF 在体内的含量失衡是造成持续性痛的原因之一。另外，受损伤神经发生华勒变性也是引起慢性疼痛和交感神经出芽的原因。Ramer 及其同事推测，这两种情况下可能都有 NGF 参与。

神经损伤后，脊髓神经通路的改变可能与 NGF 水平下降有关。正常情况下，只有作为伤害性感受器的无髓纤维投射到背角Ⅱ层，而有髓的 A 类纤维都投射到Ⅰ、Ⅲ、Ⅳ、Ⅴ层。然而当神经受伤后，这种投射关系发生了改变，有髓的神经纤维发出芽支，伸入Ⅰ层和Ⅱ层。目前认为，这种解剖上的重构是 A 类纤维介导疼痛的基础。给予 NGF 治疗能够阻止神经出芽现象的发生。

八、脑源性神经营养因子（BDNF）

在炎症情况下，DRG 的小神经元内 BDNF 表达水平也有所增加。与 NGF 不同，BDNF 在胞体合成后沿轴突顺向运输。就这一点来看，BDNF 更像一类被称为神经调节素的营养因子，多分布于运动神经系统。BDNF 与 TrkB 受体结合，然后使 NMDA 受体磷酸化，最后导致中枢神经元兴奋性增强。这种超兴奋性可能是维持慢性疼痛的基础。最近合成了一种分子探针——TrkB-IgG 复合物，它能够与 BDNF 特异结合而使之失活。这种探针具有典型的 Trk 家族结构，在炎症时将该探针导入脊髓可使神经元的超兴奋性消失，这提示 BDNF 是介导中枢敏化的介质之一。

九、NT-3与NT-4/5

关于NT-3和NT-4/5在慢性疾病发生中的作用鲜有报道。最近的结果显示，NT-3能够抑制电刺激引起的大鼠脊髓P物质的释放，从而产生抗伤害作用。进一步研究发现，脊髓NT-3的镇痛作用是通过促进背角神经元释放脑啡肽来实现的，因为纳洛酮能够阻断这一效应。在实验条件下，一方面NT-3能够有效翻转炎症引起的痛觉过敏；另一方面，NT-3也能够增强电刺激或辣椒素引起的大鼠脊髓C类纤维末梢P物质的释放，但这种情况下P物质释放与痛敏的发生无关。大鼠的电生理和行为学研究证实，只有TrkB的激动剂NGF、BDNF和NT-4/5能够诱导出热痛觉过敏，而TrkC的激动剂NT-3则没有这种作用。为此研究者们又对NT-3的作用进行了检测，发现NT-3能够翻转损伤诱导下的一些神经元改变。NT-3全身给药的确能够产生急性机械痛敏，早先人们认为这与自主神经系统的激活有关，后来发现这其实是由于高浓度药物的一过性作用导致TrkA受体非特异性激活引起的。因此推测神经营养因子对于治疗神经根损伤引起的疼痛有一定疗效。

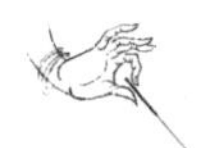

最近还有一项研究发现，DRG星形细胞能够合成NT-3，并参与受损神经元胞体周围的交感神经篮状出芽过程。用特异的NT-3抗体能够使交感神经出芽减少50%以上。

十、胶质细胞源性神经营养因子（GDNF）

最近的研究显示，成年动物感觉神经元的活动受GDNF调节，该过程可能由嘌呤受体介导。这些受体对于外周伤害性感受器的激活是至关重要的，它们的配体是核苷酸或磷酸核苷。

嘌呤受体有两种亚型：P1和P2受体，它们分别与腺苷酸和三磷酸腺苷/二磷酸腺苷（ATP/ADP）结合。P2受体可进一步分为P2X和P2Y受体家族，P2X又是一种配体依赖的离子通道，它广泛分布于中枢神经系统。P2X3是P2X的一个亚型，它通常分布于含IB4结合位点的外周伤害性传入纤维上。低剂量的腺苷酸能够调节伤害性信息的传递，而高剂量的腺苷酸则同时激活P2X3受体，引起疼痛。

GDNF能够作用于P2X3受体而调节痛觉的形成。在神经轴切模型中，P2X3受体的表达量下降了至少50%。鞘内注射GDNF能够翻转P2X3的下调现象，并能阻止IB4结合位点，硫胺素单磷酸酶活性以及生长抑素表达的减少。

GDNF 还能防止 A 类纤维向脊髓背角Ⅱ层出芽以及神经传导速度的减慢。

十一、离子通道

神经损伤后，初级传入神经元电特性的改变促使研究者们进一步探索各种离子通道在慢性疼痛发生中的作用。

1. 钠通道

有一派学说认为，钠通道介导了神经损伤所致的神经元超兴奋。最近的研究表明，钠通道至少有 10 个不同的亚型。根据它们对钠通道阻滞剂河豚毒素（TTX）的敏感程度以及电压依赖性和动力学的不同，又将其分为不同的亚型。在初级感觉神经元上至少表达六种钠通道，DRG 和三叉神经节胞体上有三种。每个 DRG 神经元都表达一种以上的钠离子通道，而每个通道都由不同的基因编码。利用反转录聚合酶链反应（RT-PCR）和原位杂交技术研究上述 10 种钠通道 α 亚单位 mRNA 发现，大、中神经元 DRG 主要表达两种 TTX 敏感（TTX-S）的钠通道——Nav1.6 和 Nax，还有一类 TTX-S 称为 Nav1.7，它主要分布于 DRG 的近端末梢。DRG 也表达 TTX 不敏感的钠通道（TTX-R），包括 Nav1.9 和 Nav3.1。小直径伤害性神经元的 DRG 主要表达 Nav1.8 和 Nav3.1。

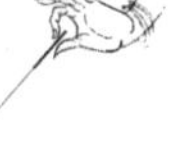

各种钠通道散在分布于不同类型外周神经元的 DRG 上。由于这些钠通道的电压依赖性和动力学也有所不同，因此它们被赋予了不同的神经元群的电生理特性。神经轴切后，神经元的电生理活动会发生相当大的改变。实验证实，受损伤轴突有钠通道的异常聚集，并且钠通道阻滞剂对神经病理痛模型有一定的镇痛作用，这些都提示钠通道可能参与慢性疼痛神经元超兴奋性的形成。

最近的研究发现，神经轴切后 Nav1.8（学名 SNS/PN3）和 Nav1.9（学名 NaN）通道基因发生下调，而正常情况下沉默的 Nav1.3（学名 α-Ⅲ）基因发生上调。因此在慢性疼痛状态下，既有 TTX-R 通道电流的减少，也有 TTX-S 通道电流的增加，后者（Nav1.3）在失活后会迅速复活。净效应是产生异常的动作电位活动，且放电阈值降低。

神经营养素也能引起部分钠通道表达的改变。在离体标本中加入 NGF 能够使 Nav1.3 和 Nav1.8 通道 mRNA 表达分别下调和上调。但 NGF 对小直径 DRG 神经元膜兴奋性的调节机制至今尚未阐明。在整体动物实验中，NGF 对于轴切造成的 Nav1.8 mRNA 下调有一定的逆转作用；GDNF 能够部分翻转轴切造成的 Nav1.9 mRNA 下调现象；BDNF 对 DRG 的钠通道表达影响不大，但对 GABA 受体的表达具有一定影响。

炎症痛情况下有钠通道的表达是异常的。如在炎症痛模型中，支配发炎组织的 DRG 神经元上 Nav1.8 mRNA 的水平下降。相关的电生理研究表明，TTX-R 通道的电流幅度和密度都增加。Nav1.9 mRNA 的水平也增加。

神经营养素也能引起这些变化，但变化过程的细节信息还不太清楚。最近发现，神经轴切后 TTX-S 通道电流的再点燃能够被 GDNF 和 NGF 所翻转。如前所述，完整的、未受损的 DRG 神经元通常表达两种 TTX-R 通道（Nav1.8 和 Nav1.9）和一种沉默的 TTX-S 钠通道（Nav1.3）。TTX-R 通道电流失活缓慢，而 TTX-S 则失活较为迅速。TTX-R 和 TTX-S 钠通道的动力学特征也有所不同，这使得我们能够对钠电流从失活到复活的过程进行分析，即为再点燃。不同的再点燃动力学特性便于我们对 TTX-R 和 TTX-S 钠通道进行区分。神经轴切后的钠通道动力学以 TTX-S 通道的快速再点燃为主。GDNF 和 NGF 都能够部分地抑制 TTX-S 通道的再点燃，倘若 GDNF 和 NGF 共同给药，则完全抑制 TTX-S 通道的再点燃。

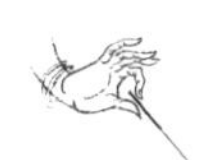

2. 钾通道

利用外伤患者 DRG 神经元以及离体培养的大鼠 DRG 神经元研究发现，损伤后也有钾离子通道亚型的改变。钙激活的钾离子通道包括三大类，分别是低电导（SK）、中电导（IK）和高电导（BK）钾通道，它们可以进一步分为更多不同的亚型，细胞内钙离子掌控着所有这些钾通道的活动。SK 通道激活能够引起膜电位长时间的超极化，也称后超极化，它能够抑制或限制动作电位的发生。

研究者们利用免疫组化技术在人类 DRG 的中、小直径神经元胞体上发现了 SK（hSKI）和 IK（hIKI）型钾通道的存在。在因外伤而撕裂的 DRG 上有 hSKI 免疫活性的减弱。在急性病发作情况下，hIKI 免疫活性减弱主要发生在大直径 DRG；在慢性疾病发作情况下则出现在各种直径的 DRG。NGF 能够使培养神经元的 hIKI 阳性细胞数量增加，而 NT-3 和 GDNF 则不能。作者认为，在神经损伤时发生的神经营养因子逆向转运减少可能与上述特异的离子通道表达减少有关，因此神经元兴奋性增加。进一步推测，新型的钾通道开放会起到治疗慢性疼痛的作用。使用促进钾电流的药物如美西律等来治疗神经性病理性疼痛已经在尝试之中。

3. 钙通道

体内的钙通道有很多种，根据 α 亚单位的结构不同将其分为 L-、P/Q-、N-、R-和 T-型。N-型钙通道介导感觉神经元、交感神经和中枢神经元的兴奋-分泌耦联反应。特异的钙通道阻滞剂能够在一定程度上治疗神经病理性痛，抑制 DRG 的异位电活动，由此提示钙通道在慢性疼痛状态下是有过度活动的。然而，阻断 L-型钙通道却不能减弱慢性疼痛。一些抗癫痫药物如卡马西平、加巴喷丁等能够有效地缓解神经病理性痛，其作用机制可能与它们对钙通道的影响有关。

十二、高级神经机制

急、慢性疼痛除了能够造成外周感觉神经元的改变外，还能引起脊髓以上的中枢结构的改变，如丘脑和躯体感觉皮质。例如，Faggin 及其同事通过记录丘脑腹内侧核和躯体感觉皮质神经元的活动证实，外周传入导致中枢神经系统的结构发生广泛的重建。他们认为不能仅仅用皮质环路的可塑性变化来解释这一现象，而应当解释为是丘脑的变化引发了皮质的改变。其他一些研究也强调了丘脑-皮质信号通路和皮质-丘脑信号通路在调节脊髓上疼痛信息处理中的重要性。总的看来，中枢存在大量的双向信息沟通，而不是仅有伤害性信息自下而上的传递机制。

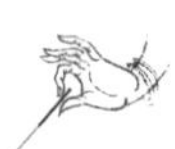

Sherman 及其同事利用士的宁诱导的大鼠触诱发痛模型证实，丘脑腹后外侧核神经元的感受野和所接受的感觉模态都发生了改变。在鞘内注射士的宁后，非伤害性触觉刺激即可引起痛反应，并且脊髓投射神经元的感受野扩大，腹后外侧核中伤害特异的神经元的反应阈值降低。由于士的宁能够拮抗甘氨酸的作用，因此上述结果提示甘氨酸能抑制性中间神经元是介导触诱发痛的重要媒介。

最近还有研究表明，大鼠的活动状态影响丘脑对触觉信号的传递。当大鼠处于安静状态时，其丘脑神经元具有低通滤波的特性，因此高于 2Hz 频率的上传信号都被滤掉了。而在动物主动活动状态下，同样的神经元能够传递的信号频率可高达 40Hz。

通过临床观察，我们也掌握了一些关于丘脑传递疼痛信号的资料。Hua 及其同事利用微电极记录各类患者丘脑感觉神经元的单位放电发现，截肢患者的丘脑神经元感受野发生了改变。他们在研究中记述了人类丘脑神经元在编码伤害和非伤害刺激中的可塑性变化。

基底神经节可能也参与了伤害性信息的处理。临床医生注意到，基底节病变（如帕金森或亨廷顿病）的患者都有痛感觉的异常。基底节神经元能够较好地编码刺激强度，但不能编码刺激位置。据此有人提出，基底节可能参与疼痛多个维度的编码，如感觉辨别、情绪、认知等。

一些躯体感觉皮质的神经元对疼痛信号表现出多种整合功能。已经知道，痛敏状态下皮质神经元并不表现出类似丘脑一样的阵发性簇状放电特征。最近发现，当外周持续施加伤害性热刺激时，丘脑神经元的敏化程度远远高于皮质。一些皮质神经元通过改变其放电频率实现对刺激强度的编码，而更多的高阈值和广动力范围神经元则不参与这种编码。还有一些研究报道，皮质神经元的敏化反应比丘脑神经元明显。在慢性关节炎大鼠模型中，非伤害性刺激激活了敏化的丘脑和皮质神经元。由此不难看出，目前我们对脊髓上痛觉信息处理和调制的复杂性涉足尚浅，许多结果还有待进一步证实。

γ-氨基丁酸（GABA）、NMDA、兴奋性氨基酸以及谷氨酸能神经递质系统都参与脊髓上系统对疼痛的感知和调制。最近的资料表明，对于海人藻酸诱发的癫痫，使用GABAA受体激动剂蝇蕈醇（muscimol）能够阻止神经元的过度兴奋。Kao及其同事的研究发现，皮质-丘脑通路的兴奋性突触后电流在电生理和药理学特征上类似于NMDA受体介导的电流，并且可以被NMDA受体拮抗剂所拮抗。他们还发现，抑制性突触后电流的某些成分能被痛可宁和GABAB受体拮抗剂所抑制。由于一些丘脑-皮质的信息传递由NMDA受体介导，因此有人提出，NMDA受体可能在慢性疼痛患者丘脑、皮质神经元敏化过程中起着重要的作用。有资料显示，NMDA系统参与维持炎症的痛觉过敏，该过程可能涉及NO的参与，研究者们还提出了其他可能的介导物，如神经肽、神经营养素、细胞因子等，这些物质对高级痛觉中枢的功能起着一定的调节作用。

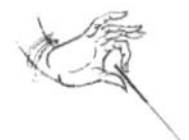

十三、中枢痛

中枢神经系统本身的损伤可以导致中枢痛。在这种情况下，破坏高级痛觉中枢不但不会减轻疼痛，反而会加重疼痛，使病情更加顽固。一些疾病如脑血管缺血、恶性肿瘤以及神经变性类疾病都会引起中枢痛。

长久以来的观点认为，神经元的变化如增生、成熟、神经突生长以及凋亡等都是大脑结构发育的必然过程，但这些过程在成熟的个体上则较少发生。然而最近的研究证实，中枢神经系统可塑性在成年个体仍然存在，并且在中枢痛形成中发挥重要作用。大脑受到损伤后，神经元之间的联系发生了改变，新的突触形成，填充了变性坏死突触所遗留下的空隙。轴突以发芽的方式形成全新的突触连接。事实上，突触消失和重新发芽是一个平衡的过程。作者推测，星形胶质细胞分泌的物质如肌腱蛋白C、蛋白多糖、神经（蛋白）聚糖和短小蛋白聚糖（brevican）等可能是引导轴突生长的细胞外基质分子。从机械论的角度讲，大脑损伤所涉及的神经营养素、黏附分子、胶质细胞以及其他多种物质，其释放量相当于外周神经损伤时的释放量。

大脑损伤刺激神经胶质细胞产生较多的细胞因子，同时炎性分子如巨噬细胞和肥大细胞向损伤处迁移。NGF、BDNF以及肿瘤坏死因子（TNF-α）在中枢痛形成中的作用日益受到关注，但具体的机制目前尚不清楚。

研究者们集中探索了神经生长相关的磷酸蛋白GAP-43（neoromodulin）在

调节神经末梢生长中的作用，在损伤后利用实验手段诱导过量的 GAP-43 表达，导致突触再生和大规模的轴突发芽。GAP-43 对细胞骨架的形成具有非常大的影响。损伤引起的神经末梢发芽和长时程增强的细胞内和细胞外信号转导过程可能由蛋白激酶 C 介导。利用放射性物质标记 GAP-43 磷酸基发现，GAP-43 的含量与突触增强的程度呈正相关。用 NMDA 受体拮抗剂阻断长时程增强的同时也能够抑制磷酸化的增加。由此看来，一些突触后涉及 NMDA 受体激活的事件导致 GAP-43 磷酸化和信号的逆向传递，后者调节突触前 GAP-43 的含量。

20 世纪 90 年代科学家们在认识慢性疼痛的病理生理机制方面取得了飞跃性的进展。新的世纪迎来的是对慢性疼痛细胞和分子机制的研究。我们由衷地期待着这些理论上的进步能够推进新的治疗方法的诞生，在这方面我们还有很长的路要走。

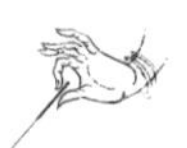

第二节　肥大细胞介导的痛感机制

肥大细胞是组织内的免疫细胞，能释放免疫调节剂、化学诱导剂、血管活性化合物、神经肽和生长因子，对过敏原和病原体作出反应，构成宿主的第一道防线。免疫细胞调节突触反应的神经免疫界面越来越受到人们的关注，肥大细胞因其与血管神经纤维和神经纤维的接近而被认为是协调炎症相关性疼痛病理生物学的关键因素。肥大细胞介导的疼痛的分子基础可能是疾病特异性的原因。了解这些机制对发展特定疾病靶向治疗以改善镇痛效果至关重要。我们审查分子机制，可能有助于伤害性感受的疾病特异性的方式。

自从 1863 年发现肥大细胞（MC）以来，150 多年来，肥大细胞首先出现在青蛙组织中，随后不久又出现在人体组织中，唯一已知的超过敏现象的 MC 疾病是各种形式的罕见肿瘤性肥大细胞增生症。MC 产品的鉴定始于 1937 年，发现 MC 颗粒的异染色质是由肝素引起的，随后在 1953 年发现 MC 组胺含量高。在 20 世纪的剩余时间里，对于正常广泛分布稀疏的 MC 的造血起源以及它的基本功能，即产生和释放一系列广泛的分子信号，通常称为 MC 介质，这些分子信号有助于体内所有细胞、器官、组织和系统的稳定。在 1987 年，类胰蛋白酶被鉴定为 MC 激活的一个高度敏感和特异性的标记。随着时间的推移，类胰蛋白酶生物学的复杂性变得更加明显，而且血清类胰蛋白酶水平也明显地反映了 MC 的总体负荷，远远超过其活化状态。目前已知有 200 多种 MC 介质和细胞表面受体，这强调了临床 MC 介导的疾病病理学的异质性。最近，免疫系统和神经系统之间的相互作用，即神经免疫界面，已成为理解慢性疼痛外周和中枢敏感化的分子机制的基础。MC 计数增加、MC 脱颗粒增强、相关神经支配、P 物质增加和相关痛觉过敏与各种慢性疼痛相关病理有关。在神经系统的不同水平上，MC 和神经系统之间的旁分泌相互作用是复杂的，潜在的分子机制开始出现。在不同的病理条件下肥大细胞对伤害性感受的影响。是至关重要的，这在最近回顾的文献中已经强调。因此，我们重点放在分子机制的 MC 介导的疼痛在疾病特异性病理学及其临床相关性。

一、肥大细胞

肥大细胞是来源于骨髓中 $CD34^{+}/CD117^{+}$ 髓系祖细胞的组织驻留粒细胞，在未成熟期在血液中循环。随后，干细胞生长因子（SCF）和其他细胞因子帮助血管化组织中的 MC 成熟。MC 存在于所有的组织中，主要是那些与外界环境相互作用的组织，如肠道、气道和皮肤，以及硬脑膜和脑膜。它们接触外部环境使得 MC 成为对外部病原体和过敏原暴露的第一反应者。经过外部过敏原或内部刺激激活，细胞发生脱颗粒和释放预先形成的可溶性介质。虽然传统的 MC 以介导 IgE 依赖的过敏反应而著称，但它们参与组织修复，与其他免疫细胞（如 T 调节细胞、B 细胞和 Th17 细胞）串联，并在损伤部位或发生致病性感染时招募它们。

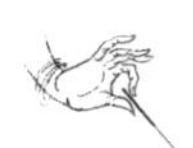

预先形成的 MC 介质包括蛋白酶（如类胰蛋白酶、类糜蛋白酶等）、生物有机胺（如组胺和血清素）、蛋白多糖（如肝素等）、溶酶体酶、TNF-α（如一氧化氮合酶、内皮素和激肽）(见图 3-1)。新合成的介质包括脂源性前列腺素和白三烯、细胞因子（如 TNF-α、MIF、白介素和干扰素）、一大类趋化因子、生长因子［如粒细胞-巨噬细胞集落刺激因子（GM-CSF)］、神经生长因子（NGF）、干细胞因子（SCF）等和抗菌物种（如抗微生物肽、超氧化物歧化酶、一氧化氮）(有关 MC 的介质和触发器的完整列表，请参阅查看)。MC 还可以释放 P 物质 (SP)、促肾上腺皮质激素释放因子（CRF）等神经肽。介质的释放依赖于特定刺激与特定膜结合受体的结合，如 Fc 家族受体、toll 样受体（TLRs)、细胞因子和趋化因子受体、神经肽受体、补体受体和激素受体。MC 激活的失调通过促炎性 MC 介质导致和（或）促成不同的病理状态，包括阿尔茨海默病、焦虑、多发性硬化症、类风湿关节炎、膀胱疼痛综合征、动脉粥样硬化、肺部高压、缺血-再灌注损伤、肠易激综合征、男性不育、肥胖、糖尿病和伤害性感受器。肥大细胞相关疾病特异性疼痛综合征、肥大细胞激活及其共同激活因子的情况见图 3-1。

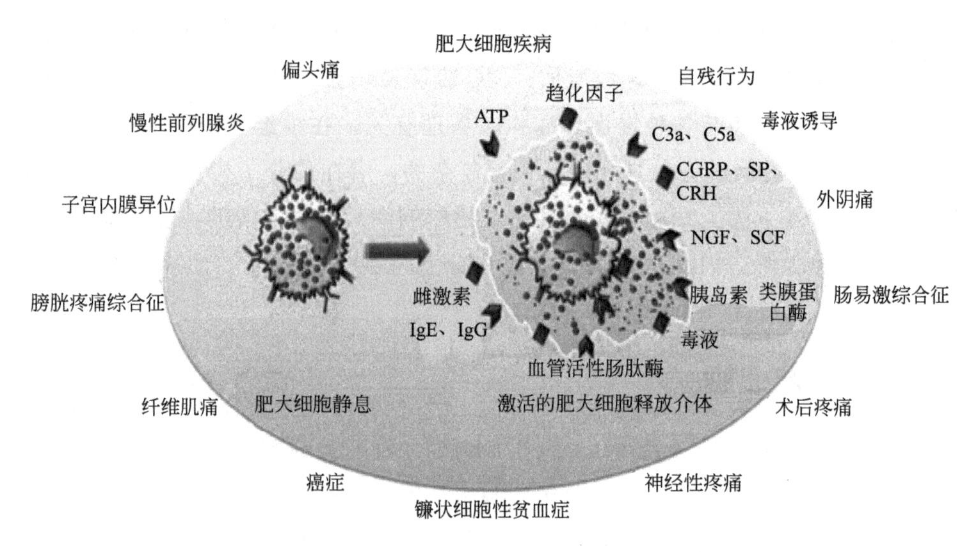

图 3-1 肥大细胞相关疾病特异性疼痛综合征、肥大细胞激活及其共同激活因子

（引自：Aich Anupam，Afrin Lawrence B，Gupta Kalpna. Mast Cell-Mediated Mechanisms of Nociception [J]. Int J Mol Sci，2015，16：29069-29092.）

二、肥大细胞在疼痛中的作用

MC 位于神经纤维附近，这使得它们成为调节神经活动和伤害性感受的理想候选者。MC 可以与神经系统发生双向作用，因为源于 MC 的介质如类胰蛋白酶和组胺导致神经肽如 SP 和降钙素基因相关肽（CGRP）从近端神经末梢释放，进而 SP 可进一步激活 MC。神经系统附近 MC 计数增加和神经纤维结构异常都与神经生长因子（NGF）相关。NGF 是一种来源于 MC 和神经纤维的介质，是痛觉过敏的双向来源。在各种啮齿动物痛觉过敏模型中，外周、硬脑膜和丘脑水平的 MC 脱颗粒增强和 MC 计数增加有助于痛觉过敏。考虑到神经系统和 MC 之间神经免疫界面复杂的分子起源，没有通用的分子支撑模型足以解决如此多样的疼痛行为。

1. 原发性肥大细胞疾病相关的疼痛

原发性 MC 疾病，也称为 MC 激活性疾病（MCAD），包括两种主要的 MC 疾病，这两种疾病是：①肥大细胞增生症，一种伴有 MC 介质释放的皮肤和循环中 MC 过度增殖的罕见情况；②MC 活化综合征（MCAS），一种更为普遍、相对非增殖的 MC 激活状态。MCAD 的症状是由血清中 MC 衍生介质和（或）其尿液代谢物水平的增加所驱动的。血清类胰蛋白酶在肥大细胞增生症中通常明显升高，但在 MCAS 中通常是正常的，其他 MC 介质通常必须探索寻找 MC 激活的证据。MC激活的症状包括荨麻疹；皮疹；过敏反应，关节，肌肉和腹部疼痛；皮肤热潮红；心动过速；恶心；疲劳；体重增加或减少。MCAD的疼痛是常见的，可迁延到身体的某个特定部位甚至整个身体，有些患者表现为头痛、上腹痛、腹痛、骨痛、口腔炎、肌肉痛、关节痛、眼部不适和耳鼻喉炎。在迄今为止最大的MC疾病症状评估中（420例患者，其中24%患有皮肤肥大细胞增生症，51%患有全身肥大细胞增生症，12%患有MCAS），疼痛发生在胃、下腹部、关节、骨骼、肌肉或神经或结缔组织、上腹部和胸部，分别为73%、56%、61%、56%、50%、46%和37%。

鉴于由MC介质释放导致的级联效应的复杂网络，将一种固定的疼痛感指定给一个单一的病因分子通路似乎是天真的简单化。几乎可以肯定，MC调节元件中的产生异常的MC调节子生成和释放源于干细胞或多能祖细胞，这意味着同样的突变可能存在于其他谱系中，尽管这些突变对其他谱系中功能障碍的贡献程度可能不同于MC。功能失调的MC可能会异常地释放本能的和/或反作用的介质。此外，不论是来自MC还是其他细胞，释放不完全的介质都有可能促使其他正常细胞（MC和其他细胞）产生正常反应，以及促使其他异常（即突变）MC和其他细胞产生正常和异常反应。还有一种情况是，中介效应可以是局部的或遥远的（通过中介逃逸进入循环，或通过神经系统和激素系统的局部因素的参与，这些因素有自己的传播机制）。因此，导致多种类型疼痛感觉的多种途径可以迅速进行，以急性或慢性的方式，在本地或远离某个组成性或反应性MC激活的部位进行。

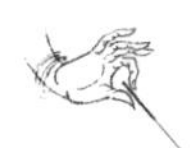

治疗MCAD的疼痛往往具有挑战性，特别是因为许多麻醉性镇痛药经常是触发因素，而且许多患者也是由一般类型的非甾体类抗炎药（NSAIDs）触发的。即使在适当的容忍下，麻醉剂、非麻醉剂和镇痛药通常是无效的。有时候，其他类型的靶向MC的药物并不期望有镇痛作用，但是在达到这样的镇痛效果方面却有惊人的效果（如抗组胺药、白三烯抑制剂、克罗莫林、选择性血清素受体拮抗剂）。

2. 偏头痛

偏头痛是一种反复出现的中度至极度严重的头痛，伴有神经系统疾病发作，影响了大约15%的普通人群。50多年前，sicueri提出，在偏头痛的复杂病理过程中，MC具有血管活性和神经增敏作用。多年后，偏头痛患者组胺水平的增加被观察到，这可以拮抗抗组胺剂在人类受体特异性的方式。其他通常与MC脱颗粒相关的分子，如内皮素-1、白三烯、肿瘤坏死因子和白介素-6，已被发现与人类偏头痛有关。因此，MC可能通过相关机制导致偏头痛。

在大鼠脑膜和脊髓水平三叉神经痛感受器的敏感化过程中，硬脑膜细胞的脱颗粒有助于激活三叉神经痛通路，这是第一个直接的证据。进一步的研究表明，MC 衍生的介质，如 5-羟色胺、前列腺素、组胺（程度较轻）、类胰蛋白酶［通过局部蛋白酶激活受体 2（PAR2）激活］、TNF-α［通过环氧化酶（COX）受体和 p38 丝裂原激活蛋白激酶（MAPK）途径］和白介素（IL）-1β，能增敏脑膜炎受体。IL-6 对脑膜神经元致敏的矛盾作用也有报道。

刺激人和猫的三叉神经血管可导致颅内血流量增加，这与三叉神经和颈外静脉循环中神经肽 SP 和 CGRP 浓度的增加直接相关。电刺激三叉神经节（模拟偏头痛样疼痛）与大鼠 MC 脱颗粒增强和随后的血浆外渗有关。这种刺激大鼠硬脑膜内血浆外渗和 MC 激活的作用被血清素激动剂舒马曲坦和二氢麦角胺阻断，其机制可能是通过抑制神经递质的释放。最近的一项研究表明，脑外和脑内血管扩张与无先兆偏头痛有关，舒马曲坦仅通过血管收缩脑外动脉来改善偏头痛。从这些结果可以推测，神经纤维和 MC 通过神经肽的相互作用，可能在偏头痛病理过程中提供了脑膜神经元和血管因子的高兴奋性，而血清素可能在神经系统硬膜层面促进抗伤害性感受。

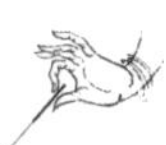

酸敏感离子通道（ASICs）参与了低 pH 条件下硬脑膜神经元的增敏。MC 脱颗粒可能导致硬脑膜局部 pH 值降低，并通过 ASICs 敏感硬脑膜传入神经。此外，降钙素基因相关肽从硬脑膜和三叉神经元中释放与降低 pH 有关。因此，ASICs 是 MC-介导的偏头痛病理生理学的重要靶点。

3. 骨盆疼痛

骨盆疼痛可以由多种疾病引起，其中一些疾病是性别特异性的。我们将讨论三种不同的慢性盆腔疼痛综合征：①间质性膀胱炎/膀胱疼痛综合征（性别非特异性）；②男性慢性前列腺炎相关的慢性盆腔疼痛综合征；③女性慢性盆腔疼痛。

（1）间质性膀胱炎/膀胱疼痛综合征　间质性膀胱炎/膀胱疼痛综合征（IC/BPS）是一种使膀胱疼痛和不适的衰弱状态，患者尿急和（或）尿频，导致生活质量低下。在众多的相关原因中，MC 的活化已被广泛研究。

在 IC/BPS 患者的尿液中观察到 MC 释放分子（如组胺、类胰蛋白酶、IL-6、IL-8、NGF 等）。上皮钙黏蛋白是一种细胞-细胞黏附分子，已发现它与 IC/BPS 患者 MC 浸润增加、泌尿功能障碍和疼痛呈负相关。MC 缺陷小鼠的实验性膀胱炎水平降低。

各种啮齿动物模型的膀胱炎和自然发生的猫 IC 模型显示 MC 计数和活化增加。这些模型与盆腔区的炎症、触觉异常和痛觉过敏有关。这些研究表明，MC 参与膀胱炎的神经性膀胱功能异常炎症和疼痛与上皮钙黏蛋白有关，通过组胺及其在膀胱传入物上的H1和H2受体，通过TNF和激活调节，正常T细胞通过神经激肽-1（NK1）受体、趋化因子（C-C）配体2（CCL2）介导的活化并且通过Ca^{2+}/钙调蛋白依赖性蛋白激酶Ⅱ（CaMKⅡ）表达和分泌（RANTES）。膀胱神经纤维的神经源性敏感化可能通过SP作用于NK1受体而导致MC的激活。随后的组胺释放将进一步敏化、通过组胺受体，并将导致持续的中枢敏化通过CaMKⅡ诱导。

（2）男性慢性前列腺炎相关的慢性盆腔疼痛综合征　男性慢性前列腺炎相关的慢性盆腔疼痛综合征（CP/CPPS），在没有细菌感染的情况下，15%的男性会有包括尿急、排尿时有烧灼感和排尿困难等症状。有研究显示CPPS患者（与对照组相比）前列腺液中的MC计数、类胰蛋白酶和NGF含量增加。在20世纪80年代早期，在实验性自身免疫性前列腺炎（EAP）的啮齿动物模型中，过度的MC脱颗粒与CPPS相关，而MC缺陷小鼠与EAP诱导的对照组相比，骨盆疼痛减轻。这些结果表明MC参与了CP/CPPS的疼痛病理。

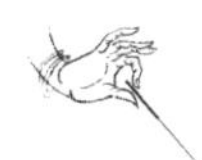

神经生长因子可用性的增加可能导致MC补充增加，导致外周致敏，而且类胰蛋白酶-PAR2诱导的背根神经节（DRG）神经元的激活也可能参与持续的中枢致敏（两者都起源于MC介导的神经源性炎症）。MC来源的趋化因子CCL2和CCL3可能参与脊髓水平的伤害性敏感化。用色氨酸（MC稳定剂）、受体拮抗剂（西替利嗪和雷尼替丁）单独或联合治疗EAP可有效减轻慢性盆腔疼痛。因此，MC释放的组胺也可能致敏神经细胞上的组胺受体。这些结果表明，在CP/CPPS的发病机制中，MC通过其在神经系统多层次的介质参与。

（3）女性慢性盆腔疼痛　女性慢性盆腔疼痛（CPPW）是骨盆区域不适或疼痛持续时间超过6个月，与月经、性交或怀孕无关。在美国1000万受此影响的妇女中有61%的病因不明，CPPW与子宫内膜异位症、IC/BPS、肠易激综合征、肌肉骨骼损伤引起的疼痛，以及瘢痕组织的神经卡压有关。子宫内膜异位症（EMS）是一种雌激素依赖性子宫内膜增生性疾病，是引起CPPW的主要原因。EMS已被证明与MC数量增加和脱颗粒有关。在患者的腹腔液中发现了升高的MC介质，如IL-8、MCP-1、RANTES和TNF-α，以及MC生长因子SCF。Toll样受体4（TLR4）能够激活MC，在EMS病变中广泛存在。深部浸润性子宫内膜异位症疼痛与MC浸润增加和周围神经末梢附近活化的MC有关，提示MC对周围致敏有直接影响。在子宫内膜异位症的啮齿动物模型中，与对照组小鼠相比，MC浸润增加，白三烯受体拮抗剂治疗可减轻疼痛。

子宫内膜异位症表现为SP、CGRP和NK1受体的高表达。MC-介导的疼痛病理机制在子宫内膜异位症尚不清楚。过敏原诱导的IgE-介导的MC激活可能与 EMS 疼痛无关，相反，一种损伤相关分子模式（DAMP）相关的 TLR 介导的 MC 激活模型已被提出。MC-介导的 CPPW 的 DAMP-TLR 模型提出，月经和 EMS 损害可能是 DAMP 分子通过 TLR 受体激活 MCs 的来源。活化后，MC 介质可能通过瞬时受体电位香草酸亚家族 1（TRPV1）通道对周围神经末梢敏感。持续致敏将导致 SP 和 CGRP 从神经末梢释放，从而进一步增加 MC 激活，促进持续的周围和中枢致敏。此外，前列腺素可增加芳香化酶诱导的雌激素生物合成，而雌激素可进一步增加 EMS 中前列腺素的表达。MC 可以被雌激素通过雌激素受体激活，并释放 MC 介质包括前列腺素。因此，多个 MC 激活前馈回路（由 DAMP-TLR 介导，神经源性和雌激素驱动）可能导致子宫内膜异位症患者的慢性骨盆疼痛。

4. 肠易激综合征

肠易激综合征（IBS）是一种肠道功能紊乱性疾病，主要表现为肠道肿胀、腹泻、便秘和腹部绞痛。与对照组相比，IBS 患者的空肠、回肠末端、盲肠、结肠和直肠黏膜 MC 计数增加。在结肠活检中和 IBS 患者的血清与肠液中也发现类胰蛋白酶水平增高。这些结果暗示了 MC 在 IBS 病理生物学中的作用。IBS 患者结肠神经纤维附近（5m）的造粒细胞数量增加，与疼痛评分相关，并与 SP 和血管活性肠肽（VIP）相关。肠易激综合征患者结肠活检注射上清液增加大鼠内脏感觉，并分别增强大鼠和豚鼠肠系膜传入神经放电的 MC 依赖方式。在人类肠道神经元中观察到类似的反应，而组胺受体拮抗剂和蛋白酶抑制剂抑制增强的兴奋。在一个小型研究的治疗耐药 IBS 患者，病理 MC 激活的证据在几乎所有的受试者身上发现。MC 稳定剂克罗莫林和酮替芬减少了 IBS 患者的内脏过敏。这些结果提示 MC 浸润和激活在炎症相关性疼痛病理中的作用。此外，肠道通透性增加与 IBS 患者伤害性感受增加相关。

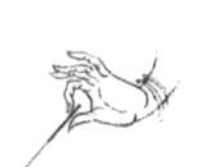

IBS 患者中 MC-介导的疼痛病理的性质是非常复杂的，可以通过多种途径产生。MC 与神经纤维的接近程度对于两者之间的直接相互作用导致感觉增强可能是非常重要的。来源于 MC 的类胰蛋白酶可能通过 PAR2 导致上皮屏障功能障碍和过敏，IBS 患者和 IBS 小鼠模型证实了这一点。PAR2 可通过 Ca^{2+} 动员和 TRPV1 通道激活使神经元敏感。MC 衍生的血清素也可能导致 IBS 的疼痛。此外，NGF 通过调节 DRG 神经元的可塑性和通过黏膜功能障碍促进大鼠内脏痛觉过敏。

5. 外阴痛

外阴灼痛、刺痛、触痛或刺激为特征的慢性外阴不适，统称为外阴痛，包括外阴前庭炎、环状外阴炎等引起的外阴痛。虽然目前还没有确定的具体病因，但在人类患者中已经记录到外阴疼痛感受器对机械和热/冷刺激的敏感化。在最近的前庭活检的临床组织病理学研究中，报道了外阴痛患者与对照组相比 MC 浸润和相关神经支配的增加。Chatterjea 等人已经建立了一个雌性小鼠模型，该模型表现出外阴机械痛觉过敏和局部给予半抗原噁唑酮后神经过度支配。证实了变应原反应个体的外阴痛症的高风险。提示过敏性 MC 激活参与了外周伤害性感受性刺激缺失的外阴痛患者的外周伤害性敏感化。

6. 复杂的局部疼痛综合征

确诊和未确诊的神经损伤的患者，创伤的四肢（手臂、腿、手或脚）可能遭受致残性慢性疼痛，通常被称为复杂的区域疼痛综合征（CRPS）。炎症细胞因子如 TNF-α、巨噬细胞炎症蛋白阵列-1（MIP-1）和单核细胞趋化蛋白-1（MCP-1）在水疱液，IL-1β 和 IL-6 在脑脊液，和神经肽 SP 被怀疑是 CRPS 炎症的主要来源。与未受累的 CRPS 肢体相比，负压吸引水疱液中 MC 来源的酪蛋白酶水平与疼痛严重程度有显著相关性，而急性 CRPS 患者的皮肤活检中 MC 蓄积增加，而慢性 CRPS 患者未见 MC 蓄积。

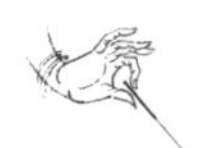

在 CRPS 胫骨骨折大鼠模型中，炎性细胞因子 IL-1β、IL-8、TNF-α 和 NGF 已被证实有助于痛觉感受器敏感化。在同一模型中，骨折导致坐骨神经释放 SP 和 CGRP，同侧 DRG 中 SP 和 CGRP 基因表达增加。在 CRPS 大鼠模型中观察到 NK1 受体依赖性 SP 介导的神经源性血管炎症和伤害性感受的病理变化。最后，同一组证明 SP 信号通过 NK1 受体而不是组胺受体控制大鼠的 MC-激活引起的伤害性敏感性反应。在 CRPS 大鼠模型中，上皮层 MC 计数增加和 SP 相关 MC 激活也可能激活表达组胺和 PAR2 受体的角质形成细胞，随后 PAR2 可能激活近端 TRPA1，导致外周致敏性增加。

7. 毒液引起的痛觉过敏

在蛇毒诱导的大鼠痛觉过敏模型、金属蛋白酶诱导的巴曲酶和蝎毒（BmK）诱导的伤害性行为中伴有 MC 脱颗粒和组胺释放。MC 稳定剂 cromolyn 和 nedocromil，MC 递减化合物 48/80 和地塞米松，以及组胺受体拮抗剂苯海拉明、氯苯那敏、丙胺类和西咪替丁均可减轻毒液引起的大鼠痛觉过敏。

针对 BmK 毒液的研究表明，其外周给药促进了与 c-fos、神经肽、细胞外信号调节激酶（ERK）和脊髓水平的一氧化氮活性增加有关的伤害性感受。而来源于 BmK 毒液的神经毒素可能通过位点特异性作用于 DRG 神经元的电压门控钠通道而引起外周神经元的高兴奋，BmK 类神经毒素通过位点特异性阻断外周神经元的电压门控钠通道和中枢神经元的电压门控钠通道而引起大鼠的抗痛效应。因此，目前还不清楚 BmK 毒液的哪些成分可能参与了 MC-介导的毒液引起的痛觉过敏，参与了外周和中枢敏化的复杂信号通路。

8. 纤维肌痛

纤维肌痛综合征（Fibromyalgiasyndrome，FMS）是一种神经生物学疾病，是由压力引起的全身四个象限肌肉的特定痛点的疼痛，与睡眠障碍、晨僵、疲劳、感觉异常、头痛和焦虑有关，可能由压力和其他心理因素引起。在 FMS 中 MC 介导的外周和中枢敏感性的概念起源于一系列研究。这些研究表明，FMS 患者的 MC 浸润增加，MC 脱颗粒增加，皮肤活检中 PAR2 活性增加，血清中 IL-1、IL-6、IL-8 和 MCP-1 水平升高。

MC 稳定剂酮替芬（每日两次，每次 2mg）发现 FMS 患者的疼痛与安慰剂治疗患者相比没有显著变化，可能需要更高剂量的酮替芬。

除了下丘脑-垂体-肾上腺（HPA）轴受累外，FMS 中 MC 介导的伤害性感受机制作为 FMS 患者疼痛的假说已被提出。由此推测，促肾上腺皮质激素释放激素（CRH）和 SP 分别通过 CRH 和 NK1 受体激活 MC，可引起 FMS 外周和中枢神经系统的前向神经内分泌敏感化。

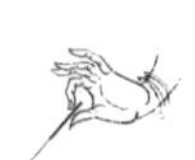

9. 自我伤害行为相关的疼痛

自我伤害行为（SIB）是显示个人与智力和相关的神经发育障碍。临床表现为在没有性唤起和有意识的自杀意图的情况下，故意对自己造成组织瘢痕损伤的行为。成人和儿童（与非 SIB 对照组相比）慢性自伤的皮肤活检表明 MC 脱颗粒增加，神经支配和 SP 增加。成年人的触觉感觉增加与 MC 活动增加有关。在啮齿动物模型中，色氨酸减少了应激引起的行为异常。因此，慢性 SIB 应激引起的神经元活动失调和重复性损伤可能导致神经元 SP 的释放。这随后激活了附近的 MC。反过来，活化的 MC 可以通过其介质与近端增加的致密神经纤维直接相互作用，导致持续的周围致敏。

10. 癌症相关性疼痛

疼痛影响几乎三分之二的癌症患者人口，大约 50% 的患者表现出中度/重度疼痛，生活质量差，许多癌症类型的患者寿命较短。肿瘤进展与疼痛可能通过肿瘤神经支配，P 物质或免疫调节的内源性 mu 阿片受体相关。阿片类药物是治疗癌症疼痛的主要药物。在一项关于转移性晚期前列腺癌的回顾性研究中发现较短的生命周期与较高的阿片类药物需求有关，而较高的阿片类药物需求与晚期非小细胞肺癌患者的疼痛和生存率降低有关。研究表明，MC 参与了肿瘤进展，神经支配，相关的疼痛状况和晚期癌痛患者更严重的疼痛。可以想象吗啡可能通过激活肿瘤中的肥大细胞起作用。

最近研究发现，在小鼠乳腺癌模型中，吗啡通过 mu 阿片受体和 MC 激活促进肿瘤进展（而非发病），从而导致更短的生存期。我们观察到，吗啡治疗增加了免疫反应性 SP 与 MC 和肿瘤其他部位的共定位，同时 GM-CSF 和 RANTES 增加。因此，吗啡诱导的 MC 脱颗粒可能通过类胰蛋白酶-PAR2 作用于周围神经而导致 SP 释放，从而促进癌症患者持续的神经炎症和疼痛，从而提高阿片类药物的需求量，缩短寿命。因此，外周作用的 mu 阿片受体和 MC 靶向治疗可能有益于治疗癌症疼痛，而不会对癌症的进展和生存产生意外的影响。

11. 镰状细胞贫血性疼痛

镰状细胞贫血病（SCD）是第一种由于血红蛋白单核苷酸多态性而被确认的分子疾病。在低氧环境下，镰状血红蛋白聚合，导致红细胞变形成镰刀状。这些可变形的镰刀状红细胞阻塞毛细血管，导致血管闭塞性危机（VOC），损害组织的氧气和营养供应，并导致炎症、缺血/再灌注损伤、氧化应激、终末器官损伤和剧烈疼痛。除了挥发性有机化合物引起的急性疼痛外，SCD 还可能伴有严重的慢性疼痛，这种疼痛可能从婴儿期就开始了，导致住院治疗、生存率降低和生活质量低下。镰状细胞高浓度 MC 类胰蛋白酶一例报告显示患者的血液是可用的；患有镰状细胞贫血和急性胸部综合征的患者死于过量的芬太尼。MC 抑制剂伊马替尼显著减轻了两例 SCD 患者的疼痛危机。

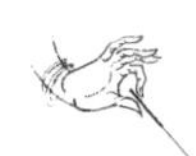

外周痛感受器致敏释放的 SP 和 CGRP 会导致炎症、血管扩张和血浆外渗——这就是所谓的神经源性炎症。我们发现 MC 激活有助于 SCD 转基因小鼠模型中的神经源性炎症。我们观察到镰状病毒小鼠皮肤活检中 MC 的活化比对照组小鼠明显增加，这是通过增加类胰蛋白酶与 FcεRI 和 CD117 的共定位来实现的。TLR4 在镰状鼠皮肤中的表达比对照鼠高三倍以上。P 物质诱导镰刀状细胞释放类胰蛋白酶，而对照组无此作用，而 P 物质和类胰蛋白酶在镰刀状细胞与对照组的组织切片中均有升高。吗啡诱导细胞释放 SP 和类胰蛋白酶。经过 5 天的治疗，克罗莫林和伊马替尼降低了镰状贫血症小鼠血浆中 SP、CGRP、类胰蛋白酶、己糖胺酶和血清淀粉样蛋白（SAP）的含量，提示 MC 介导的镰状细胞贫血的炎症反应。与运输工具治疗的镰状细胞贫血小鼠相比，克罗莫林和伊马替尼治疗减少，吗啡治疗诱导 SP 和 CGRP 在皮肤和 DRG 的释放。这表明吗啡具有促神经炎症的特性。皮内注射辣椒素（一种激活初级传入神经元的 TRPV1 激动剂）或 SP 增加了镰状细胞贫血小鼠（与对照组小鼠相比）的伊文思蓝（EB）渗漏，表明 SCD 中存在神经源性炎症。用克罗莫林或伊马替尼处理镰状细胞贫血小鼠后，EB 泄漏明显减少，证实了 MC 有助于 SCD 中的神经源性炎症，而吗啡则增加了镰状细胞贫血小鼠与对照组小鼠相比 EB 泄漏的数量。伊马替尼治疗小鼠可减少体外皮肤活检炎性细胞因子，抑制痛觉过敏和白细胞计数，防止镰状鼠缺氧/复氧引起的痛觉过敏。镰状细胞贫血小鼠的痛觉过敏水平低于镰状细胞贫血小鼠，这表明肥大细胞参与了镰状细胞贫血小鼠的痛觉过敏。值得注意的是，色氨酸预处理镰状细胞贫血小鼠可以改善吗啡次优剂量对镰状细胞贫血小鼠的镇痛效果。吗啡可能通过其在中枢神经系统中的MOR-介导作用起到镇痛作用，但激活肥大细胞，从而增加伤害感受性，降低吗啡的有效性，导致需要相对较高剂量的吗啡来治疗镰状细胞疼痛。

以上详细的研究结果表明，MC介导的神经源性炎症和痛觉过敏与镰状病理生物学有关。我们提出，神经肽（如SP和CGRP）是通过MC来源的类胰蛋白酶（PAR2-TRPV1）通路从周围神经末梢释放的。SP有助于进一步激活MC，导致其释放SP和类胰蛋白酶。另外，活化的MC脱颗粒释放的细胞因子也可能参与SCD外周和中枢痛觉受体的炎症和致敏反应。虽然我们观察到FcεRI和CD117在活检组织中有较高的表达（镰状细胞比对照组），但非致病性DAMP相关的TLR4激活可能是MC激活的调节因子。因此，在SCD的病理生物学中，MC在神经源性炎症和疼痛的前馈循环中扮演着重要的角色。

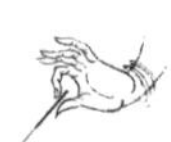

MC稳定剂或抑制剂抑制了MC激活，增强了小剂量吗啡的镇痛作用，这种联合治疗为临床应用减少大剂量镇痛药的需求提供了一个方向。耐受性是用镇痛药治疗患者的一个重要指标。在最近的一项研究中，发现高亲和力的伤害感受素和mu阿片受体激动剂AT-200对镰状细胞贫血小鼠产生镇痛作用，在慢性和缺氧复氧诱发的急性疼痛中，能显著减轻热痛、机械痛和深层组织痛。AT-200对mu阿片受体的有效性较低。结果表明，AT-200的镇痛作用是通过其在不引起耐受的情况下减少炎症和MC激活的能力来实现的。最近的数据也显示大麻素受体（CBR）的激活有希望改善治疗，而不会引起耐受性。大麻素受体1（CBR1）主要参与外周伤害性感受和痛觉过敏，而大麻素受体2（CBR2）主要参与MC-介导的神经源性炎症。因此，研究与不同的MC稳定剂、受体特异性MC抑制剂和镇痛药表明靶向MC能有效减少SCD的神经源性炎症和疼痛。这些方法可以扩展到一些疾病的病理，这可能开创一个新的方向来管理疼痛。

12. 其他与心理健康有关的疼痛模型

在其他疼痛相关的条件，除了上述讨论，MC-介导的伤害性敏化有所牵连。如在术后痛觉过敏的大鼠增加了MC脱颗粒和组胺释放；MC稳定剂克罗莫林和酮替芬，以及MC消耗化合物48/80减轻大鼠术后疼痛。提出大鼠术后MC-介导的伤害性敏化可被类胰蛋白酶-PAR2轴激活。在紫杉醇诱导的神经性疼痛小鼠模型中，通过类胰蛋白酶-PAR2-TRPV1/TRPV4/TRPA1途径的外周和中枢敏化与MC脱颗粒相关。另一种啮齿动物的脊髓神经损伤模型在雌性小鼠中表现出丘脑MC介导的中枢致敏作用，而在雄性小鼠中没有表现出来。上面讨论的疼痛模型提供证据表明，MC可促进伤害性感受。

小结

慢性疼痛是一种衰弱的情况，极大地影响患者的生活质量，是一些疼痛相关疾病共同的临床表现。目前的疼痛治疗策略主要依靠使用非甾体类抗炎药、对乙酰氨基酚、阿片类药物、抗抑郁剂和抗惊厥剂。虽然这些常规疗法和其他新采用的疗法（如局部口服镇痛药、治疗偏头痛的曲坦类药物和大麻素类药物）一直作为主要的镇痛药物使用，但其疗效一般较差，而且因患者而异。

研究证明，在某种程度上，MC扮演着疾病病理和相关疼痛之间的中介角色，因此对两者都有贡献。因此，需要以疾病特异性的方式系统地评估涉及MC的疼痛机制，以提高疗效来治疗疼痛症状。此外，一种描述MC亚型，即含有类胰蛋白酶（MC-T型）和同时含有类胰蛋白酶/类胰蛋白酶（MC-TC型）的作用的方法可能有助于理解现有的机制多样性。关于MC亚型差异作用的研究还很少，然而，在间质性膀胱炎、慢性胰脏炎和胰腺癌的痛觉敏化中有一些关于MC亚型的数据。这对特定于亚型的交互作用的未来探索是有所帮助的。在动物模型中，需要多学科的方法来定量疼痛和阐明MC对疼痛病理生物学的机制贡献，以改进镇痛策略。通过MC稳定剂和（或）其他肥大细胞抑制剂抑制MC脱颗粒可以改善阿片和（或）其他镇痛疗法的镇痛效果。其中一种治疗策略可能是使用内源性大麻素样化合物N-棕榈酰乙醇胺（PEA）。PEA具有抗炎和镇痛的特性，并减少MC脱颗粒。在临床前和临床研究中，PEA已被证明对减轻神经病理性疼痛和子宫内膜异位症疼痛有效。PEA是一种具有最小副作用的内源性分子，众所周知，它可以提高大麻素受体和TRPV1受体特异性治疗的疗效，被称为随行效应。我们已经证明，与MC稳定剂色氨酸共同治疗镰状细胞贫血鼠可以改善次优吗啡治疗反应。我们还发现，伤害感受素激动剂AT-200能够改善镰状细胞贫血小鼠的痛觉过敏，同时降低肥大细胞的激活。因此，在常规镇痛药的基础上，采用大麻素类药物、环肽类激动剂、PEA和MC稳定剂的治疗方法，可以提高无耐受镇痛效果。

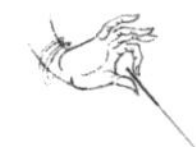

第三节 痛觉的病理生理

机体受到伤害性刺激会产生痛觉，这是一种不愉快或难以忍受的感觉，是脑高级中枢的功能。作为机体受到伤害的一种警告，痛觉可引起机体一系列防御性保护反应。伤害性刺激由外周传入脊髓，经脊髓传导束传递到脑。疼痛本身不是单纯孤立的临床症状，而是参与病理过程的环节之一。总体来说，疼痛本身（特别是持续的、剧烈的疼痛）即可启动疼痛过程的演变，并参与病变的恶性循环而成为器质性病变的恶化因素。

痛觉可分为生理性疼痛和病理性疼痛两大类。生理性疼痛又称急性疼痛，对机体具有重要的保护意义，正常情况下机体对伤害性热、机械和化学刺激产生不愉快感觉，使机体对环境中的伤害产生回避反应，保护机体不受进一步损伤。病理性伤害通常可持续数周或数月，所以又称慢性疼痛，它是由组织损伤引起的，损伤导致外周和中枢的长时程的变化，从而使机体的痛觉敏感性极大提高（痛觉敏化），以及对于非痛刺激产生痛反应（触诱发痛）。

根据疼痛的部位和病因进行分类，可分为中枢性痛、外周性痛和心因性痛。痛感觉的分类情况见图 3-2。

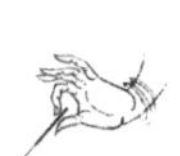

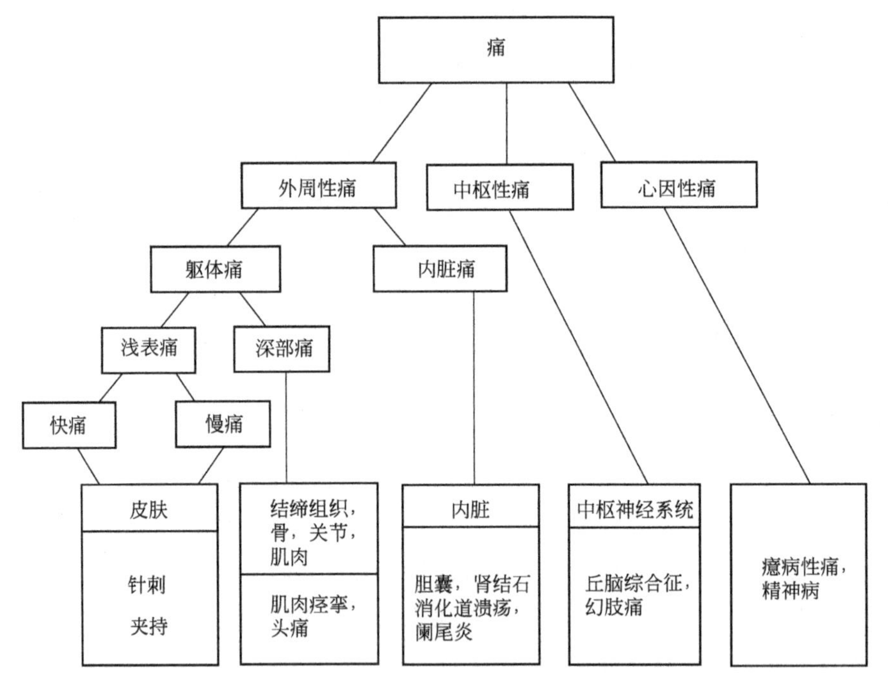

图 3-2　痛感觉的分类情况

一、中枢性痛

中枢性痛是指在神经中枢内痛觉通路及整合机构中发生病变产生的自发疼痛。疼痛发生时，这些病灶内通常可记录到中枢神经元的癫痫样放电。某些慢性病灶（常见于丘脑腹外侧核处的血管病变）可产生一种表现为对侧肢体严重持续痛的综合征。此时，痛阈并未发生改变，但一旦刺激达到阈值，便引起爆发性剧痛，并向远处扩散，严重者使用吗啡无效，精辨觉也出现障碍。任何除背锁以外（从外周神经到大脑皮质 SⅠ、SⅡ区）的病变，都能产生类似的顽痛。与此同时，病变处病理结果显示该处严重脱髓鞘变形。

二、外周性痛

1. 皮肤痛

皮肤痛分为快痛和慢痛。快痛是在皮肤受到刺激时很快发生，是一种即时的、短暂的、感觉清晰、定位清楚的刺痛，在撤除刺激后又很快消失；慢痛是一种定位比较模糊而又难以忍耐的烧灼痛，一般在刺激 0.5～1s 后产生，持续时间较长，并伴随血压升高、心率、呼吸加快和情绪等方面改变。皮肤痛主要与传导速度不同的两类神经纤维有关。伤害性刺激激活了皮肤 Aδ 伤害感受器和 C 类伤害性感受器，初级传入纤维分别是 Aδ 纤维（传导快痛的有髓纤维）和 C 类纤维（传导慢痛的无髓纤维），分别引起快痛和慢痛。

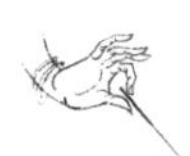

痛过敏是指皮肤损伤引起痛的敏感性增高。其发生时，轻微刺激便可引起强烈疼痛。痛过敏分为两类：①皮肤损伤较轻时，痛过敏局限于受伤区域，称为原发性过敏；②损伤较重、范围较大时，痛过敏将扩展到周围未损伤区域，在未损伤区域，痛觉定位明确、感觉尖锐。

2. 躯体痛

躯体痛与内脏痛性质类似，其主要来源于肌肉、韧带、肌腱、深筋膜、骨膜和关节囊等深部组织，其持续时间长、弥散范围广。躯体痛常伴恶心、呕吐、出汗、低血压等内脏性反射，在剧烈躯体痛时尤为明显，而缺乏皮肤痛常伴的躯体性痛反射，如缩回肢体等。长时间躯体痛常出现节段性的肌肉痉挛，它会随原发性痛的缓解而消失。

躯体痛的最普通形式是肌肉痛，其持续时间较长，往往刺激因素消除后还持续较长的时间。一般说来剧烈运动或肌肉受到冲击后会产生痛觉，也会导致血液供应障碍。持续的肌肉收缩和局部血液供应不足（缺氧）能引起肌肉痛，这主要是因为肌肉收缩和缺血（缺氧）释放了致痛物质。乳酸等肌肉代谢产物的蓄积或肌肉缺氧释放出的缓激肽、5-HT 等，均可作为致痛物质刺激肌肉、骨的痛神经末梢（即伤害性感受器）引起缺血性肌肉痛。

3. 内脏痛

内脏痛是一种临床常见症状，指来自机体内部器官的疼痛。机制为外周神经损伤后逆行导致中枢神经改变，使传入信号强度比实际强度大（敏化作用）。内脏痛往往定位不明确，感觉模糊，并常伴牵涉痛。持续性内脏痛会在牵涉痛区域内产生痛觉过敏，主要表现为对触觉刺激的痛阈下降和反应性增高。内脏主要对以下因素敏感：①快速牵拉实心脏器（如肝、脾、胰等）包膜；②空腔脏器壁上肌肉的异常扩张和收缩；③炎症；④内脏肌肉突发缺氧；⑤牵拉或挤压韧带和脉管；⑥化学物质直接刺激；⑦心肌、胰腺等组织结构的坏死。这主要是因为以上刺激会导致局部代谢产物蓄积，或局部释放某些化学物质（如 5-HT、组胺、缓激肽等），形成致痛物质。

内脏痛的感受器、传入神经支配、脊髓分布和回路等比皮肤痛更为复杂。有研究认为，内脏感受器以下述三种方式编码伤害性信息：①特异内脏伤害性感受器传递内脏信息，有实验证明，在肺、心脏、胆囊、尿道、睾丸等存在对伤害性刺激反应和对非伤害性刺激反应的两类感受器；②内脏感受器识别刺激强度是基于痛觉模式学说，高强度刺激引起高频率发放，产生疼痛，而低强度刺激引起低频率发放，不产生感觉；③内脏感受器总和外周信息，支配整个胸腹内脏的神经只占全部脊神经传入的 5%～10%，而对大多数内脏的神经支配密度十分低，因此总和内脏信息对识别内脏感受不仅是必不可少的，而且还是其重要因素。

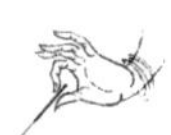

内脏痛的信息是沿传入神经向中枢传递的，在多个水平对疼痛的感觉分辨和情绪成分进行整合和信息加工。传入神经主要分为自主神经和躯体运动神经。①自主神经：胸腔脏器的痛觉冲动分别循（心）交感神经和（喉、气管、支气管、肺）迷走神经传入；腹腔脏器的痛觉冲动沿交感神经（如肝外胆道、胰、胃、肾、小肠、升结肠至脾曲等）和副交感神经（如膀胱、子宫、前列腺、脾曲至直肠等）传入。②躯体运动神经：膈肌中央区、胆道、部分心包等由膈神经传入；腹膜壁层、膈肌边缘、肠系膜根部等由胸部及上腹部神经传入。

内脏痛觉的传入纤维少且弥散，通常一个脏器的传入纤维经多个节段的脊神经进入中枢，而一条脊神经背根又包括多个脏器的传入纤维。内脏痛觉信息进入脊髓后，沿腹外侧束上行，与脑干相关核团联系。最后经丘脑投射到大脑边缘叶和第二感觉区，形成痛觉并产生反应。内脏痛的神经传导见图 3-3。

4. 牵涉痛

牵涉痛是指实际感受的躯体部位远离深部组织病变的部位的一种现象。牵涉痛的分布区域有个体差异，有时发生在患病内脏邻近的皮肤区，有时发生在距患病内脏较远的皮肤区，但某种组织或器官的牵涉痛分布区域有一定特征。如心肌梗死引起的疼痛，不仅发生在胸部中央和上腹部，而且也发生在左臂尺部。

牵涉痛发生机制尚不明确，近几十年来，生理学家总结大量实验研究结果提

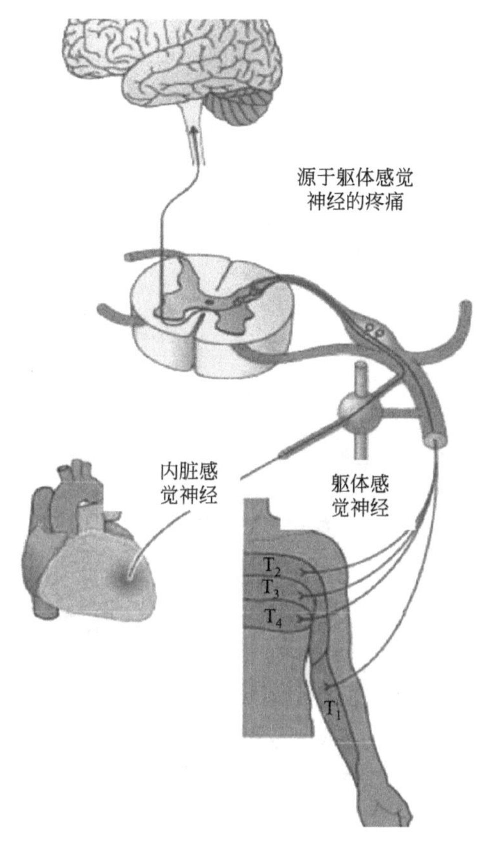

图 3-3 内脏痛的神经传导

T—胸椎

出以下假设。①牵涉痛发生的体表部位与病变器官往往受同一节段脊神经的支配，体表部位和病变脏器的感觉神经进入同一脊髓节段，并在后角内密切联系。由于内脏病损增加了传入神经数量和频率，以致易化该神经元群的突触传递，降低该处兴奋阈值，因此皮肤传来的正常阈上冲动即可引起痛觉或痛过敏。从患病内脏传来的冲动可以扩散或影响到邻近的躯体感觉神经元，从而产生牵涉痛。②有些脊髓脊根神经节细胞的外周轴突分叉到躯体部和内脏器官，因此，由内脏疾病产生的传入冲动经轴突分叉处逆行传导至其分支所支配的皮肤区域，释放P物质后成为致痛物质引起痛觉或痛觉过敏。牵涉痛的神经传导见图 3-4。

三、心因性痛

心因性痛常由心理和情志因素所致，是指未能找到明显躯体或内脏原因的痛，主要见于精神病和癔病患者。有研究报道，在精神病患者的忧郁期，有高达

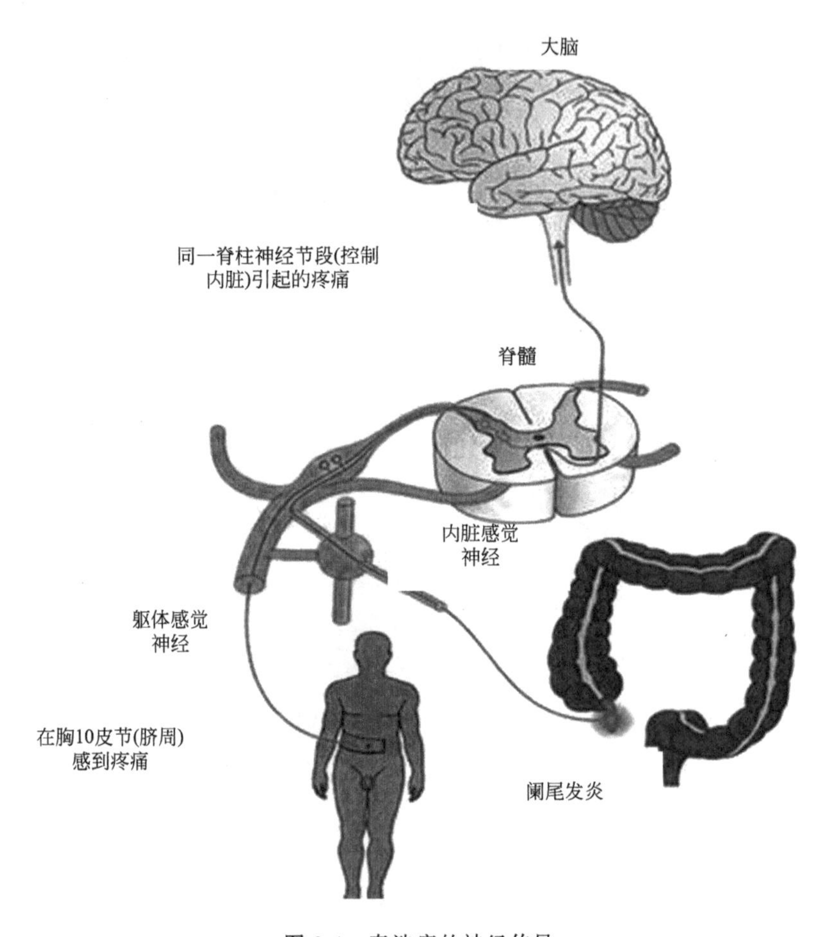

图 3-4 牵涉痛的神经传导

30%的人发生痛症，并且大多数是持续的和难以解除的。有学者认为心因性痛不是一种感觉，而是一种复杂的心理障碍状态，患者只是借“痛”来表达他心理上的痛苦，故应施以心理治疗来改变其心理状态。

第四节 疼痛的免疫系统和神经系统相互作用

免疫细胞和神经胶质细胞与神经元相互作用，改变疼痛敏感性，介导急性疼痛向慢性疼痛的转变。在应对损伤时，常驻免疫细胞被激活，血源性免疫细胞被招募到损伤部位。免疫细胞不仅具有免疫保护作用，而且能引起外周痛觉受体的敏感化。通过炎症介质的合成和释放以及与神经递质及其受体的相互作用，免疫细胞、神经胶质细胞和神经元形成一个整合的网络，协调免疫反应和调节痛觉通路的兴奋性。免疫系统还通过产生免疫衍生的镇痛药和抗炎或解毒药来降低敏感性。对免疫系统在疼痛处理和调节中的作用的进一步理解揭示了镇痛药物开发的潜在目标和管理慢性疼痛的新的治疗机会。组织和神经的损伤会引发炎症反应，其目的是清除受损组织包含清除病原体并促进修复。作为炎症的五个主要症状之一，疼痛（痛苦）最初是保护性的，有利于恢复。然而，在某些情况下，即使伤口已经痊愈，疼痛仍然会持续，甚至成为慢性疼痛。虽然疼痛是在神经系统中发生的，但是免疫系统、星形胶质细胞和小胶质细胞也会导致慢性疼痛过敏症。一个新出现的概念是，免疫细胞、神经胶质细胞和神经元形成了一个完整的网络，在这个网络中，免疫反应的激活调节了疼痛通路的兴奋性。与神经元类似，免疫细胞和神经胶质表现出动态的、依赖于活动的可塑性，并在痛觉传递途径中促进神经元的超兴奋性。免疫细胞和免疫相关细胞如角质形成细胞和血管内皮细胞一旦被损伤激活，也会合成和分泌抗炎细胞因子、促分解脂质介质和阿片肽来抑制疼痛。

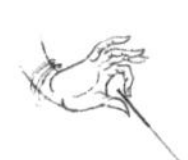

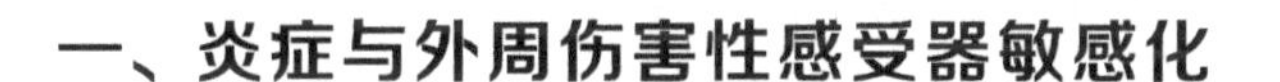

一、炎症与外周伤害性感受器敏感化

炎症是由模式识别受体（Toll-likereceptors，TLRs）固有免疫激活引起的，TLRs 识别和结合入侵的病原体或受损细胞释放的内源性分子，如热休克蛋白和高迁移率族蛋白 1。TLRs 在免疫细胞中表达，包括单核细胞或巨噬细胞和树突状细胞，以及免疫相关细胞，如角质形成细胞。与 TLRs 结合后，核因子-κB（NF-κB）信号的激活和炎症细胞因子的释放。在损伤的几分钟内，常驻免疫细胞、肥大细胞和巨噬细胞也被激活，释放促炎细胞因子、趋化因子、补体级联效应子（C3a 和 C5a）和血管扩张药，包括血管活性胺和缓激肽。血液中的中性粒细胞、单核细胞和 T 淋巴细胞黏附在血管壁上，外渗并聚集在损伤部位。这些免疫细胞通过释放可溶性因子或免疫细胞直接与伤害感受器相互作用，参与外周伤害感受性敏化。损伤后免疫激活与痛觉受体敏化见图 3-5。

二、免疫细胞与感受器的相互作用

肥大细胞是颗粒状的常驻免疫细胞，分为黏膜型和结缔组织亚型，见于毛细血管附近。它们参与先天性宿主防御和过敏反应，并在炎症反应发生后几分钟内脱颗粒，导致释放组胺、缓激肽和其他介质，从而促进血管舒张。

Folgueras 等人研究证明，肥大细胞脱颗粒需要肥大细胞和周围神经末梢之间的直接相互作用，这是由钙依赖的细胞黏附分子 N-钙黏蛋白介导的。N-钙黏蛋白在肥大细胞和初级感觉神经元中均有表达，并可被金属蛋白酶 MT5-MMP

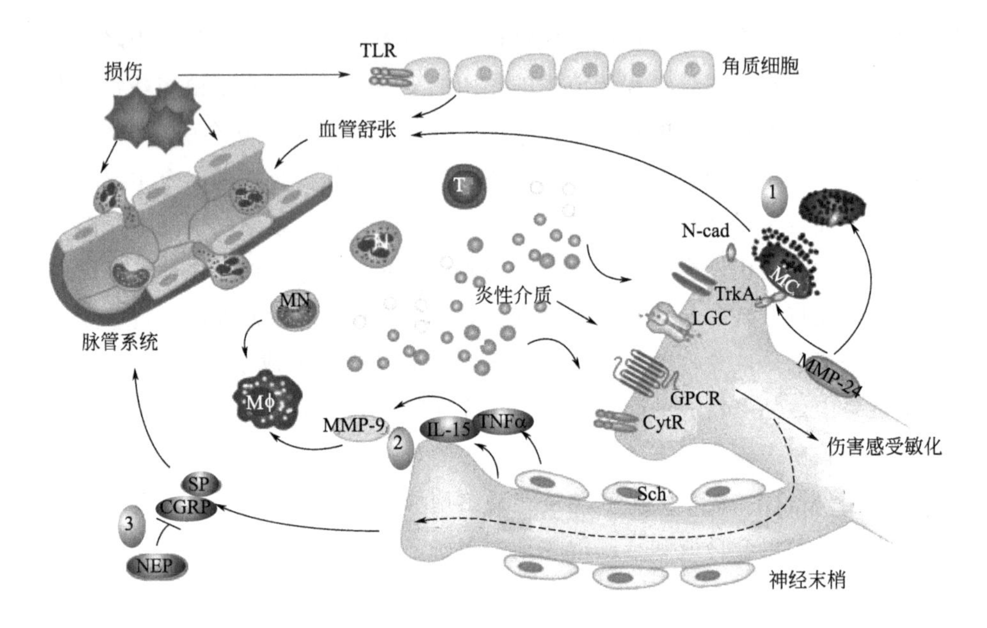

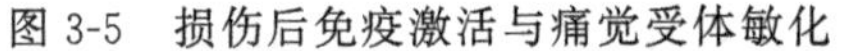
图 3-5 损伤后免疫激活与痛觉受体敏化

损伤后启动释放介质，激活角质形成细胞（顶部）和肥大细胞（MC）接近神经末梢的TLRs。血管扩张剂也被释放，促进免疫细胞包括T细胞（T）、中性粒细胞（N）和单核细胞（MN）的黏附和迁移，并招募巨噬细胞。这些细胞一旦被激活，就会释放一系列作用于邻近痛觉感受器神经末梢表达受体炎症介质，导致周围痛觉感受器过敏。目标包括细胞因子受体（CytR）、G蛋白耦联受体（GPCR）、配体门控通道（LGC）和酪氨酸激酶受体1型（TrkA）。描述了免疫细胞和神经末梢之间相互作用的三个例子如下。1—肥大细胞脱颗粒需要N-钙黏蛋白（N-cad）介导的肥大细胞与神经末梢直接接触。金属蛋白酶基质金属蛋白酶-24通过消化N-cad防止肥大细胞脱颗粒；2—周围神经释放TNF-α和IL-15，施万细胞激活MMP-9，促进巨噬细胞招募；3—伤害性神经末梢可通过邻近神经末梢的逆行激活分泌P物质（SP）和CGRP。P物质和降钙素基因相关肽促进免疫细胞血管扩张和外渗。中性内肽酶通过降解P物质和降钙素基因相关肽来抑制神经炎症

（引自：Ren Ke，Dubner Ronald. Interactions between the immune and nervous systems in pain [J]. Nat Med，2010，16：1267-1276.）

（MMP-24）切除，后者由神经元表达。在MT5基质金属蛋白酶缺陷小鼠中，N-钙黏蛋白的表达增加，增加了肥大细胞与神经末梢之间的相互作用，增强了肥大细胞脱颗粒，增加了热痛敏感性（热痛觉过敏）。然而MT5基质金属蛋白酶突变的小鼠不会出现炎症性热痛觉过敏，这可能由于MT5-MMP12抑制了肥大细胞与神经末梢的相互作用，使肥大细胞先脱颗粒。

在许多情况下，肥大细胞与原发伤害性神经元相近，参与痛觉受体的敏化。注射分泌型化合物48/80可促进硬脑膜肥大细胞脱颗粒，并引起脑膜损伤区兴

奋。肥大细胞脱颗粒也参与神经生长因子诱导的热痛觉过敏的迅速发生。缺乏肥大细胞的小鼠消除了与神经源性膀胱炎有关的盆腔疼痛。组胺在介导肥大细胞诱导的痛觉受体激活中起重要作用，然而，肿瘤坏死因子似乎不是肥大细胞依赖性骨盆疼痛所必需的。巨噬细胞来源于循环中的单核细胞，并通过单核细胞的局部增殖和成熟来维持。迁移的单核细胞被招募到损伤部位，并在数小时内成熟，以增加炎症区域的巨噬细胞的比例。在损伤后驻留的巨噬细胞几乎立即变成吞噬细胞。神经损伤后，神经损伤部位的巨噬细胞数量增加，与机械性同种异体疼痛的发生、正常非伤害性刺激引起的疼痛有关。神经损伤后巨噬细胞的招募是由多种炎症细胞因子介导的。神经损伤后即刻从施万细胞释放的 TNF-α 可诱导 MMP-9 的表达。MMP-9 通过血脑屏障的破坏促进巨噬细胞向损伤部位的迁移（图 3-5）。白介素 15（IL-15）作用于 B 细胞，促进 T 细胞增殖，损伤后数小时在神经中上调。神经内注射 IL-15 诱导坐骨神经损伤，巨噬细胞和 T 细胞向神经的浸润，这种作用可以被 IL-15 抗体和神经节苷脂 9-O-AcGD1b（neurostatin）阻断，神经节苷脂 9-O-AcGD1b 是一种 IL-15 调节剂，能结合 IL-15 和高亲和力。与肿瘤坏死因子一样，IL-15 可激活 MMP-9。与它们的伤害性作用相一致，TNF-α 诱导外周痛觉受体增敏，足底注射 IL-15 诱导机械痛觉过敏。在补充和激活之后，巨噬细胞通过释放几种可溶性介质促进痛觉受体的敏感化。坐骨神经部分结扎后，巨噬细胞趋化因子——巨噬细胞炎性蛋白-1α（MIP-1α）及其受体 CCR1 和 CCR5 在巨噬细胞和施万细胞中的表达增加，参与神经病理性疼痛的发生。

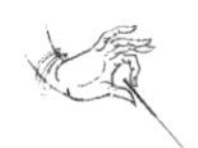

脂质体包裹的氯膦酸二钠对循环单核细胞和巨噬细胞的损伤可部分降低热痛觉和机械痛觉过敏，而不改变神经性疼痛模型中的机械性磷酸化酶 A。虽然这表明巨噬细胞可能在巨噬细胞中只起到很小的作用，但是在解释这些结果时需要谨慎，因为氯屈膦酸二钠并没有有效地消耗驻留的巨噬细胞。驻留的巨噬细胞在粒细胞浸润和急性炎症中起着重要作用，条件性巨噬细胞消融证明了这一点。这种策略可以用来阐明驻留的巨噬细胞在慢性疼痛中的作用。中性粒细胞是最丰富的多形核白细胞。中性粒细胞迁移与炎性痛相关。在炎症发生的第一个小时内，中性粒细胞通过血管内皮迁移并在损伤部位聚集。

神经末梢通过神经源性炎症细胞影响了中性粒细胞的补充，这种细胞也被称为无菌炎症，因为没有病原体参与。在神经源性炎症期间，初级传入神经元产生的冲动扩散到邻近的神经末梢，导致血管活性神经肽 P 物质和降钙素基因相关肽（CGRP）在外周分支的释放。白介素 1 还可以结合神经末梢，诱导多形核白细胞释放和迁移 P 物质。值得注意的是，P 物质和 CGRP34 也促进了肥大细胞脱颗粒。协同神经免疫相互作用，其中多种可溶性介质可以放大反应和增加细胞的招募，促进敏化和慢性疼痛状态的出现。通过敲除中性内肽酶，一种控制神经源性炎症的关键酶，神经源性炎症和神经性疼痛的行为可以在 mice35 中得到增强（图 3-5）。

淋巴细胞有助于外周疼痛感受器的致敏作用，但关于淋巴细胞的作用的数据不如其他免疫细胞确凿。神经损伤后，T 细胞浸润坐骨神经和背根神经节。神经损伤引起的痛觉过敏和异位疼痛在缺乏 T 细胞的啮齿动物中明显减轻或消除，免疫抑制剂西罗莫司减弱了大鼠的神经性疼痛，部分原因是对 T 细胞的增殖起抑制作用。在 T 细胞亚群中，1 型和 2 型辅助性 T 细胞（Th1 和 Th2 细胞）已被证明在神经性疼痛中有不同的作用。Th1 细胞通过释放促炎细胞因子（IL-2 和干扰素）促进神经性疼痛行为，而 Th2 细胞通过释放抗炎细胞因子（IL-4、IL-10 和 IL-13）抑制其行为。值得注意的是，IL-17 在神经损伤后大鼠脊髓中的浓度升高。虽然自然杀伤细胞（natural killer cell，NK）被招募到受损伤的大鼠坐骨神经，但它们似乎不涉及神经性疼痛，因为异体和非异体大鼠的 NK 细胞数量没有差异。在患有慢性痛的人群中，B 细胞也没有表现出任何变化，而且似乎也没有促进神经性疼痛的发育。

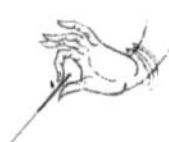

补体系统是天生防守的重要组成部分。补体级联攻击微生物的效应器，激活肥大细胞和嗜碱性粒细胞，促进白细胞趋化。这些蛋白质通常存在于血液中，但是可以泄漏到发炎的组织中。补体系统还在炎性痛觉过敏和神经病理性疼痛中发挥作用。C5a 是一种过敏性毒素，是补体级联反应的重要效应因子，与中性粒细胞上的 C5aR1 受体结合后成为强有力的中性粒细胞引诱剂。将 C5a 和 C3a 注射到大鼠或小鼠的后足，会引起行为痛觉过敏，而抑制了 C5a 受体拮抗剂 PMX53。PMX53 可抑制酵母多糖诱导的中性粒细胞招募，而 C5a 诱导的痛觉过敏在中性粒细胞耗竭大鼠中减少。

补体成分对痛觉受体也有直接影响。C5a 或 C3a 在周围神经离体增敏 C 类纤维受体中的应用。这种效应可能是通过结合 C5a 受体的直接作用介导的，因为 C5a 受体 mRNA 在初级感觉神经元中表达。这些观察表明补体蛋白对免疫细胞和伤害感受器有多种平行作用，一个可能的情况是补体片段激活伤害感受器导致神经源性炎症，促进中性粒细胞迁移和痛觉过敏（图 3-5）。C5a 也参与神经性疼痛，因为它激活了神经病理性疼痛中的脊髓小胶质细胞，阻断了脊髓中的补体级联反应，从而逆转了神经性疼痛的行为。虽然 C5a 在疼痛过敏中起作用，但是膜攻击复合物的形成（细胞溶解补体级联反应的另一个最终产物），似乎与神经病理性疼痛无关。

三、感觉神经节的相互作用

相关的初级传入信息到脊髓和延髓背角。DRG和三叉神经节神经元的细胞体被小卫星神经胶质细胞所包围。和中枢神经系统中的星形胶质细胞一样，SGCs通过狭缝连接，通过提供营养和缓冲细胞外离子和神经递质水平来支持DRG神经元。在每个腰椎DRG中都有15000个主要组织相容性复合体Ⅱ阳性细胞，可能是由巨噬细胞提供免疫保护。神经损伤后血源性巨噬细胞和T细胞侵袭DRG。巨噬细胞随后逐渐通过卫星细胞向神经细胞体迁移。SGCs对背根神经节感觉神经活动的调节作用见图3-6。这些巨噬细胞在坐骨神经收缩后，最终在中大神经元周围的卫星细胞下形成会阴环。卫星细胞和神经元的密切对立有利于通过旁分泌信号进行相互作用，旁分泌信号是背根节神经节的一个重要机制，是外周神经元敏感化的基础。

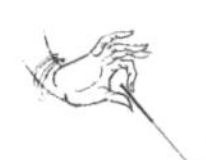

关于这些相互作用如何促进向慢性疼痛状态转变的新证据已经出现。DRG中的卫星细胞显示，在后爪注射完全弗氏佐剂（CFA）后，缝隙连接耦合增加，这种效果与疼痛阈值的降低相吻合。在三叉神经节和颞下颌关节囊内注射逆行示踪剂TrueBlue，导致辣椒素注入颞下颌关节后SGCs中的染料蓄积。重要的是，在没有伤害性刺激的情况下，DRG神经元之间或神经元与SGCs之间不存在缝隙连接耦合。因此，外周伤害性刺激增加了SGCs之间以及神经元与SGCs之间的通信，提高了神经元的兴奋性，增强了初级传入，增加的通信也可以扩散到邻近的神经元和SGCs。在三叉神经节的上颌骨和眼科部也是如此。这种感觉神经节内的交叉兴奋提供了一种发生在受伤皮肤外的域外疼痛的机制。

SGCs也可以通过降低钾缓冲影响神经元的兴奋性（图3-6a）。细胞外钾离子浓度升高，激活阈值降低，神经元兴奋性增加。在三叉神经节中，SGCs而不是神经元表达内向整流性K^+通道Kir4.1，在神经节中起着缓冲K^+浓度的关键作用。眶下神经损伤后10天，内Kir4.1在三叉神经节中的表达减少了40%。三叉神经节中Kir4.1的通道关闭也足以在相应的外围区诱导机械性小干扰RNA过敏。三叉神经节神经元和SGCs之间相互作用的旁分泌信号环也参与了痛觉感受器的敏化。神经元释放CGRP诱导SGCs产生IL-1β。通过激活SGCs中的环氧合酶-2（COX-2）途径，IL-1β，而不是IFN-γ或TNF-α，增加了前列腺素E2（PGE2）的产生。三叉神经节神经元产生的一氧化氮（NO）也能诱导前列腺素E2的产生，可能是通过激活COX-1。前列腺素E2反过来刺激三叉神经节神经元产生CGRP，完成正反馈回路。虽然这种反馈环可以增加痛觉受体6的敏感性，但是这种反馈环是否增加体内疼痛过敏还需要进一步的研究来证实。

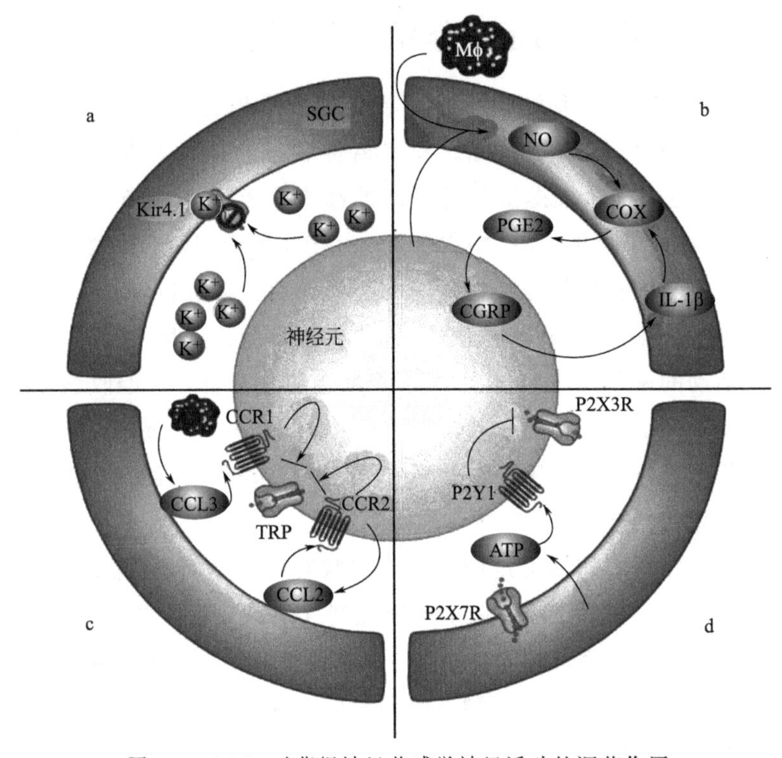

图 3-6 SGCs 对背根神经节感觉神经活动的调节作用

a—神经损伤降低了细胞中 Kir4.1 的表达，导致 K^+ 缓冲减少，神经元兴奋性增加；b——一个涉及 NO、COX、PGE2、CGRP 和 IL-1β 的相互旁分泌信号环。巨噬细胞浸润到 SGCs 和神经元之间并分泌炎症介质；c—趋化因子通过旁分泌（施万细胞源性 CCL3 和神经元型 CCR1）和自分泌（神经元源性 CCL2 和神经元型 CCR2）信号调控神经元型 TRP 通道；d—SGC 中 P2X7R 通过激活神经元 P2Y1 抑制神经元 P2X3R

（引自：Ren Ke，Dubner Ronald. Interactions between the immune and nervous systems in pain [J]. Nat Med，2010，16：1267-1276.）

损伤后背根神经节内前炎性细胞因子、抗炎性细胞因子和趋化因子的积累也有助于感觉神经元的致敏。TNF-α、白介素-1、白介素-10 和几种趋化因子在损伤后不久在 DRG 表达上调。TNF-α 也逆向运输到 DRG。在神经病理性疼痛模型的 DRG 神经元中，趋化因子单核细胞趋化蛋白-1（MCP-1 或 CCL2）及其受体 CCR2 也有上调作用。这些细胞因子和趋化因子作用于 DRG 神经元上各自的受体，通过与瞬时受体电位（transientreceptorpotential，TRP）和钠通道偶联，产生异位放电，增强脊髓背角的初级传入（图 3-6c）。

四、免疫细胞对疼痛的抑制作用

在受伤时，免疫系统也释放促进组织恢复、抑制炎症和减轻疼痛的因子。损伤后白细胞和角质形成细胞释放以内啡肽为主的阿片类物质。最近的研究表明，内吗啡肽在类风湿关节炎患者滑膜组织的 T 细胞、巨噬细胞和成纤维细胞中表达。趋化因子 CXCL1 和 CXCL2 在炎症诱导下的释放不仅促进白细胞的补充，而且诱导迁移性白细胞释放阿片肽。内皮素 β 受体的激活也可以触发角质形成细胞释放内啡肽。

外周嘌呤能系统负性调节免疫反应和疼痛。嘌呤能受体包括 G 蛋白偶联的 P2Y 和 P1 受体以及配体门控的 P2X 家族。腺苷激活的 P1 受体在脊髓水平上有镇痛作用。P2Y 受体被 ATP、ADP 和 UTP 激活，而 P2X 受体仅被 ATP 激活。当它与 P2Y 受体结合时，ATPs（一种缓慢水解的 ATP 类似物）会抑制 TNF-α 和 CCL2 的分泌，增加单核细胞 TLR 激活后 IL-10 的释放。在 DRG 中，人造卫星细胞中的 P2X7R 通过 SGC-derived ATP 激活神经元 P2Y1Rs，抑制神经元中 P2X3R 的表达，从而阻止大鼠炎性疼痛的发生（图 3-6d）。

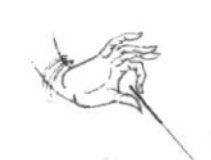

中性粒细胞、血管内皮细胞和其他免疫细胞在激活时会产生脂质介质，包括脂蛋白、解蛋白和神经保护素。这些脂质介质积极促进炎症消退。轴突分解蛋白是由 ω-3 必需的多不饱和脂肪酸内源性衍生而来，确定了两个系列的旋转变压器 d 和 e 系列。ResolvinD1（RvD1）抑制小胶质细胞产生 IL-1β，RvD2 通过抑制白细胞与内皮细胞的相互作用，减少中性粒细胞向炎症部位的迁移。解析蛋白的镇痛作用不仅限于抗炎作用。Rve1 和 RvD1 均能减轻福尔马林、角叉菜胶和 CFA 炎性痛模型的痛觉过敏。Rve1 还可抑制 TNF8 诱导的机械性痛觉和 NMDA 受体电流增强。

五、周围神经损伤的中枢神经胶质反应

神经胶质细胞对外周损伤的反应表现为多条痛觉处理通路的活性增强。激活信号通过外周免疫激活、输入传入神经、循环细胞分裂素和免疫细胞传递到大脑。在几种炎症性疼痛动物模型中，在后爪注射甲醛、酵母菌或卡拉胶可引起脊髓胶质细胞的激活［通过增加 CD11b、离子化钙结合适配分子（Iba1）、胶质纤维酸蛋白（GFAP）或 S100 钙结合蛋白 b 的表达来评估］和行为痛觉过敏。然而，注射 CFA 后得到了相互矛盾的结果：一些组显示脊髓 glia 激活，而其他组没有。在肌肉、关节、神经干或内脏等深层组织损伤的研究中观察到胶质细胞持续激活，与炎性损伤和疼痛相关的时间依赖性和躯体相关性胶质细胞活动增强。神经胶质细胞活性对深部组织损伤更为敏感。皮肤切口是一种皮肤组织损伤引起的术后疼痛模型，其对胶质细胞标志物表达的影响远小于脊神经损伤。这些发现具有临床相关性，因为大多数使人虚弱的炎性疼痛都涉及深部组织或器官。神经

胶质调节剂可抑制神经胶质激活，减轻持续性痛觉过敏，重要的是，基础痛阈通常不受神经胶质抑制剂的影响，提示神经胶质选择性地促进损伤后敏化。

增强的初级传入不仅激活脊髓背角和三叉神经嵴髓核的突触后神经元，而且可以改变中枢神经胶质的活动。阻断周围神经传导可以消除咬肌炎症引起的三叉神经嵴髓核胶质纤维酸性蛋白的上调，这表明中枢神经胶质细胞对周围神经炎症的反应取决于神经输入。类似地，神经性疼痛模型中的神经胶质激活与初级传入有关。伤害性强度电刺激大鼠坐骨神经或背根，可促进 CX3CL1（fractalkine）的释放，增加脊髓背角小胶质细胞的活化（Iba1 免疫反应性评价），增加疼痛敏感性。然而，并非所有形式的伤害性输入都能上调神经胶质的功能。芥子油刺激物引起的急性组织损伤不增加脊髓束中胶质细胞的活化，这表明胶质细胞对不同形式的初级传入有选择性。关于炎性损伤，来自外周组织的持续输入，特别是来自深层肌肉、关节和内脏的输入，更有可能激活胶质细胞。

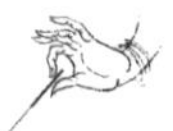

六、外周免疫信号到大脑

在原发性促炎细胞因子中，白介素-6（IL-6）已被证明是将外周免疫信号传递给中枢神经系统的信使。早在角叉菜胶致炎后 3h，大鼠血液中 IL-6 水平升高，而 IL-1β 和 TNF-α 水平无明显升高。IL-6 的增加与脑血管内皮细胞（表达 IL-6 受体）释放 COX-2 活性和 PGE2 有关。通过 IL-6 抗体治疗，这些反应明显减弱，IL-6 的中和作用减弱炎症性痛觉过敏。免疫细胞浸润到中枢神经系统促进慢性疼痛的诱导。钙结合蛋白 S100A8 和 S100A9 在后足炎症后迁移到脊髓，并在血管内和血管周围聚集。CD4 及 T 细胞浸润到脊髓，而 NK 细胞和 B 淋巴细胞在 L_5 脊髓神经切断后没有在脊髓中发现。在后足炎症和 L_5 脊神经切断后，脊髓中未见巨噬细胞。然而，部分坐骨神经结扎后，外周巨噬细胞或单核细胞侵入脊髓并分化为表型为小胶质的细胞，表明血液免疫细胞对神经胶质细胞的反应有直接贡献。目前尚不清楚组织或神经损伤后血脑屏障和血脊髓屏障的通透性是否改变，以及这是否促进免疫细胞和炎症介质向 CNS 的迁移。免疫细胞浸润到中枢神经系统是由趋化信号引起的。脊髓小胶质细胞 C5a 在神经损伤后上调，小诱导性细胞因子 A2（SCYA2）、CCL2 和内皮细胞白细胞黏附分子-1 在脉络丛中上调，以应对后肢的炎症反应。CCL2 在脊髓中的中和作用可以促进神经损伤后单核细胞或巨噬细胞的浸润。

七、慢性疼痛中神经元和胶质细胞的激活

神经递质、神经调质和炎症介质从初级传入终末释放到脊髓束。CCL2 在

DRG 神经元中被包装成大而致密的核心囊泡，这表明它可以类似神经传递系统的方式释放。神经冲动到达后，神经和免疫介质如谷氨酸、ATP、P 物质、降钙素基因相关肽、脑源性神经营养因子、IL-6 和 CCL2 被释放。它们作用于突触后神经末梢、小胶质细胞和星形胶质细胞上的受体，调节胶质细胞的活动。周围神经损伤后脊髓背角胶质细胞和神经元的激活见图 3-7。

神经元可以通过多种细胞通路调节小胶质细胞的活动。最近的一项研究描述了一种小胶质细胞特异性的信号传导通路，该通路是通过神经调节素-1（NRG-1）介导的，这是一种生长和分化因子，从初级传入终末释放并结合到受体酪氨酸激酶的 erbB2。此通路激活脊髓小胶质细胞，释放前炎性细胞因子（包括 IL-1β），趋化和疼痛过敏的发展［图 3-7(a)］。小胶质细胞 TLR4 可能是一个非典型的、非立体选择性的阿片受体。吗啡可能与脂多糖结合了 TLR4 的相同结构域，并诱导了神经胶质细胞释放促炎细胞因子。这就提出了一种可能性，内源性阿片类药物除了具有镇痛作用外，还可能直接刺激小胶质细胞的活动。

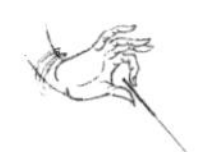

IL-6 介导的小胶质细胞 STAT3 通路对神经损伤后的异常疼痛也有重要作用。然而，IL-6 对小胶质细胞的影响可能是由神经元介导的，因为 IL-6 受体在神经元上大量表达。有证据表明，小神经胶质部分参与了抑制疼痛。G 蛋白偶联受体激酶 2（GRK2）是 G 蛋白偶联受体的负性调节因子。GRK2 表达减少 50%（$GRK2^{+/-}$）的小鼠在角叉莱胶引起的后爪炎症后出现痛觉过敏增强和延长，在 LysM（小胶质细胞特异性启动子、巨噬细胞特异性启动子和粒细胞特异性启动子）的调控下，增加痛觉过敏的持续时间。这些结果提示，小胶质细胞或巨噬细胞中的 GRK2 控制炎症痛觉过敏的持续时间。

星形胶质细胞的激活受到外周损伤后神经元活动的调节。抑制神经元活性降低神经损伤后脊髓 GFAP 的表达。Garrison 等人研究表明，神经损伤诱导的 GFAP 上调取决于 NMDA 受体活性，直接介导的谷氨酸能突触输入。在离体髓质层制备中，应用 P 物质或降钙素基因相关肽（CGRP）可导致三叉神经脊髓膜内胶质纤维酸性蛋白（GFAP）明显增加。

阿片受体或其内源性配体强啡肽抑制脊髓背角胶质纤维酸性蛋白（GFAP）的表达，提示阿片信号通路也能调节星形胶质细胞的活化。星形胶质细胞经 NF-κB、c-Jun-N-末端激酶-1（JNK1）和金属蛋白酶组织抑制剂（TIMPs）介导的多种信号转导活动促进痛觉过敏的发生［图 3-7(c)］。

八、胶质细胞-细胞因子-神经元相互作用

小胶质细胞和星形胶质细胞释放影响神经活动的物质。活化的小胶质细胞释

放的多种介质作用于神经元和敏感的痛觉受体。小胶质细胞和神经元之间相互作用的一个例子涉及趋化因子 CX3CL1。CX3CL1 表达于初级感觉神经元和脊髓背角神经元。CX3CL1 通常由一个可以被蛋白酶活性切开的黏蛋白柄固定在细胞膜上。在初级传入刺激下，位于脊髓背角神经元表面的小胶质细胞和切割物 CX3CL1 释放溶酶体半胱氨酸蛋白酶组织蛋白酶。CX3CL1 激活小胶质细胞受体 CX3CR1，导致小胶质细胞 p38MAPK 磷酸化。另一个例子涉及嘌呤能信号［图 3-7(a)］。ATP 来源于包括神经末梢在内的多种途径，通过激活 P2X4R 诱导小胶质细胞释放 BDNF。来自小胶质细胞的 BDNF 与神经元 TrkB 受体结合，引起背角伤害性神经元氯离子梯度的漂移。这通过 GABA 受体介导的去极化增加了Ⅰ层伤害性神经元的兴奋性［图 3-7(a)］。

由于星形胶质细胞与神经元关系密切，因此它们在调节突触活动中与神经元互动时处于独特的位置。神经末梢释放的谷氨酸激活星形胶质细胞上的代谢型谷氨酸受体，增加星形胶质细胞中 Ca^{2+} 的动员。这导致星形胶质细胞释放一系列介质，包括谷氨酸、D-丝氨酸和 ATP，这些介质反过来调节神经元的活性。NMDA 受体在突触可塑性和持续性疼痛中起着重要作用。D-丝氨酸是 NMDA 受体的共同激动剂，和谷氨酸由星形胶质细胞释放。D-丝氨酸作用于突触 NMDA 受体，而星形胶质细胞的谷氨酸与突触外 NMDA 受体结合［图 3-7(b)］。星形细胞的谷氨酸转运体（GLT-1）缓冲谷氨酸释放到突触，以防止过度激活突触后谷氨酸受体。而 GLT-1 在损伤后表达下调，谷氨酸-谷氨酰胺循环遭到破坏，一些突触中谷氨酸水平改变。这些突触谷氨酸稳态的改变导致背角兴奋性增加，并促进了持续痛的发展［图 3-7(b)］。

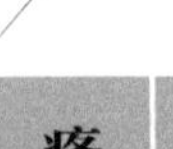

在许多与疼痛有关的免疫或胶质细胞衍生介质中，IL-1β 是调节小胶质细胞、星形胶质细胞和神经元的关键细胞因子。ATP 通过 P2X7 受体 135 诱导脊髓切片小胶质细胞释放 IL-1。ATP 诱导释放的 IL-1β 需要启动。这表明这种情况只发生在受伤的脂多糖。IL-1 的释放也通过 CX3CL1 信号转导和 p38MAPK 的激活介导，也被选择性地上调在脊髓、三叉神经嵴髓核和脊髓的星形胶质细胞中。这表明星形胶质细胞可以作为炎性细胞因子的替代来源。脊神经结扎损伤后，MMP-9 可促进 IL-1β 的表达。

而半胱氨酸蛋白酶-1 则不同，半胱氨酸蛋白酶-1 是产生成熟 IL-1β 的关键酶。IL-1β 也是神经胶质细胞和神经元之间的重要信使。IL-1β 受体与 NMDA 受体在神经元上共定位。IL-1β 受体的激活促进 NMDA 受体磷酸化，引起突触强度的改变，导致行为痛觉过敏。

然而，IL-1β 在持续性疼痛中的作用也与 NMDA 受体独立机制有关。TNF-α 在损伤后疼痛通路中上调，由免疫细胞和胶质细胞分泌。TNF-α 诱导 JNK1 磷酸化，并激活星形胶质细胞 NF-κB，导致 CCL2 释放。CCL2 作用于神经元上的 CCR2 受体，与神经元 NMDA 和 AMPA 受体相互作用［图 3-7(b)］。延髓头端腹内侧区负责下行性疼痛的调节，在神经损伤后诱导 TNF-α，促进 NMDA 受体磷酸化。TNF-α 还刺激 AMPA 受体 GluA1 亚基的磷酸化，并将其转运到脊髓后角神经元细胞膜上。这些发现进一步佐证了胶质细胞衍生的促炎细胞因子与兴奋性氨基酸受体相互作用。

IL-18 是 IL-1 家族的炎性细胞因子，在小胶质细胞和星形细胞之间起信使作用。［图 3-7(c)］。脊髓神经损伤后，IL-18 在小胶质细胞中上调，其受体 IL-18R 在脊髓星形胶质细胞中选择性上调。IL-18 信号的转导导致大鼠星形胶质细胞 NF-κB 的激活和神经性疼痛行为的发展。IL-18 也可能参与脑干下行性疼痛促进作用。脊髓 5-HT3 受体的激活通过一种涉及 IL-18、小胶质细胞和星形胶质细胞的机制增加疼痛过敏。

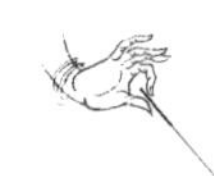

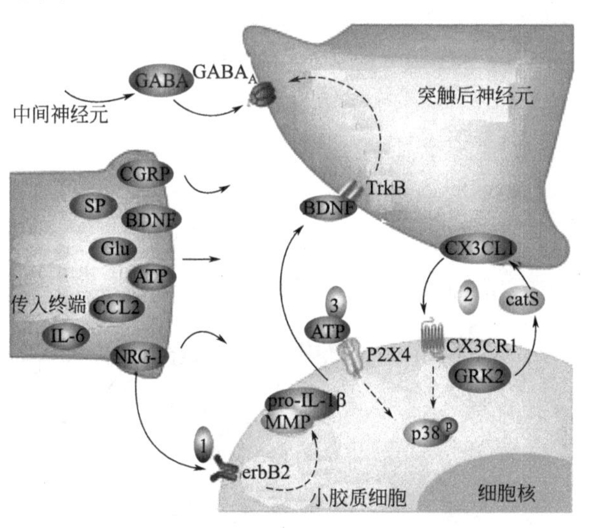

(a) 小胶质细胞与神经元的相互作用

传入神经末梢活化后，向脊髓释放神经递质、P 物质、CGRP、谷氨酸（Glu）、ATP 和 BDNF，以及炎症介质 IL-6、CCL2 和生长分化因子 neuregulin-1（NRG-1）。给出了三个例子：(1) 神经元 NRG-1 作用于小胶质细胞 erbB2，导致 IL-1β 的释放；(2) 小胶质细胞组织蛋白酶 S（catS）cleaves 神经元 CX3CL1 与 CX3CR1 结合，刺激小胶质细胞 p38MAPK 的磷酸化。这一通路可能被蛋白偶联受体激酶 2（GRK2）所抑制；(3) ATP 结合 P2X4，诱导小胶质细胞释放 BDNF，结合 TrkB 受体引起背角神经元氯离子梯度和 GABAA 受体介导的去极化

图 3-7

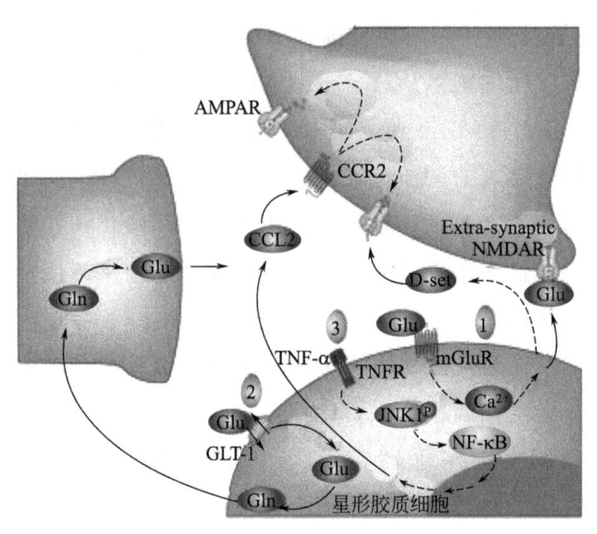

(b) 星形胶质细胞与神经元的相互作用

(1) 星形胶质细胞释放谷氨酸和 d-丝氨酸，结合突触外和突触 NMDA 受体分别是神经元；(2) 损伤诱导的星形细胞 GLT-1 下调改变突触间隙谷氨酸稳态；(3) TNF-α 激活 JNK1 通路，导致 CCL2 释放，NMDAR 和 AMPAR 活性改变

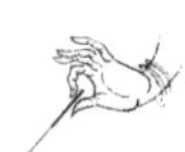

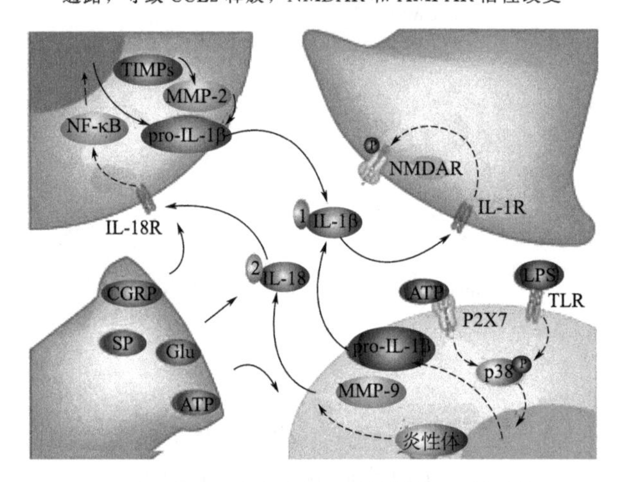

(c) 神经末梢、星形胶质细胞与胶质细胞之间的串扰

(1) TLR 启动和嘌呤能信号通路促进神经胶质细胞释放 IL-1β，调节突触后神经元 NMDA 受体活性。星形胶质细胞中的 TIMPs 抑制基质金属蛋白酶介导的 IL-1β 前体的切断；(2) 小胶质细胞白介素 18（Microglial IL-18）结合星形胶质细胞上的白介素 18R（IL-18R），诱导 NF-κB 活性和炎性细胞因子的上调

图 3-7　周围神经损伤后脊髓背角胶质细胞和神经元的激活

虚线表示多个中间信号事件

（引自：Ren Ke，Dubner Ronald. Interactions between the immune and nervous systems in pain [J] . Nat Med，2010，16：1267-1276.）

小结

我们现在充分认识到免疫系统和神经系统在疼痛中相互作用的重要性。先天性免疫细胞对损伤产生炎症反应，从而可激活疼痛通路。免疫细胞和神经胶质细胞释放的可溶性介质作用于痛觉受体，增加突触强度，改变痛觉敏感性。在激活外周免疫细胞和疼痛感受器后，如果不加以抑制，最初的急性疼痛反应，可能发展成慢性病理性疼痛。

先天性免疫激活在疼痛中的作用是相当清楚的，但是对后天免疫系统在慢性炎症中的作用以及它们对慢性疼痛的机制却知之甚少。此外，大多数研究只调查了与初始损伤相关的疼痛的保护阶段。目前的动物模型受到急性炎症反应和短暂痛觉过敏的限制，这些痛觉过敏会随着时间的推移而减弱。需要更好的模型来探索免疫细胞在慢性环境中的作用以及它们在维持慢性疼痛状态中的作用。进一步研究免疫细胞和胶质细胞参与疼痛应该有可能确定新的靶点和更多的选择性抑制剂。

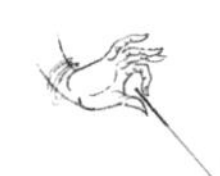

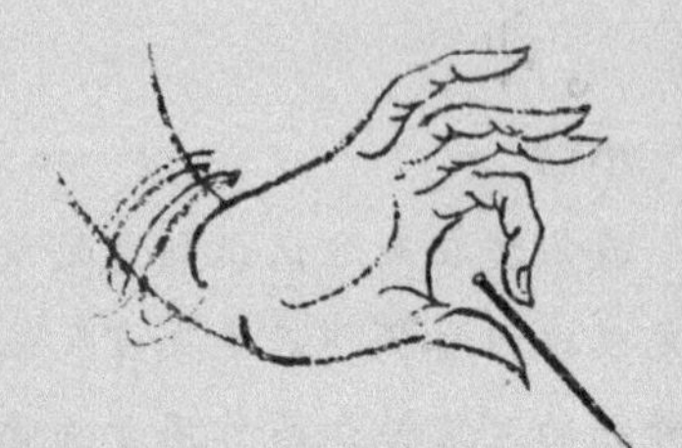

第四章　针刺镇痛的研究

针刺镇痛是一种生理性镇痛，包括经皮穴位电刺激镇痛、毫针针刺镇痛、电针针刺镇痛、皮肤针针刺镇痛、皮内针针刺镇痛、穴位药物注射等。虽然临床用于术后镇痛的药物种类繁多，但每种镇痛药物均有其不可忽视的缺点，近现代以后，针刺镇痛逐渐成为针灸学术研究之热点。神经-体液机制是针刺镇痛的主要机制之一，关于传入神经纤维、脊髓、中脑、丘脑、皮质、边缘系统等的研究也越来越引起关注。

第一节　传统的针刺理论

针刺镇痛是在神经传导的某个阶段改变了信息的传递内容从而达到镇痛效果的一种生理性镇痛，目前对其认识尚待研究。研究方向主要集中在神经结构、神经递质、神经通路、分子生物学、内分泌、免疫、影像学等方面。针刺用于镇痛的方式多种多样，包括经皮穴位电刺激镇痛、毫针针刺镇痛、电针针刺镇痛、皮肤针针刺镇痛、皮内针针刺镇痛、穴位药物注射等。通过针刺治疗可提高疼痛感受阈值和耐受阈值，抑制体表痛，减轻甚至消除深部痛和牵涉痛，缓解急性疼痛和慢性疼痛，同时可减轻疼痛的情绪反应，改善患者的生活质量。近现代以后，针刺镇痛逐渐成为针灸学术研究之热点，国内外学者对针刺镇痛的研究呈现越来越火热的趋势。

中国传统针灸是一种注重预防疾病而不是治疗疾病的哲学。中医针灸哲学认为自然界中存在着两种对立互补的力量：阴阳。这两种力量相互作用来调节气的流动。当一个人处于健康状态时，阴阳平衡，气的流动是平稳和有规律的。当阴阳变得“不平衡”时，气就会有不平衡，这就会导致疾病。古代中国人相信气是流动的，通过对各脏器的刺激，纠正气的不平衡，恢复身体的健康。

传统的针刺疗法是基于这样一种假设，即人体所有的血液循环功能都是由12条（6条阴、6条阳）的旁路，2条中线通道（一条在身体的前面，另一条在身体的后面）调节的。在这些通道中循环的是调节身体机能的一种假设的气。当气的流动被阻断时，疼痛发生，进行针灸，然后进行适当的操作，可以打开通道，从而重建气的自由流动，减轻疼痛。这些仍处于假设阶段，还没有被现代科学技术证实。

第二节　疼痛的产生和影响

疼痛（pain）是最常见的一种临床症状，它是由于伤害性或者潜在的伤害性刺激引起的主观感觉，常伴有运动反射、神经活动与情绪反应，是一种复杂的生理心理现象。当遇到外伤、炎症、缺血、缺氧等伤害刺激时，就会产生疼痛。近年来研究表明，疼痛发生不但与神经元的活动相关，而且与胶质细胞活化、炎症反应参与以及一系列的细胞因子、趋化因子表达量的变化等都存在密切关系，也就是说疼痛是神经元、胶质细胞和细胞因子共同相互作用的结果。

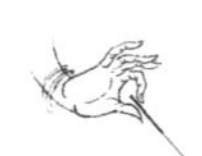

严重的疼痛会导致患者活动受限、食欲缺乏、营养摄入减少，还有入睡困难、烦躁、焦虑等。临床用于术后镇痛的药物种类繁多但大部分都有不良反应，如阿片类药物可引起呼吸抑制和成瘾等；非甾体类抗炎药有胃肠道不良反应，还可能降低血小板聚集能力以至增加出血风险，以及天花板效应等。因此，联合其他非药物镇痛方式，通过多模式镇痛，具有十分重要的意义。针刺镇痛作为一种传统中医疗法在各类临床病证中被广泛使用，尤其对痛症的治疗已被国内外中医和针灸医生广泛接受。

一、伤害感受器

疼痛通过一种无特化的游离神经末梢传导，即伤害感受器（nociceptor），伤害感受器是背根神经节与三叉神经节中感受和传递伤害性信息的初级感觉神经元的外周末梢部分，广泛分布于皮肤、肌肉、关节和内脏器官，是一种化学感受器。

伤害感受器被激活后就会产生痛觉传入冲动，进入中枢引起痛觉。伤害性感受器的激活剂可分为内源性和外源性。外源性又分为毒液、强酸、强碱、高张和低张溶液，其中毒液中的致痛物质又分为小分子致痛物质、蛋白、肽类和酶；内

源性有 K^{+}、组胺、5-羟色胺（5-HT）、血浆激肽、P 物质、乙酰胆碱、腺苷类、前列腺素、儿茶酚胺类等。这些伤害性感受器的激活剂也可称为致痛物质，有的作用于中枢，有的作用于外周。伤害感受器的作用机制见图 4-1。

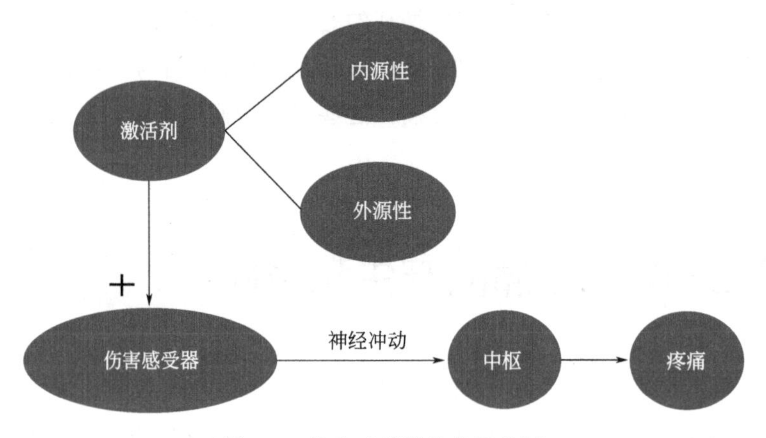

图 4-1　伤害感受器的作用机制

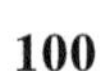

二、抗痛系统

研究显示，人体内存在一种“抗痛系统”。抗痛系统由脑啡肽神经元、脑啡肽及阿片受体共同组成。脑啡肽与阿片受体结合，起着疼痛感觉的调控作用，可维持正常痛阈，发挥生理性镇痛作用。镇痛药的作用是激活阿片受体，激活脑内“抗痛系统”，阻断痛觉传导，从而产生中枢性镇痛作用。抗痛系统的作用机制图 4-2。

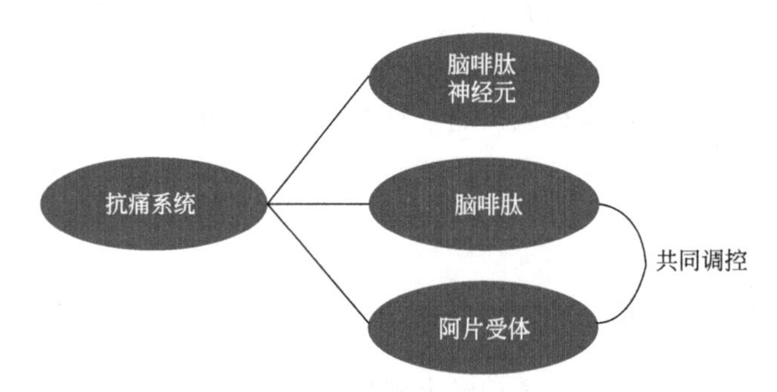

图 4-2　抗痛系统的作用机制

三、脊髓段 A 类纤维和 C 类纤维的调制

疼痛产生需要经过多个途径的传导，例如伤害感受器、传入纤维、脊髓背角、脊髓-丘脑束，还有皮质和边缘系统控制区、下行控制系统、上脑高级神经中枢等。其中，痛觉信号传入和初步整合的部位都在脊髓背角。脊髓背角既可以

接受外周伤害性刺激转入并向上位中枢传递，同时又受到自身抑制性神经元和上位中枢下行调控系统（内源性阿片肽、去甲肾上腺素、5-羟色胺等神经递质）抑制，被誉为疼痛的“开关”，是最为经典的研究区域。

脊髓作为神经调节的初级中枢，主要负责对痛觉信息的传递和调制。抑制性中间神经元（SG 细胞），作为信号传递的“闸门”，主要分布在背角胶质区域，是调制痛觉的关键部位，主要抑制 A 类纤维（非伤害性传入纤维）对背角伤害性信息的传递。当非伤害性刺激引起非伤害性传入纤维兴奋时，抑制性中间神经元被激活，关闭闸门，同时背角投射神经元活动受抑制，阻断痛觉信息的继续传递，从而使人体感到疼痛缓解。在脊髓节段调节痛觉的神经纤维除了 A 类纤维还包括 C 类纤维（伤害性传入纤维），当刺激敏感度较高的有髓鞘的初级传入纤维时，这一阶段的背角痛敏神经元的反应性会减弱，而当阻断或干预有髓神经纤维的传导过程时，则会增加神经元的敏感性。

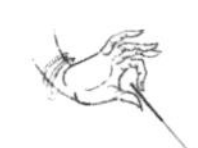

四、脑高级中枢对背角伤害性信息的传递

脑高级中枢的痛觉控制系统由下行抑制系统（也称为内源性镇痛系统）和下行易化系统（也称为内源性致痛系统）共同构成。最主要的下行抑制系统是脑干对脊髓背角神经元的调控系统，该系统主要包括中脑导水管周围灰质（PAG）、延髓头端腹内侧核群（RVM）和一部分脑桥背外侧网状结构的神经元。延脑头端腹内侧区主要包括 4 个神经核团，传出纤维经脊髓背外侧束终止在脊髓背角。

大量研究证实 GABA 在脊髓和延髓背角伤害性信息的传递和调控过程中发挥重要的作用。在脊髓背角，GABA 通过抑制初级传入纤维在脊髓和延髓背角释放谷氨酸（Glu）和 P 物质（SP）而抑制外周伤害性信息传递（突触前机制）。

第三节　针刺镇痛的机制研究

一、针刺镇痛的发展

20 世纪 50 年代以来，在健康人体做实验表明，手动针灸能增加皮肤痛阈，周围神经和脊髓中的传入神经通路介入。近几十年来，常用电刺激增强机械刺激，电针（electroacupuncture，EA）作为针刺的升级手段，以电流刺激模拟传统针刺行针刺激，使之达到与针刺相似的镇痛效果，现已广泛应用于临床和实验研究中。

电针刺激疗法是针灸技术的改良技术，利用电针仪器设定不同频率和强度的脉冲电流，并作用于疾病相关的穴位，以刺激多种神经介质和内源性阿片类物质的释放，这些物质可以起到镇静、镇痛和调节生理功能、减轻炎症反应等作用。电针刺激疗法操作起来比较简便、对人体的毒副作用极少，在临床上也推广开来。

传统的针灸临床选穴方法均强调经络的重要性，认为根据经络选取穴位，才能对症治疗，根据支配穴位所处部位的神经节段的不同，选用对应节段的穴位或邻近节段的穴位及其周围部位进行针刺疗法可以达到较好的镇痛效果。

二、针刺镇痛的神经体液调节机制

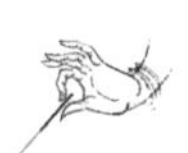

许多学者认为神经体液调节机理是针刺镇痛的主要机理之一，认为针刺镇痛与神经调节物质释放到脑脊液有关。其中关于传入神经纤维、脊髓、中脑、丘脑、皮质、边缘系统等研究较多。神经递质主要分为两类，即分为内源性与外周性，外周性有乙酰胆碱（acetylcholine，Ach）、去甲肾上腺素（norepinephrine，NE）、肽类，内源性有乙酰胆碱类、肽类，除此还有单胺类、氨基酸类以及一氧化氮（nitrogenmonoxide，NO）。针刺镇痛的神经体液调节机制见图 4-3。

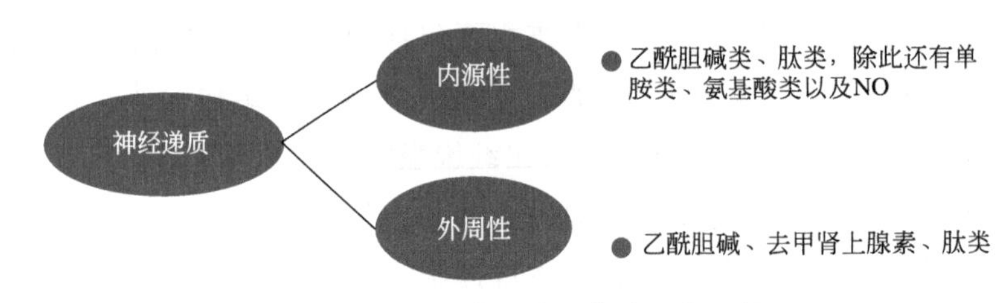

图 4-3　针刺镇痛的神经体液调节机制

1. 神经调节机制

张吉等认为，针刺镇痛涉及整个神经系统，脊髓是初步对针刺镇痛处理的第一站；脑干是针刺镇痛信息整理的中继站；丘脑是加强针刺镇痛和控制镇痛的协调中枢；边缘系统也对针刺镇痛起协调作用；大脑皮质是最高中枢，对针刺镇痛有兴奋和抑制的双重作用，既能加强镇痛，又能抑制其太过，起到保持动态平衡的作用。此外，张香桐提出，针刺镇痛与中枢神经系统（CNS）处的痛觉信号传入和相互整合也有关。

唐敬生等认为丘脑中央下核接受来自三叉神经脊束核尾侧亚核和脊髓背角边缘层神经元的直接投射，丘脑中央下核神经元主要上行投射到同侧前额叶的腹外侧眶皮质，腹外侧眶皮质又发出纤维投射到双侧中脑导水管周围灰质的腹外侧部，该处是脑干下行抑制系统的关键部位，因此推测丘脑中央下核-腹外侧眶皮质-中脑导水管周围可能构成了一个痛觉调制通路。

Biella等运用正电子发射断层扫描技术观察针刺足三里和奇泽对局部血流的影响。证实针刺可以增加扣带回的左前方、两侧脑岛、两侧小脑、左侧额上回和额回的血流。针刺激活的大脑区域与伤害性刺激的大脑区域关系密切。推论针刺作用使疼痛神经床上的各种神经信息失衡，以减轻疼痛的感觉，提高疼痛阈值。

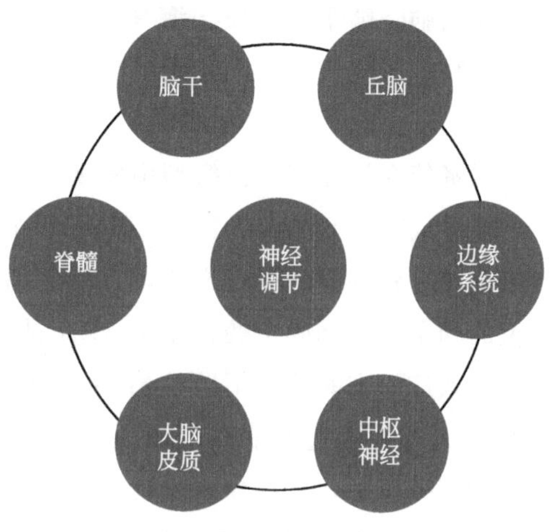

图4-4 针刺镇痛的神经调节机制

吴氏等用行为学和电生理学的方法，探讨苍白球在电针镇痛及兴奋尾壳核镇痛中的作用。结果表明，电针可以延长辐射热引起的缩腿潜伏期，电针可抑制丘脑束旁核神经元的伤害性反应。针刺镇痛的神经调节机制见图4-4。

PAG可直接接受来自脊髓的伤害性神经元传入，研究PAG介导的镇痛机制对镇痛的研究具有重要意义。而且有实验报道，电刺激PAG不仅可以降低背角痛敏神经元的敏感性，还可明显抑制动物的疼痛反应。

2. 体液调节机制

根据神经递质的化学组成特点，可分为胆碱类、单胺类、氨基酸类和神经肽类等。根据神经递质的分布部位，神经递质可分为内源性与外周性两类。外周性神经递质包括乙酰胆碱、去甲肾上腺素和部分肽类递质；内源性神经递质有乙酰胆碱、部分单胺类（如NA、DA、5-HT）、部分氨基酸类（如α-氨基丁酸和谷氨酸）、肽类（如P物质、前列腺素，最主要的是内阿片肽）以及一氧化氮（NO）等。

中枢胆碱能系统在针刺镇痛中起重要作用，大量实验数据表明针刺镇痛时，大鼠下丘脑后核、下丘脑外侧区、脊髓中间外侧核等交感神经中枢内乙酰胆碱酯酶活性增强。Park等应用足三里电针研究发现，脊髓胆碱能受体M1亚型可能参与电针镇痛。陈国斌等研究证实电针双侧足三里可抑制脊髓中胆碱酯酶（Ach E）活性的上调，使突触局部Ach增多，发挥镇痛作用。

单胺类物质也是神经递质的一大分支，其中包含去甲肾上腺素（NE/NA）与肾上腺素（AD）、多巴胺（DA）、5-羟色胺（5-HT）。王升旭等选取太溪、昆仑电针，可使佐剂关节炎大鼠脊髓5-HT含量升高，而NA、DA含量显著降低，

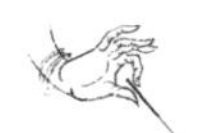

提示脊髓单胺类递质可能参与电针镇痛调制过程。在外周 5-HT 是一种致痛物质，而在中枢 5-HT 参与镇痛过程。范洪力等曾总结历史相关文献研究发现，针刺可以使间脑、脑干、皮质、海马、纹状体、下丘脑、中脑、延桥脑、中缝核、脊髓、丘脑、尾壳核、导水管周围灰质、延髓中缝核、黑质、尾核中的 5-HT 含量增加。

李翠贤等在神经痛大鼠模型中发现，电针可降低脊髓兴奋性氨基酸（excitatory amino acids，EAAs）含量，减轻疼痛反应。γ-氨基丁酸是广泛分布于中枢神经系统的一种抑制性神经递质，在痛觉调制中同样起重要作用。朱丽霞等分别在大鼠的脑室和蛛网膜下腔注射 GABA 拮抗剂，结果发现其能明显阻断电针引起的镇痛效应。在蛛网膜下腔注射 GABA 拮抗剂实验首次证明脊髓上和脊髓水平的 GABA 也可通过激活 GABA 受体参与针刺镇痛效应。

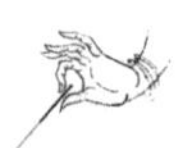

在针刺镇痛中，近些年来发现一类大量存在的神经活性物质——神经肽。神经肽分布于神经组织或非神经组织中，主要包括激素类［如促肾上腺皮质激素（ACTH）、前列腺素（PG）、加压素（VT）、催产素（OT）、生长抑素（SOM）等］、内阿片肽、脑啡肽、内啡肽、强啡肽、缓激肽、速激肽、胆囊收缩素（CCK）等，在电针镇痛中发挥不同的作用强度。针刺可以改变疼痛的信息，通过促进内源性阿片肽释放及上调炎症反应中的局部内啡肽和周围阿片受体，同时抑制内源性致痛物质的产生，脑内的内啡肽、脑啡肽、强啡肽的含量也会明显增多，可进而达到镇痛效果。

韩济生发现，八肽胆囊收缩素的抗电针镇痛作用在中枢痛反应神经元电活动和整体行为反射水平上是协调一致的，推测该作用是通过胆囊收缩素-A 受体而实现的。揭示降低脑内八肽胆囊收缩素的含量或阻断胆囊收缩素-A 受体的作用，均能提高临床针刺的镇痛疗效；证实痛兴奋神经元和痛抑制神经元的电活动作为疼痛和镇痛指标是确实可行的。方智慧等实验发现，生长抑素与机体的痛觉传递和痛觉调节有密切关系。刘文彦等向大鼠中缝大核（NRM）内微量注入催产素后，能明显增加电针镇痛的效应。Lau W. K. 和 Mi Wen-Li 等在神经痛或炎性痛模型中观察发现，电针均可通过抑制脊髓 COX-1/2 表达，降低脊髓 PGE2 含量，以减轻痛敏反应。Lee Hyo-Jeong 等在骨癌痛模型应用足三里持续电针可抑制骨癌痛大鼠速激肽 P 物质（SP）的表达，减轻痛敏。

针刺镇痛时，组胺、嘌呤类如腺苷、NO、Ca^{2+} 在电针镇痛中起着调节作用。Murotani 等研究发现，电针足三里、上巨虚可减轻福尔马林炎症痛，并可抑制脊髓上行系统中脑导水管周围灰质（PAG）中组胺的增加趋势，提示电针镇痛可能与 PAG 组胺功能激活有关。

腺苷（adenosine，ADO）作为中枢神经系统重要的神经递质，其可以通过与不同的亚型受体结合在体内发挥不同的作用。在诸多亚型中，A1 受体与 ADO 的亲和力最强，两者结合后对痛觉信息的传递和调控过程有非常重要的作用。

白波等通过实验发现，大鼠中枢神经系统中 NO 参与了镇痛和电针镇痛的调制过程。脑内 NO 浓度增加明显降低了大鼠的针刺（电针）镇痛作用，而降低神经系统中 NO 含量则在一定程度上增强了大鼠的针刺（电针）镇痛效应。表明 NO-CGMP 代谢途径可能是 NO 对大鼠电针镇痛效应影响的作用机制之一。

姚凯等通过大鼠痛阈的变化，观察外源性升高 PAG 部位游离 Ca^{2+} 浓度对针刺效应的影响，发现外源性升高 PAG 部位游离 Ca^{2+} 浓度后，针刺提高大鼠痛阈的效应受到抑制。说明疼痛刺激使大鼠 PAG 部位神经元内游离 Ca^{2+} 浓度显著升高，针刺镇痛则可使其明显降低。针刺镇痛的体液调节机制见图 4-5。

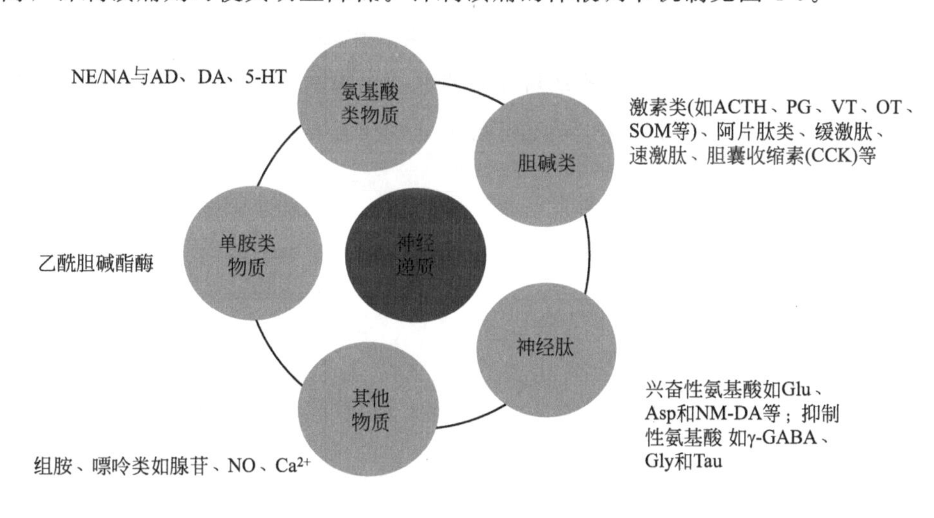

图 4-5　针刺镇痛的体液调节机制

3. 分子调节机制

崔霞等实验发现，*PENK* 基因 CRE-2 是 c-fos/Jun 蛋白的靶基因。电针镇痛时 c-fos mRNA 上升，随后由 c-fos/Jun 蛋白与 PENK CRE-2 结合，激活了 *PENK* 基因，从而增加脑啡肽量，实现针刺镇痛。

王珂用 2Hz 和 100Hz 电针分别作用于各 40 只大鼠，连续 2 天，根据针刺前后痛阈改变百分比和稳定性筛选对镇痛效应好的高反应性大鼠（HR）和镇痛效应差的低反应性大鼠（LR），比较 HR 和 LR 大鼠最后一次电针结束 1h 后 DH 基因表达的异同。实验结果表明，电针治疗脊髓损伤等疾病可能与调节神经可塑性基因有关，2Hz 电针治疗能加强这一效应，而 100Hz 电针治疗可能通过调节谷胱甘肽起到抗氧化应激效应；DH 节段神经递质受体相互作用和抑制促炎细胞

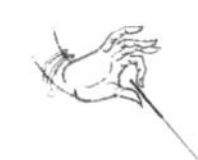

因子释放在 HR 和 LR 中的差异性，提示两者在 2Hz 和 100Hz 电针镇痛效应差异中发挥重要作用。

此外，张琪等采用低频电针刺激观察对慢性疼痛大鼠背根神经节 P2X3 受体表达的影响。还观察了低频脉冲电针对慢性神经病理痛大鼠背根神经节磷酸化环磷酸腺苷反应元件结合蛋白（p-CREB）表达的影响。提示低频脉冲电针的镇痛作用可能部分是通过抑制 *P2X3* 基因和 p-CREB 的表达实现。

上述研究结果表明，电针可以通过改变初级传入神经元中基因的表达而对疼痛起到调控作用。

小结

针刺镇痛本身是一个复杂的，可能是多通路同时进行的过程，针刺镇痛机制非常复杂，目前关于神经递质方面的研究比较多，神经递质之间，致痛物质之间，镇痛物质与神经递质之间的关系非常复杂，需要继续做相关研究以理清思路。此外，大多从神经体液调节来研究镇痛机制，而从血液循环、经络机制等其他方面研究针灸镇痛机制的较少，也有待进一步研究。

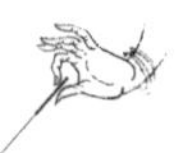

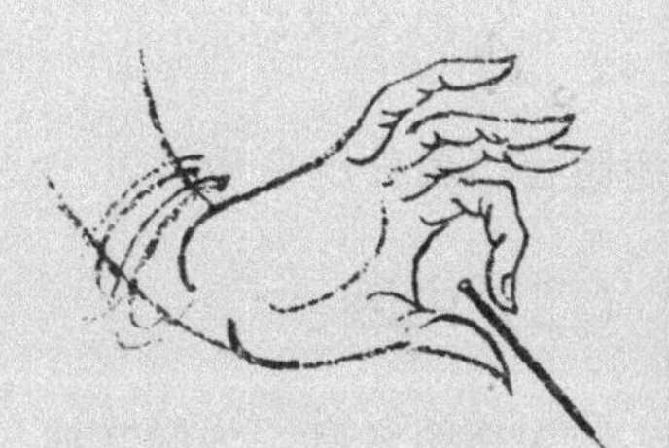

第五章　针刺临床治疗痛症

第一节　头痛

头痛是临床常见的症状，一般泛指头颅上半部即眉毛以上至枕下部这一范围内的疼痛。头为诸阳之会，精明之府，五脏精华之血、六腑清阳之气皆上注于头，使得气血充盈，阴阳升降如常。凡六淫之邪外袭，或直犯清窍，或循经络上传，或痰浊、瘀血痹阻经脉，致使经气壅遏不行，或气虚清阳不升，或血虚经脉失养，或肾阴不足，肝阳偏亢，或情志怫郁，郁而化火，或受外伤，气血瘀滞，经脉受损等，均可引起头痛。若头痛剧烈，经久不愈，呈发作性者，又称为头风。

一、病因病机

（一）外因

1. 六淫外袭

起居不慎，风寒湿热之邪外袭，均可导致头痛。《素问·太阴阳明论》云："伤于风者，上先受之"。故头痛以风邪所致者最为常见。且风为百病之长，多夹时气为患。若风寒袭表，或寒邪上犯，寒性凝滞，则头痛而恶寒战栗。《素问·奇病论》云："当有所犯大寒，内至骨髓，髓者以脑为主，脑逆故令头痛，齿亦痛，病名曰厥逆"。风热上犯清窍，则头痛而身热烦心；风湿所犯，上蒙清阳，则头痛而重；若湿邪中阻，清阳不升，浊阴不降，亦可引起头痛。

2. 颅脑外伤

头部外伤，导致气血瘀滞，脉络闭塞，不通则痛。虽依其久暂有所分别，但从病因言当属外因所致。

（二）内因

脑为精明之府，为髓之海。主要依赖肝肾之精血及脾胃运化水谷精微，输布气血以濡养，故内伤头痛其发病与肝、脾、肾三脏有密切关系。因于肝者或肝阴不足，肝阳偏亢，或肝气郁滞，郁而化火，上扰清窍为头痛。因于脾者，或脾虚升化无权，气血亏虚，气虚则清阳不升，血虚则脑髓失养而致头痛；或脾失健运，痰浊内生以致清阳不升，浊阴不降而发生头痛。亦有伤食、伤酒引起头痛者。《素问·通评虚实论》云："头痛耳鸣，九窍不利，肠胃之所生也"。因于肾者，多因房室过度，耗损肾精，以致髓海空虚，或肾阳衰微，寒从内生，清阳失旷；或肾阴不足，水不涵木，风阳上扰而致头痛。《素问·五脏生成》云："头痛巅疾，下虚上实，过在足少阴、巨阳，甚则入肾"。凡头痛经久不愈，其痛如锥如刺者，则多因久病入络，血瘀络痹所致。

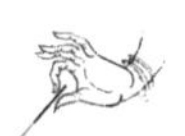

二、病证分类

从病因上分：风寒头痛、风热头痛、风湿头痛、肝阳头痛、气虚头痛、血虚头痛、痰浊头痛、肾虚头痛、瘀血头痛。从部位分：手足三阳经均上循头面，厥阴经上会于巅顶。由于脏腑经络受邪之不同，头痛的部位亦有差异。太阳头痛，多在后头部，下连于项。阳明头痛，多在前额部及眉棱骨等处。少阳头痛，多在头之两侧，并连及耳部。厥阴头痛，则在巅顶部，或连及目系。现代医学中常见的，以针灸为主要治疗手段，或可作为配合治疗手段的头痛，大概包括：血管性头痛（偏头痛、丛集性头痛、高血压性头痛）、颅压变化引起的头痛（腰穿后头痛、良性颅压增高引起的头痛）、头部损伤引起的头痛、紧张性头痛，以及感染性疾病引起的头痛、宿醉头痛、精神性头痛等。临床上血管性头痛很常见，且针刺治疗效果显著，故本节主要介绍血管性头痛。

血管性头痛

（一）偏头痛

偏头痛是以反复发作性头痛为主要症状，可有先兆和伴随症状的综合征。发作间歇期如常人。常有家族史，起病多发于青春期，10～30岁者占80%，常由疲劳、情绪紧张、月经来潮等诱发，饮酒、吸烟等加重。症状多变，每次历时几小时或几天。呈周期性发作。

1. 典型偏头痛

一般在青春期发病，多有家族史，头痛前有典型的先兆症状。在发作前期可有幻觉（如见闪光或某种颜色），或各种形式的盲点，或有眩晕，失语，精神错乱、感觉异常、颜面变色、四肢无力，历时 10～30min 或数小时，头痛开始表现为一侧眶上、眶后或额颞部位的钝痛，偶尔可出现在顶部或枕部。头痛增强时为搏动性疼痛，以增强的方式到达顶峰，然后持续为一种剧烈的固定痛，可一侧或双侧，剧烈时可扩展至整个半侧头部。多伴恶心呕吐、面色苍白、羞明等，头痛持续 2～3h，甚至一整天，患者睡醒后头痛消失，故睡眠能缓解疼痛。

2. 普通型偏头痛

不伴先兆，头痛逐渐加重，历时数日，较典型偏头痛为长，头痛可以是双侧性的。也常有家族史。常伴鼻塞、流涕、流泪及羞明等症状。

（二）丛集性头痛

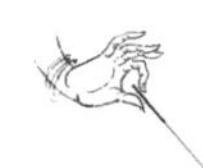

丛集性头痛，又称群发性头痛或偏头痛样神经痛，是一种单侧性、突发性头痛，常以十分规律的方式每天发作，持续数周乃至数月后停止，间隔数月乃至数年再出现，多于 20～40 岁发病，随年龄增大发病率减少。以男性为多。头痛每天有规律地在大致相同时间发生并影响固定部位，午睡后或凌晨发作最常见，常在睡眠中痛醒，疼痛部位位于额、颞及颊部，发作时颞动脉突出，且有压痛，伴有流泪、结膜充血、鼻塞、流涕等，少数有恶心呕吐，饮酒可加重。目前病因尚不清楚。

三、辨证论治

偏头痛和丛集性头痛均属中医少阳头痛范畴，临床辨证分为外感头痛、痰浊头痛、气滞头痛、血瘀头痛。

1. 外感头痛

症状：一侧头痛，疼痛不休，或有恶风发热，鼻塞目眩，苔白，脉浮。

辨证：风邪侵袭少阳，上扰清窍，或久患头痛复因风邪外袭而发，故一侧头痛。风邪郁于肌表故恶风发热，鼻塞目眩；舌脉均外感之象。

治则：祛风解表，通络止痛。

主穴：太阳、率谷、风池、曲池、外关。

针刺法：太阳透率谷，外关平补平泻，风池、曲池用泻法。

方义：太阳、率谷疏解头风，清脑定痛；风池为少阳、阳维之会；外关为少阳络穴，通阳维，阳维维于阳，主一身之表，二者相配能散风热，镇头痛；曲池与他穴相配有疏风解表之功。

2. 痰浊头痛

症状：头部偏痛，连及目眶，头痛昏蒙，或沉重如裹，绵绵不止，并见胸膈满闷，呕吐痰涎，苔白腻，脉弦滑。

辨证：脾失健运，聚湿生痰，痰浊中阻，清阳不得伸展，故头痛昏蒙。湿邪上困故沉重如裹，痰阻胸膈则胸膈满闷，痰浊上逆则呕吐痰涎。苔、脉均为痰浊内停之象。

治则：健脾化痰，降逆止痛。

主穴：太阳、风池、中脘、丰隆、阴陵泉、关元。

刺灸法：太阳、风池泻法，中脘、丰隆泻法，阴陵泉平补平泻，关元补法或加灸法。

方义：太阳、风池清头目，通络止痛；阴陵泉、中脘、丰隆健脾和胃，利湿化痰；关元温阳以利水化湿。

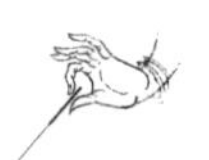

3. 气滞头痛

症状：头痛偏于一侧，左右不一，或迁延至眉棱骨及后颈侧部，多呈胀痛，痛剧则泛呕水，其痛反复发作，每与精神因素有关，并有胸胀痛，舌微紫色，脉沉弦。

辨证：由于情志影响，气机失疏，肝郁气滞，经气被阻则头痛；肝主情志，故头痛与精神因素有关；胆失疏泄，横逆犯胃则呕吐苦水；气机不疏则胸胀痛；舌、脉为肝气郁滞之象。

治则：疏肝理气，通络止痛。

主穴：悬颅、悬厘、风池、内关、太冲。

针刺法：悬颅、悬厘、风池泻法，内关、太冲平补平泻法。

方义：悬颅、悬厘、风池疏利少阳，通络止痛治其标；内关、太冲疏肝理气治其本。

4. 瘀血头痛

症状：头痛经久不愈，偏颞部，固定不移，其痛多剧烈，或搏动性疼痛，或钻痛，或刺痛面色晦滞，唇舌紫暗，脉细涩或沉涩。

辨证：头痛经久不愈，久痛入络，血瘀络痹，故痛处固定不移，如锥如刺；舌、脉均血瘀之象。

治则：活血祛瘀，通络止痛。

主穴：太阳、率谷、风池、内关、膻中、膈俞、太冲。

针刺法：太阳、率谷泻法或刺络放血，风池泻法，其余诸穴平补平泻。

方义：太阳、率谷、风池清头目，通络止痛；膻中配膈俞行气活血；内关为络穴，主脉所生之病；配太冲有理气活血、通络止痛之功。

部位属少阳头痛，治疗取太阳、率谷、风池、中渎、足临泣。丛集性头痛属偏头痛类，治法相近。但因丛集性头痛发作频繁，疼痛剧烈，故在辨证取穴的基础上，加大其刺激量和刺激时间，方可取得好的疗效。

四、其他疗法

1. 耳针疗法

选穴：选取额、颞、枕、神门、肝、心、耳尖。

方法：急性期可用毫针刺法，耳尖放血，每日 1 次。慢性期用耳穴贴压或磁疗或激光照射，隔日或每周 2 次，10 次为 1 个疗程。

2. 电针疗法

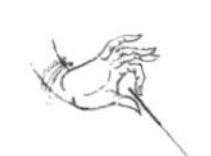

选穴：选取颔厌、悬颅、悬厘。

方法：用脉冲电流，连续波或疏密波刺激，每日或隔日 1 次，每次 20～30min，5 次为 1 个疗程。

3. 穴位注射疗法

选穴：肩胛内上角找敏感点。

方法：找到敏感点后向肩胛冈上部快速注入 15%葡萄糖注射液 5mL，产生明显酸胀感，隔 1～2 天一次。

4. 头针疗法

选穴：颞后线、顶颞后斜线（下 2/5 段）。

方法：用 26 或 28 号针，斜刺，快速刺入，快速推进，在获得良好针感时快速捻转（200 次/分），持续捻转 5min，留针 20min。

5. 手针疗法

选穴：太阳、偏头痛点（环指尺侧近端指关节赤白肉际处）。

方法：患者半握拳，用 28 号针向上斜刺，捻转 20～40 次。留针 30min，每日 1 次，10 次为 1 个疗程。

五、针刺治疗头痛的机制

偏头痛是全世界最致残的疾病之一，因此，适当的治疗至关重要。头痛的病理生理学，可以从一个大概是基因诱导的大脑内部和外部过敏的改变作为头痛的触发器的背景来看待。这些触发器影响三叉神经血管系统，其中包括外周和中枢神经系统的组成部分。刺激三叉神经血管系统导致释放神经肽和其他物质，引起局部炎症和脑干、三叉神经尾核、丘脑和皮质的神经回路的远距离放大，导致中枢敏感化和症状恶化，伴随着中枢下行抑制系统活动减少和控制或消除头痛的能力降低。治疗的目标是防止或逆转这一过程。

对于急性偏头痛等发作的治疗，常规治疗方法包括非甾体类抗炎药、对乙酰氨基酚、组合镇痛药、麦角胺、曲普坦和止吐药。但是，这些药物中的许多药物都可能引起副作用，导致患者不耐受，并且在特定的医疗条件（例如心脏病或妊娠）中禁用。由于这些局限性，人们越来越将针刺作为替代性的急性治疗方法。针刺是在头痛和疼痛社区中越来越流行的一种替代选择，并且是许多国家或地区中使用最广泛的补充疗法之一。

1. 针刺改善脑部的血液微循环

血液微循环的异常改变可能是原发性头痛的病因之一。研究发现，针刺风池穴能扩张椎-基底动脉，使血管弹性增加，血流阻力减少；刺激人迎等穴后血流异常情况均比针刺前要有所改善；局部取太阳、头维、率谷，使针感直达病所，可起到调节神经紧张状态、缓解血管平滑肌痉挛等作用。

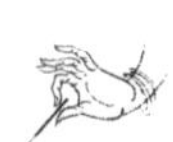

蔡斐等选择偏头痛患者 25 例，以“疏通少阳，升清降浊，通经止痛”为治疗原则，针刺为治疗手段，取主穴：人迎、风池（双侧），局部配穴向对侧颔厌透率谷、太阳、禾髎，施捻转泻/补法，1 次/天，14 天为 1 个疗程，连续 2 个疗程。针刺后经颅多普勒（TCD）诊断仪检查标准级别正常者多于针刺前；血流异常情况（包括血流增快，血流减慢，血管壁紧张性升高）均比针刺前有所改善；血流正常血管支数比针刺前增多；双侧血流不对称血管数少于针刺前。结论：针刺可能是通过改善脑血流情况，改变脑组织血供需求，调节血流不对称性，良性调整脑血管的舒缩功能以达到缓解偏头痛症状的作用。李慧敏等通过颅多普勒诊断仪检测血管性头痛患者颅底脑血流变化，发现血管性头痛患者在发作期和间歇期均存在异常，经过针刺治疗后，4 种不同的流速异常均有所改善，同时观察到针刺前后 MCA、ICA、PCA、VA 的变化均有显著意义（$P<0.01$，$P<0.05$），表明针刺对颅内血流具有正性调整作用，使脑血流趋向正常。

2. 针刺具有良好的抗炎作用

基于抗炎作用的方法是偏头痛的重要治疗策略，在偏头痛发作期间通常使用非甾体抗炎药（NSAIDs）。研究发现，电针（EA）可降低三叉神经节（TG）神经源性炎症介质的表达，从而减轻痛觉过敏，这可能是针刺治疗偏头痛的作用机制之一。

3. 针刺抑制血清降钙素基因相关肽（CGRP）的释放

CGRP 广泛表达于三叉神经节细胞以及所有脑部大血管，是脑循环中最强有力的血管舒张肽。外源性 CGRP 可促使硬脑膜肥大细胞脱颗粒并释放组胺，参与神经源性炎性反应，引起偏头痛发作。临床研究表明偏头痛发作期间患者颈外静脉血中 CGRP 水平增高。

钟广伟等参照 Knyihar-Csillik 方法复制大鼠偏头痛模型，将动物随机分成正常对照组、模型对照组、针刺预防组和针刺治疗组，每组 10 只，采用放射免疫分析法测定 CGRP 浓度；采用 RT-PCR 法测定 CGRP mRNA 表达。结果颈静脉血 CGRP 含量：正常大鼠保持低水平恒定量，模型对照组大鼠 CGRP 含量显著升高（$P<0.01$），针刺预防组及针刺治疗组与正常大鼠相近，但与模型对照组比较，显著降低，故其认为实验性偏头痛大鼠脑内 CGRP 的过度表达，可能是偏头痛发作的分子机制之一；针刺调控 CGRP mRNA 表达可能是针刺防治偏头痛的机制之一。

李桂敏等专门研究了针内关对偏头痛大鼠血浆中 CGRP 含量影响，电针内关治疗后，采用放射免疫法测定偏头痛大鼠血浆中 CGRP 的含量变化。结果发现电针内关能明显降低大鼠血中 CGRP 的含量，电针内关可使升高的 CGRP 含量降低，调节血管扩张状态，改善神经源性炎症，从而使偏头痛症状得以缓解。

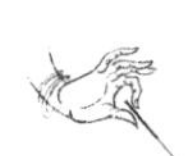

4. 针刺调节 5-HT

5-HT 能使大血管收缩、小血管扩张，使毛细血管通透性增加，也是重要的单胺类神经递质。研究发现，偏头痛发作时人体内 5-HT 含量下降，而针刺能增强偏头痛大鼠的脑干及三叉神经节组织中 5-HT1F mRNA 的表达，提高血浆 5-HT 含量，改善脑内血管的舒缩障碍。

王萌萌等针刺干预偏头痛模型大鼠后，采用荧光定量 PCR 法、免疫印迹法（Western blot）检测大鼠三叉神经脊束核、中脑 5-HT1DR 的 mRNA 和蛋白表达情况。结果发现与对照组比较，模型组三叉神经脊束核、中脑中 5-HT1DR 的 mRNA、蛋白表达均显著降低。其结论是针刺法对偏头痛的治疗作用可能与激活 5-HT 的表达有关。钟广伟等将 40 只大鼠随机分为正常对照组、模型组、针刺预防组和针刺治疗组；采用反相高效液相色谱法分别测定颈静脉（external jugular vein，EJV）中 5-HT 含量。结果发现与模型组比较，针刺预防组和针刺治疗组 5-HT 明显升高（$P<0.01$）。其认为针刺不仅能治疗偏头痛，而且能减慢 5-HT 的降解，推测针刺偏头痛可能是通过调节 5-HT 含量而实现的。

5. 针刺调节 G 蛋白（鸟苷酸结合调节蛋白）

G 蛋白是一类重要的膜蛋白家族。在神经血管内皮细胞受体——腺苷酸环化酶（Ac）信号传导系统中，刺激性 G 蛋白（Gsα）可激活 Ac，将腺苷酸转化为第二信使 cAMP，调节脑内血管活性物质或神经递质、神经肽的释放；抑制性 G

蛋白（Giα）可通过抑制 Ac 活性影响第二信使 cAMP 的生成，进而影响血管舒缩功能。偏头痛发作可能与脑干组织 G 蛋白信号传导系统功能障碍有关。偏头痛发作时 Gsα 升高，Giα 降低，使 cAMP 浓度上升。

李臻琰通过皮下注射硝酸甘油（10mg/kg）建立实验性偏头痛大鼠模型，将动物随机分成正常对照组、生理盐水组、模型对照组、针刺组，运用免疫印迹法检测脑干组织 Gsα 和 Giα 的含量。结果发现皮下注射硝酸甘油 4h 后脑干组织 Gsα 蛋白含量明显升高（$P<0.01$），Giα 蛋白含量明显降低（$P<0.01$），Gsα/Giα 蛋白比值升高；针刺治疗组与模型组比较，脑干组织中 Gsα 蛋白含量明显降低（均 $P<0.01$），Giα 蛋白含量明显升高（均 $P<0.01$），Gsα/Giα 蛋白比值降低，其认为偏头痛发作可能与大鼠脑干组织 G 蛋白信号传导系统功能障碍有关；针刺介导的 G 蛋白信号通路可能是其防治偏头痛的重要机制之一。

小结

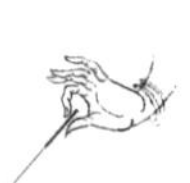

针刺止痛的长期效应是其优于药物治疗的一大特色，针刺治疗原发性头痛的效果也十分明显，如今，针刺疗法也被越来越多的人接受和认可，但针刺治疗原发性头痛的作用机制尚未十分明确，还处于探索阶段，需要我们进一步研究与发现。

第二节　牙痛

牙痛是一种常见疾病，是牙实体或周围组织的炎症反应。本病多有实、虚之分。实证多因胃火、风火、虫蛀引起，虚证多由肾阴不足，虚火上炎所致。本病包括现代医学的龋齿、牙髓炎、尖周炎、牙周病、冠周炎等。

一、辨证论治

1. 胃火牙痛

症状：牙龈红肿，疼痛剧烈，遇冷痛减，或有溢脓，兼见口臭便秘、尿黄赤、口渴欲饮，舌红苔黄，脉弦数。

辨证：本病患者多平素嗜辛甘辣肥，阳明蕴热。又阳明胃经循于齿中，胃腑有热，口舌生疮，郁久化火而循经上犯于齿，则发齿痛；火灼上扰则喜冷；因遇冷，火热之邪被抑则遇凉痛减；口臭为胃腑熏蒸而然；大便秘结、尿黄赤是肠腑实热，津液被灼所致；舌红苔黄、脉滑数均为胃肠阳明热盛之象。

治则：清泻胃火，通络止痛。

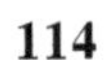

主穴：下关、颊车、合谷、内庭、颧髎、大迎。

针刺法：针刺用泻法。

方义：上齿为足阳明所主，故上齿痛取内庭，取其上病下治，可达循经远刺止痛之效；内庭为胃经荥穴，刺之可以水抑火；下齿为手阳明所主，故下齿疼取合谷，循经远刺以泻其郁热之邪，《四总穴歌》中有“面口合谷收”的经验，故合谷穴也可用于止上齿痛；下关、颊车、颧髎、大迎等局部穴以调畅局部之气血。共奏清泻胃火，疏通齿络的功效。

2. 风火牙痛

症状：牙龈红肿，痛甚而热，兼见发热恶风，舌苔薄白，脉浮数。

辨证：风邪侵袭经络，郁于阳明，日久化热，风火窜扰上犯于齿络而发牙痛；风邪内郁，阻遏阳气不能外达故恶风、发热；舌红苔薄白、脉浮数均为风火之象。

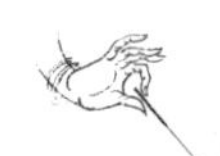

治则：清泻风热，疏通止痛。

主穴：合谷、外关、风池、颊车、下关。

针刺法：针刺用泻法。

方义：合谷为阳明经合穴，是调理气血，通络止痛的要穴；风池、外关疏风散热。针之可治本；颊车、下关是局部取穴，针之可沿经近刺，疏通齿络以止牙痛。

3. 虚火牙痛

症状：牙痛隐隐，缠绵不愈，时作时止，牙齿浮动，牙龈萎缩色淡，兼见腰膝酸软、潮红烦热，舌红少津，脉细数无力。

辨证：齿为骨之余，由髓所养，而肾主骨生髓，肾阴虚，髓不足，水不涵木，虚火妄动，则牙痛隐隐，牙齿浮动；内髓不养齿，则牙龈萎缩色淡；肾阴不足，肾之外府腰失所养，故腰膝酸软；舌红少津，脉细数无力，潮热颧红，均为阴虚火旺之征。

治则：滋阴泻火，疏通气血。

主穴：太溪、行间、合谷、颊车、下关。

针刺法：太溪用补法，行间、合谷用泻法，其余用平补平泻法。

方义：太溪为肾经原穴，针刺用补法可调补肾气；行间为肝经荥穴，针刺用泻法可清热泻火，二穴共用可滋阴降火。合谷是阳明主穴，针用泻法，可通调阳明经气，又阳明经络通于齿，故刺合谷可疏通经络，调气止痛。颊车和下关为局部选穴，针之可疏通齿络。

二、其他疗法

1. 耳针疗法

选穴：神门、拔牙麻醉点、喉、牙、牙痛点。上牙痛加上颌、胃，下牙痛加下颌、大肠。

方法：用王不留行贴压，选用探棒寻找上穴的最敏感处，然后埋压，每日嘱患者按压 4 次，以耳郭灼热为度。每周 2 次。

2. 三棱针疗法

选穴：耳尖、牙痛奇穴（在内分泌、三焦、内鼻三穴的中间，在此区寻找敏感点）。

方法：先将耳郭充分捏揉充血，消毒后在耳尖放血 1～2mL，再用细三棱针或毫针在牙痛奇穴快速散刺，以出血为度。通常可即刻止痛。

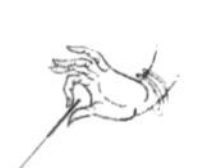

3. 火针疗法

选穴：牙痛局部。

方法：将细火针烧至红亮，迅速点刺红肿牙龈有脓点处，可直接点灼脓点，连刺 3～5 针，痛甚时可每日 2 次。通常即刻见效。

第三节　颞颌关节功能紊乱症

颞颌关节功能紊乱症是口腔科常见病与多发病。好发于 20～40 岁的青壮年。常发生一侧，亦可累及双侧。本病发生的原因比较复杂，目前尚不明确，可能与关节肌肉过度兴奋或过度抑制、牙咬合关节紊乱、关节先天畸形、创伤及寒冷刺激有关。其主要病理变化可造成颞颌关节软骨盘及关节周围肌肉、韧带损伤而引起无菌性炎症。临床表现为下颌关节区疼痛、强直、弹响、肌肉酸胀，张口受限，下颌运动障碍和咀嚼肌无力等，少数患者可见头昏、耳鸣、舌麻、口干等症。本病中医学称“颌痛”“颊痛”“口噤不开”。

一、辨证论治

症状：颞颌关节弹响、疼痛，开口运动异常。部分患者开口初期或闭口末期有弹响，有些则在开口末期或闭口初期有弹响。弹响时常伴有不适感或疼痛。有些患者开闭口运动时可出现连续性的揉玻璃纸样杂音。舌脉通常正常。

辨证：本病属颞颌关节局部病证。多由风寒袭络，致使颞颌关节脉络不通，不通则疼痛，开闭异常等。

治则：疏风通络止痛。

主穴：颞颌关节局部腧穴为主。上关、下关（轮换用）、听宫、耳门（轮换用）；翳风、颊车、合谷。

刺灸法：上穴多用温针灸法。即进针得气后，用1.5～2cm艾卷段穿置针柄上，点燃后，留针候气，每针可灸2～3段，每日1次，病久可隔日一次，10次为1个疗程。此外，也可先在上穴针刺，用平补平泻法，然后取针，再在针孔处施温和灸5～10min。

方义：翳风、合谷为祛风、调气、止痛要穴；上关、下关、听宫、耳门、颊车为温针灸局部取穴，温针灸或针后加灸都可疏通局部气血，使之通而不滞，通则不痛。

二、其他疗法

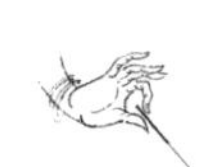

1. 耳针疗法

选穴：枕小神经、喉牙、内分泌、上下颌、神门、颞颌点（在耳屏软骨弯曲部外缘突出有一敏感点，称颞颌点）；上颌、下颌、面颊、三焦、肝、胆。

方法：上述穴位中，任选一组，若疼痛较甚时可用耳针法；若疼痛较轻时可用王不留行贴压法。使用耳针前，应严格消毒。使用王不留行贴压时，应事先在穴区用探棒寻找最敏感点，将王不留行固定在已剪成$5mm^2$或$6mm^2$的小方胶布上，然后贴压在穴区，每日让患者按压5次，疼痛甚时，可随时按压。每周2次，5次为1个疗程。

2. 电针疗法

选穴：上关、下关（轮换用），听宫、耳门（轮换用），翳风，颊车，合谷。

方法：针刺得气后，用9～12V电针机，上部穴接阴极，各穴轮流通电刺激10min，下部穴接阳极，每穴15min，电流强度由大到小，以患者耐受为度。每日1次。

3. 按揉法

选穴：下关、颊车、翳风、完骨、风池、合谷。

方法：上穴局部涂少许液状石蜡或松节油以润滑皮肤，然后用拇指以每分钟80～110次频率点揉穴位，使关节区周围肌肉缓解，继则顺着咀嚼肌群纤维走行方向，一手拇指指腹固定于肌肉起点或止点，以另手拇指指腹侧来回做捋顺动作，指压强度根据患者的敏感程度而异，以能承受的最大强度为佳，反复捋顺5min后重复点以上穴位，每次10min，每日或隔日一次，5次为1个疗程。

4. 头针疗法

选穴：额中带。

方法：可用齐刺或傍针刺法，以加强针感。小幅度用提插泻法行针，在行针时，应用拇指指腹由轻到重反复揉按下颌关节处的压痛点，约2min之后，再用手掌大鱼际部在面颊部反复旋转揉按数次。每次行针3min，10min再行1次，留针30min，每天1次，5次为1个疗程（应注意避免寒冷刺激，尽量不咀嚼硬韧食物）。

5. 激光疗法

选穴：下关、合谷、颊车、听宫。

方法：激光仪光源垂直照射，剂量为8～10mW，每穴照8～10min，每次2～3穴。每日1次，10次为1个疗程。

6. 穴位磁疗

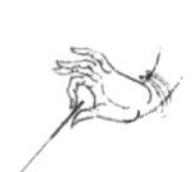

选穴：下关、听宫。

方法：应用表面磁通密度为80～150MT的磁片，贴敷在穴位上，3～4日复查一次，30天为1个疗程。也可用CL-6A或CL-7B型旋磁治疗机，磁头直接贴在穴位部，每日治疗20～30min，2周为1个疗程。

7. 穴位埋线疗法

选穴：下关、太阳、合谷。

方法：用穴位埋线法。先将穴位区皮肤消毒麻醉，用9号穿刺针穿0号羊肠线1cm，刺入穴内。其中下关直刺1.5～2cm；太阳，向后斜刺1.5cm；合谷，直刺1.5cm。待有针感后注入肠线，外敷消毒纱布，20天埋线一次，共进行3次。

8. 穴位注射疗法

选穴：下关。

方法：用0.5%～1%普鲁卡因注射2～3mL，每周2～3次；或用地塞米松注射液0.5mg加入0.5%盐酸普鲁卡因，3～5天一次。

第四节 咽喉痛

咽喉痛是属咽喉部黏膜炎症范畴，是常见病、多发病。常由病毒或细菌感染引起。此外有害气体、粉尘以及长期烟酒刺激均可诱发或加重本病。其病理表现为咽喉部黏膜充血红肿，炎性细胞浸润，重者可出现化脓性变化。本病因其咽喉红肿似蚕蛾，故中医学亦名“乳蛾”“喉蛾”。又以喉部气血壅滞、不通则痛为主要病机，故又有“喉痹”之称。本病包括现代医学的急慢性扁桃体炎及咽炎。

一、辨证论治

1. 风热

症状：初起咽喉轻度红肿疼痛，逐渐红肿显著，疼痛加剧，兼见发热恶风、咳嗽、痰黄黏稠、咽喉不利、口微渴，苔薄黄、脉浮数。

辨证：本病多为风热感冒之主症。通常肺经素有蕴热，或风热病邪侵袭肺卫，正邪相争，故发热、恶风、头痛；咽喉通于肺，肺经蕴热上犯，咽喉也受侵袭，故咽痛红肿，肺失清肃则咳嗽；热灼津液故口渴；痰黄、苔黄、脉浮数为风热侵犯肺卫之象。

治则：疏风宣肺，清热利咽。

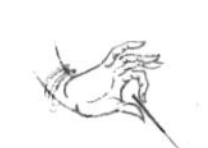

主穴：取手太阴、阳明经穴为主。少商、尺泽、合谷、翳风。

针刺法：针刺用泻法，或三棱针点刺出血。

方义：少商为手太阴经之井穴，五行属木，木主风，点刺出血，可宣肺、祛风、清热，是治疗咽喉痛的主穴；尺泽为手太阴肺经之合穴，五行属水，有泻肺热的作用，取其实则泻其子之意；合谷属于阳明经，亦有清热、利肠、宣肺的作用，与翳风配可清咽利喉。此外，若风热甚者可加用大椎及曲池，大椎可用刺络拔罐法。

2. 阴虚内热

症状：咽喉稍见红肿，疼痛较轻，或吞咽时始觉疼痛，兼见潮热颧红、腰膝酸软、头晕耳鸣，舌质红，脉细数。

辨证：本病之根本在于肾之真阴素亏，水不涵木，虚火上浮，相火妄动，则潮热颧红，头晕耳鸣；又肾脏之经脉上循喉咙，肾阴不足，虚火上炎，津不濡喉，故咽喉轻度干痛，时见红肿；肾精亏损，肾之府腰失所养，故腰膝酸软；舌质红，脉细数皆属肾阴不足，虚火上炎之征。

治则：补肾水，利咽喉。

主穴：太溪、照海、鱼际、复溜。

针刺法：上穴针刺用平补平泻之法。

方义：太溪是足少阴肾经之原穴，照海为足少阴经和八脉的交会穴，两脉均循行于喉咙，取之可清调两经经气，益阴利喉；复溜可补肾水而降虚火；鱼际为手太阴经荥穴，有利咽喉清肺热之功，四穴同用，可使阴增火降，咽清喉利。

3. 肺胃热盛

症状：咽喉剧痛，吞咽困难，兼见高热、口渴欲饮、尿赤便干、口臭、头痛、舌红苔黄燥少津，脉滑数。

辨证：本证为肺胃二经壅热炽盛，正邪相争剧烈则高热不退；热邪上扰则头痛，咽喉疼痛；胃热在滞则口臭、便干、尿黄；舌苔黄燥少津、脉滑数均为肺胃热盛津伤之征。

治则：清胃火，泻肺热，利咽喉。

主穴：内庭、少商、天突、合谷、尺泽。

针刺法：针刺用泻法。少商可用三棱针点刺放血。

方义：少商为手太阴经之井穴，点刺出血可泻肺热，利咽喉；合谷为手阳明之合穴，尺泽为手太阴肺经之合穴，二穴相配可清胃火，泻肺热；内庭为足阳明之荥穴，刺之可清泻阳明之热；天突居咽喉之附近，针之可清咽利喉，利气止痛。

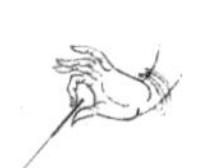

二、其他疗法

1. 耳针疗法

选穴：耳尖、咽喉、口、内分泌、肾上腺，神门、耳轮穴 1～6、肾、胃、肺。

方法：每次根据病情需要选取 3～5 穴。每次治疗前，先将耳尖揉挤充血，用三棱针或粗毫针点刺放血数滴，然后用王不留行或六神丸药粒用胶布贴压固定在其余穴上，嘱患者每日按压穴区 2～3 遍，以耳部热痛为宜，每周 2 次，4 次为 1 个疗程。此法适用于慢性咽喉痛。如果发病较急，可用 0.5～1 寸毫针针刺该穴，每日 1 次，连针 3 天即可见效。

2. 三棱针疗法

选穴：耳背静脉、耳轮穴、螺针穴（位于食指螺纹正中处）、咽喉两侧扁桃体处。

方法：上述穴区任选一组，消毒后，以三棱针点刺放血数滴，每日 1 次。若在耳背静脉放血后应注意用消毒敷料固定以防感染。在扁桃体局部点刺时要注意消毒针尖，针后用淡盐水漱口。本法适用于重症或实证。

3. 皮肤针疗法

选穴：合谷、大椎、颈椎 4～7 两侧、颌下、耳垂下方（翳风为主）。

方法：先在颈椎 4～7 两侧推挤按压，通常可有条索及压痛的阳性反应，颌下可触到结节，压痛亦较明显。用皮肤针叩刺上述阳性反应区，可用强刺激，使局部潮红溢血。其余穴区可用中刺激即可。若发热甚时，可加叩大、小鱼际及骶部；咳嗽甚者可加叩气管两侧及太渊穴。

4. 火针疗法

选穴：阿是穴（红肿扁桃体局部）。

方法：患者仰卧张口，医者站立于一侧，左手持压舌板压于患者舌面中部，右手持较粗平头火针或火铍针，烧至红亮迅速点刺肿大扁桃体处，若有脓点时，可灼点脓点，连刺3～5针。急性病者通常每日1次，连刺3日可愈，慢性病者可隔日1次，5次为1个疗程。应注意刺针的速度及针温的保持。对于小儿施用本法时应有助手帮助固定头部。

5. 穴位注射疗法

选穴：体穴为少商、大椎；耳穴为扁桃体。

方法：每次选2～3穴。用1∶100青霉素，少商、耳穴，注入0.1mL青霉素；大椎，注入1mL青霉素。每日1次。此外也可用2%盐酸普鲁卡因或注射用水。肺胃热盛，可加合谷、内庭。肾阴不足，可加太渊、照海、复溜。

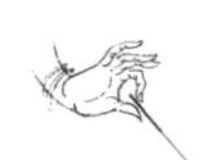

注意：体穴每穴注入1mL左右，耳穴或指尖穴可注0.1mL。体穴用青霉素时应事先做皮试。

6. 穴位敷贴疗法

选穴：合谷。

方法：朱砂、冰片、轻粉等量，共研细末，独头蒜1枚，诸品共捣烂如泥，装入小盒内，扣在合谷并固定，经一昼夜后取下，穴区通常起紫黑色水泡，消毒后刺破，令恶水流出，外涂甲紫。本法尤对风热证及肺胃热盛证的高热咽痛者效果明显。

第五节　落枕

落枕又称“失枕”。《外科汇纂》曰：“有因挫闪及失枕而项强痛者”。好发于20岁以后的成年人，冬春两季发病较多。此症多因睡眠时枕头过高、过低或过硬，或睡眠时姿势不良，头颈过度偏转，使一侧肌群在较长时间内处于过度伸展状态，以至发生痉挛（主要是胸锁乳突肌、斜方肌及肩胛提肌痉挛）。颈背部遭受风寒侵袭也是常见因素，如严冬受寒，盛夏贪凉，风寒外邪致使颈背部某些肌肉气血凝滞、经络痹阻，从而发生拘急疼痛，功能障碍。临床表现为颈项部一侧肌肉酸痛强硬（双侧同时发病者较少），头向一侧歪斜，活动受限，尤以向患侧旋转障碍明显，严重者酸痛可牵引至肩背部。颈项部肌肉痉挛压痛，触之如有条索、块状，斜方肌及大小菱形肌部位亦有压痛。

本病往往起病较快，病程较短，两三天内即能缓解，一周内多能痊愈。如痊愈不彻底，易于复发。若久延不愈，应注意与其他疾病引起的颈背痛相鉴别。

现代医学认为，本病多发生在颈椎2～7的关节部位，而最好发处位于颈椎2～3。从解剖学及功能上来看，该段处于椎体间有椎间盘组织结构的开始节段，其上方是属颅椎关节组合节段，其下方直接连接与之相同结构的颈椎群体，因此它就成为两者之间的过渡地带，为首先具有椎间盘结构的活动关节。且颈椎关节结构较平坦，关节囊松，滑动度大，故稳定性差。睡眠时肌肉放松，头颈部因长期屈曲或过度伸展而关节受损，再受到风寒侵袭，则更易诱发本病。受损的变化可能使关节囊及滑膜充血、水肿，其增厚的滑膜可嵌入关节，次日醒来即觉疼痛；或由于姿势不良，一部分椎间盘组织逐渐移向伸侧，刺激神经组织所致；也可因患者业已存在轻微的颈椎退变，活动度减少，经不良姿势睡眠后或颈部活动突然超过正常范围时，导致发病。

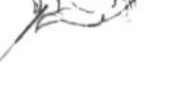

一、辨证论治

1. 起居失常，经络阻滞

症状：此症多在一觉醒来后，突然感觉颈项转动不利，不能自由旋转、后顾，如向后看时，需整个躯干向后转动。疼痛范围各不相同，一般集中在颈局部，也可超过颈根部至一侧肩臂部。如一旦转向患侧，即发生针刺样剧痛，并可传导到头颈部及肩部。患侧颈项肌肉常有粗硬感，有压痛，触之有条索及块状，斜方肌及大小菱形肌部位有压痛。舌淡苔薄白，脉弦。

辨证：由于睡眠姿势不良，使颈部处于过伸或屈曲状态，致使经络阻滞，气血运行不畅，气血不通则痛，故可见局部疼痛，经络不通，故而颈部转动不利，强行转动则出现刺痛。因气血不通畅，故触摸颈部可见肌肉粗硬，触之疼痛。

治则：通经络，行气血。

主穴：风池、大椎、天柱、肩井、颈夹脊、太溪等。

针刺法：大椎，直刺0.5寸，局部酸胀；风池，向对侧眼眶斜刺0.8～1.2寸，针感可向侧头部扩散；天柱，向内或向外斜刺0.5寸；肩井，向后下斜刺0.5～1.2寸，使针感向颈肩部扩散，颈夹脊，向脊柱方向斜刺0.5寸。每次选取上述3～4个穴，同时可随症加用合谷、外关、曲池等穴。

方义：因起居失常，经络阻滞于颈部，不通则痛，颈部为阳经之所过，故取风池、肩井，疏理少阳之气。取诸阳经之交会穴大椎，及相应病变部位之夹脊穴，以通利诸阳经之脉气，后溪为八脉交会穴之一，交于督脉，故取之以通督脉，天柱为太阳经之穴，取之可利太阳之气，诸阳皆通，则病自愈。

2. 素体亏虚，感受风寒

症状：露卧当风或长时间坐于电扇、空调下工作，某日突感颈项疼痛，转动失灵，有时可伴有肩胛周围、上背部疼痛。疼痛多以一侧为主，也有正中疼痛者，两侧疼痛者临床上甚为少见。患侧颈部肌肉僵硬，怕冷，甚则活动板滞不利，压痛明显。体虚重者可见头晕耳鸣，恶寒，腰膝酸软，舌淡苔白，脉弦细。

辨证：夜卧当风，或久吹电扇、空调，致使项背受寒，加之素体亏虚，易受风寒侵袭。风寒侵入颈部经络，络脉受阻，气血运行不畅，故见颈项疼痛。素体亏虚，肾虚不能生肝，肝虚不能养筋，加之寒邪凝滞，故出现颈部转动不利，肌肉僵硬。风寒侵袭，腠理开泄，故见恶寒。肾虚肝亏，不能荣养筋骨，无以充耳，故见耳鸣、膝酸等症。

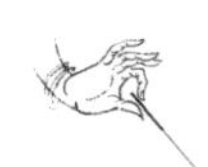

治则：祛风散寒，温经补虚。

主穴：风池、风门、大椎、后溪、肩井、合谷。每次选取主穴3～4个，肾虚严重者可加肾俞、足三里等。

刺灸法：大椎、风池、肩井等穴刺法同上。风门，向内斜刺0.5～0.8寸，局部酸胀为度。后溪，直刺0.8～1.5寸，强刺激手法。合谷，向内斜刺0.5～0.8寸，并雀啄灸局部，至出现红晕，持续约15min。肾俞，直刺0.8～1.2寸。足三里，直刺1.0～1.5寸，针感可向下扩散。留针30min，每5min行针一次，特别是后溪穴强刺激捻转，然后嘱患者活动颈部。针上加艾条或艾条悬灸。

方义：取风池、风门以疏风散寒；取肩井以疏利少阳之气；取大椎以疏利三阳之气，取合谷以疏风散寒，通经活络；后溪为八脉交会穴之一，通于督脉，督脉总督诸阳，可疏利诸阳之气。合谷属手阳明大肠经原穴，行疏风解表之效。如患者素体亏虚，需补虚温经，故取肾俞以补肾助阳，取足三里以补中焦脾胃之气。诸穴共奏疏风散寒，温经补虚之效。

二、其他疗法

1. 耳针疗法

选穴：颈、颈椎、枕、压痛点。

配穴：肩、神门、内分泌等。

方法：耳针刺法，选1～1.5寸毫针，强刺激，捻针时嘱患者徐徐转动颈项，2～3min，留针60min，每日1次。耳压法，以王不留行、莱菔子等贴压穴上，每日按压3～5次，以按压局部疼痛发热能耐受为度。

2. 穴位注射疗法

选穴：天柱、新设、阿是穴。

配穴：足三里。

药物选择：①当归注射液 2mL，阿尼利定 2mL，维生素 B_{12} 1mL；②维生素 E 油剂 2mL。

方法：选当归注射液 2mL，阿尼利定 2mL，维生素 B_{12} 1mL 抽入注射器摇匀，先于天柱注射 1～2mL，余药可注入同侧足三里。选维生素 E 油剂 2mL，注入新设或阿是穴，每穴注入 1mL。

3. 皮肤针疗法

选穴：疼痛局部、肩背压痛点。

方法：局部及痛点处消毒，先以皮肤针叩刺颈项强痛部位，然后叩刺肩背压痛点。叩打致皮肤微见渗血为度。同时多配合叩刺部穴位拔火罐 5min。注意出血不宜过多。

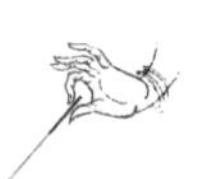

4. 电针疗法

选穴：新设、肩中俞、养老、外关等。

配穴：风池、肩外俞、大椎等。

方法：每次选主配穴各 1～2 个，针刺得气后，接电针治疗仪，通电 20～40min，强度以患者能耐受为度，每日或隔日 1 次。

5. 刺络拔罐疗法

选穴：局部压痛明显处。

方法：先用掌根在患者压痛明显处用力揉按片刻，常规消毒后用三棱针快速点刺 3～5 次使之出血 2～5mL，然后拔罐 10～20min。

三、针刺治疗落枕的机制

1. 针灸改善血液循环

现代医学认为，急性颈痛多是由于夜间睡眠姿势不良，头颈长时间处于过度偏转的位置，或因睡眠时枕头不合适（过高、过低、过硬），使头颈处于过伸或过屈状态，从而造成颈部的一侧肌肉过度紧张，使颈椎小关节扭错，长时间的小关节错位会导致静力性损伤的发生，使伤处肌筋强硬不和，气血运行不畅，引起局部疼痛不适，动作受限。除此之外，某些颈部外伤，也可导致肌肉保护性收缩以及关节扭错，再逢睡眠时颈部姿势不良，气血壅滞，筋脉拘挛，也可导致本病。对于素有颈椎病等颈肩部筋伤者，稍感风寒或睡姿不良，即可引发本病，甚至可反复“落枕”。潘路平等选取 60 例患者，进行针刺治疗，发现针刺主要通过机械应力效应，增加血液细胞摄氧含量，可以减轻患者疼痛，缓解肌肉痉挛。

2. 针刺影响肌肉疼痛

落枕患者多为急性发病，临床多以颈部稍活动而剧烈疼痛，而致颈部活动受限为主。西医认为落枕多由于躺卧姿势不良，枕头高度、软硬不当，使一侧的肌群长时间处于高度伸展状态而发生痉挛，各肌群间平衡失调所致。临床上以颈部一侧或双侧胸锁乳突肌、肩胛提肌等肌群过度紧张，导致患者头向患侧倾斜、下颌转向健侧、颈部僵硬、活动受限；甚至疼痛牵及头部、背部及上臂部；患侧可触及条索状僵硬的肌块，压痛明显。陈钰杰等在实验中发现针刺消除了患者对于手法直接治疗其疼痛肌肉的恐惧，针刺可以促进局部损伤组织修复，缓解疼痛，对照组经治疗后也取得了一定的疗效。传统认为，针刺落枕的作用机制是自身抑制和（或）交互抑制等神经生理学机制，通过拮抗肌的收缩对抗疼痛肌的肌紧张。拮抗肌向心性肌肉收缩，对抗疼痛肌肉，使受限制的疼痛肌放松被拉长，从而降低其张力，缓解疼痛，改善症状。此技术不直接作用于患者疼痛肌，而作用于疼痛肌的拮抗肌，且手法温和自然，在急性期使用较安全有效，并能迅速缓解疼痛，改善因受限肌肉疼痛而引起的活动受限。此技术不触及或少触及患者疼痛的部位，易被患者接受，能快速放松肌肉、消除疼痛、改善颈椎活动范围，能收到立竿见影的效果。传统的推拿治疗常直接作用在疼痛的颈部肌群，会引起患者剧烈的疼痛与不适，在急性期发生较严重的组织反应时手法治疗直接作用于疼痛肌属于禁忌证。

针刺治疗落枕的作用机制见图 5-1。

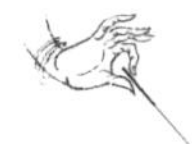

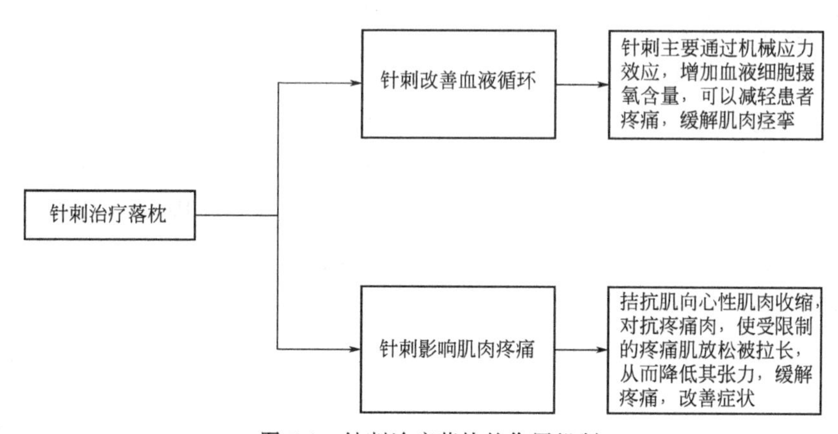

图 5-1　针刺治疗落枕的作用机制

小结

随着医学的进步和发展，针刺治疗落枕的方法也在逐渐增多，呈现多元化、优质化的发展势头。针刺治疗落枕痛苦小，疗效快，无毒副作用，达到通则不痛的目的。虽然针刺治疗落枕临床已经取得较好效果，但还需继续提高和完善。总之，传统的针刺治疗落枕疗效肯定，且方法简便、安全、无不良反应、费用较低，易于患者接受，但目前的临床研究仍存在一些问题：①文献报道多数局限于近期疗效，而对于远期疗效评价的临床报道较少，还有待考察和加强；②部分方法报道的病例数较少，可能存在一定的误差，其疗效需进一步考究；③针刺和推拿的各种疗法的适应证和操作规范尚未得到统一，需要进一步完善。

第六节　急性胃炎

急性胃炎是指各种原因引起的胃黏膜急性炎症变化。导致急性胃炎的原因有很多，如饮食不慎、细菌病毒感染以及吞服对胃有强刺激的药物等。本病起病急骤，且发展较快，多在进食后数小时至24h内发病。表现为上腹部不适或胀满疼痛、恶心呕吐、食欲缺乏等。若治疗不及时，有可能危及病患生命，故而临床十分重视急性胃炎患者临床治疗及干预。一般分为单纯性胃炎、感染性胃炎、腐蚀性胃炎、化脓性胃炎和急性出血性胃炎等。其中单纯性胃炎、感染性胃炎适合采用针灸治疗。针灸具有良性的双向调节作用，针灸治疗急性胃炎可从多方面、多层次、多途径综合调理机体阴阳平衡，起到保护胃黏膜的作用。

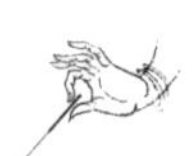

一、辨证论治

1. 寒邪犯胃

症状：胃痛暴作，痛势较剧，畏寒喜暖，得热则减，恶心呕吐，或泛吐清水稀涎，或伴恶寒发热，口不渴，舌淡红，苔薄白，脉浮紧。

辨证：本证因外感寒邪或恣食生冷，寒积中焦，阳气被遏，经脉拘挛，气血凝滞不通，故胃痛，得热后，经脉松缓则痛减。胃阳被遏，则胃气不降而上逆，出现呕吐稀涎等症；寒邪不伤津液，故口不渴。

治则：温中散寒，和胃镇痛。

主穴：中脘、内关、足三里、合谷。

刺灸法：针刺泻法加灸。

方义：中脘为胃的募穴，足三里为胃的下合穴，二穴相配，针灸并用，可直接温通胃腑之气，和胃镇痛。内关为手厥阴心包经络穴，且通于阴维脉，善于宽胸，理气，镇痛。合谷为手阳明大肠经原穴，具有很好的散寒镇痛之作用。诸穴相配共奏温中散寒，和胃镇痛之功。

2. 湿热中阻

症状：胃脘灼热胀痛，得食加剧，或食入即吐，嘈杂吞酸，口苦而干，渴不多饮，口气重浊，舌边尖红，苔黄腻，脉滑数。

辨证：由于感受暑湿秽浊之气，郁遏于中焦，升降失职，热郁灼络，故胃脘灼热而痛，食入即吐，热邪上冲，故嘈杂吞酸。热灼津液，故口干，湿邪内阻，则渴不多饮，口气重浊，舌红为热象，苔黄腻乃湿热之征，湿热中阻则脉滑数。

治则：清热利湿，和胃降逆。

主穴：足三里、中脘、内关、内庭、阴陵泉。

配穴：呕吐严重者，加金津、玉液。

针刺法：以上诸穴均用泻法。

方义：中脘、足三里募合相配，和胃降逆镇痛；内关降逆止呕；内庭为足阳明胃经荥穴，清胃降火；阴陵泉为脾经的合穴，可健脾利湿；金津、玉液可清解暑热，降逆止呕。

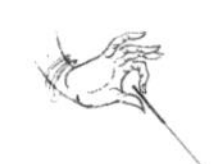

3. 食积停滞

症状：胃脘胀满，疼痛拒按，嗳腐酸臭，恶闻食气，恶心呕吐，吐后痛减，口气重浊，大便不爽，舌苔厚腻，脉弦滑。

辨证：暴饮暴食，食滞中焦，致胃气阻塞不通，故胃脘胀满而痛，拒按。腐熟无权，谷浊之气不得下行而上逆，故嗳腐吞酸，恶闻食气，恶心呕吐。胃中饮食停滞，导致肠道传导受阻，故口气重浊，大便不爽。苔厚腻、脉弦滑均为食滞之征。

治则：消食导滞，和胃调中。

主穴：中脘、下脘、璇玑、足三里、内关。

针刺法：针刺泻法。

方义：中脘、足三里募合相配，和胃调中，疏经，理气，镇痛；下脘、璇玑均位于胃下口处，可疏导积滞，调畅中州；内关具有宽胸理气，和胃降逆之功。

二、其他疗法

1. 耳针疗法

选穴：神门、胃、大肠、交感。

配穴：消化不良加胰、胆；恶心呕吐加膈。

方法：每次选 2～3 穴，用毫针强刺激。留针 20～30min，间歇行针 2～3 次。

2. 刺络拔罐疗法

选穴：背部第6～12胸椎两侧的反应点。

方法：用三棱针点刺或皮肤针重叩出血，然后拔罐5～10min，出血少许。

3. 水针疗法

选穴：胃俞、中脘、足三里。

药物：硫酸阿托品0.5mg。

方法：常规消毒。先将针头刺入穴内，做小幅度提插，得气后，抽出无回血，即注入药液，每穴0.5mL。如果选用的药物剂量不足各穴所需注射0.5mL的液量者，可用5%葡萄糖注射液或生理盐水稀释至所需用量。

三、针刺治疗急性胃炎的机制

1. 针刺对胃泌素的影响

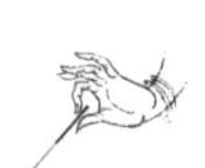

胃泌素是一种重要的胃肠激素，主要由G细胞分泌。G细胞以胃窦部最多，胃底、十二指肠和空肠处亦有少量分布。胃泌素的作用主要是刺激胃酸分泌，并能促进胃肠道黏膜（尤其是胃泌酸区黏膜）的生长和刺激胃肠胰蛋白质、RNA、DNA合成增加；而在刺激酸分泌的阈下剂量，胃泌素可刺激胃窦部运动。众多研究报道均显示针刺足三里可影响血清胃泌素水平。有学者通过观察针刺足三里对血清胃泌素含量的影响，发现针刺足三里可以使血清胃泌素含量减少；周氏等则观察到电针足三里可使胃液、血清中胃泌素下降，利于抑制胃酸的分泌；另外，有报道指出，采用提插手法刺激足三里穴较捻转手法使新西兰兔血浆胃泌素分泌增加更加明显，并认为不同针刺方法或手法，甚至不同刺激参数对血浆胃泌素含量的影响都不同。

2. 针刺对胃黏膜损伤修复相关细胞信号蛋白酶的调节作用

胃黏膜损伤的修复主要是通过蛋白质的表达或构象变化所介导，大量研表明针灸可以通过调节体内失衡的免疫功能抑制胃黏膜损伤因子，增强胃黏膜修复蛋白质的表达和胃黏膜上皮细胞的增生，促进胃黏膜的修复。王朝辉等观察不同配穴的预防性针刺对应激性急性胃炎大鼠胃组织损伤情况及蛋白质谱的影响，结果表明合募配穴预防应激性急性胃炎效果优于单穴组，其机制可能与多种蛋白的表达相关。有研究者利用蛋白质组技术研究针刺对正常和溃疡大鼠的胃组织蛋白质表达谱，结果发现针刺足三里或针刺中脘以及针刺合募配穴（足三里配中脘）对应激性急性胃炎都有作用，但合募配穴效果优于单穴针刺，进行应激性急性胃炎模型复制后，大鼠胃组织蛋白表达谱发生改变；针刺治疗对大鼠胃组织蛋白表达有一定的调节作用，并且合募配穴针刺对胃组织蛋白的影响也呈现一定的特异性；针刺效应对机体的蛋白质组改变是对整个机体调整的结果，是整体的、双向的、动态的，而不是单个的，单向的、静止的。

3. 针刺对免疫功能的影响

针刺对免疫的调节主要是通过对免疫细胞与免疫分子进行影响来实现的，免疫分子是指由活化的免疫细胞和某些基质细胞分泌的，介导和调节免疫应答及免疫反应的小分子蛋白类因子，针刺对各种免疫分子均存在着不同的调节作用。有研究者采用针刺疗法，选择中脘、足三里及申脉、照海作为治疗穴位，以各组的行为学改变、胃黏膜组织形态学变化、睡眠时间的影响及血清中肿瘤坏死因子-α（TNF-α）含量变化为研究指标，结果发现针刺能有效改善AU模型大鼠的精神状态，改善其行为能力；针刺能减轻AU模型大鼠溃疡灶炎性渗出，缓解出血，促进黏膜修复；针刺可延长AU大鼠戊巴比妥钠阈剂量睡眠持续时间；改善戊巴比妥钠诱导的溃疡模型大鼠的睡眠质量；针刺能减少血清TNF-α含量，提示针刺疗法可能通过免疫系统调节，促进急性胃炎愈合。

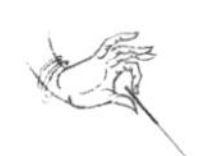

4. 针刺对抗氧自由基的影响

缺血状态下的胃黏膜在面临各种应激反应化学物质作用时，机体可产生大量的氧自由基，氧自由基与胃黏膜中的不饱和脂肪酸结合，造成脂质过氧化损害；由于胃黏膜中含有较高浓度的巯基，氧自由基作用于巯基使其蛋白质变性酶失活，造成胃黏膜损伤。超氧歧化酶（SOD）能有效地清除氧自由基从而抑制胃黏膜中的脂质过氧化反应，使细胞膜的化学性质变得稳定，机体内SOD活性可反映机体抗氧化反应的能力。孙世林等研究温针灸降低阿司匹林致胃肠道副作用的疗效及机制，结果发现温针灸能明显降低阿司匹林所致的胃肠道副作用，其机制可能与抗氧自由基损伤有关。有研究者观察电针公孙和内关穴对胃溃疡大鼠血清、SOD及胃窦前壁黏膜的影响，结果表明电针公孙和内关穴可以提高胃溃疡大鼠血清SOD的活性，可以促进胃窦前壁黏膜的修复。

针刺治疗急性胃炎的作用机制见图5-2。

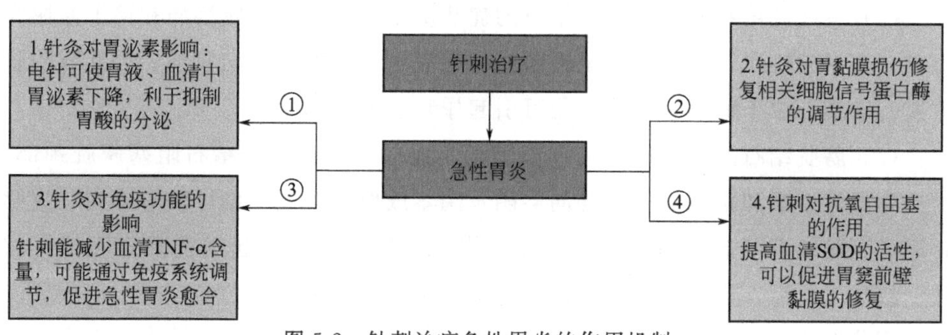

图5-2　针刺治疗急性胃炎的作用机制

小结

针刺治疗急性胃炎的机制研究，主要包括针刺对胃泌素的影响、针刺对胃黏膜损伤修复相关细胞信号蛋白酶的调节作用、针灸对抗氧自由基的影响。虽然这些研究结果证明了针刺治疗急性胃炎的优势，但目前的研究还存在一些不足。一方面，针刺治疗方法没有统一的标准。不同的研究者分别采用了不同的治疗方法，如针刺、电针、艾灸、穴位刺血等，即使同一治疗方法的穴位选取，操作方法也不尽统一，从而降低了研究的可重复性。另一方面，多数研究是少量受试者的单中心实验，为了证实针刺是否对急性胃炎后并发症有治疗作用，以后还需要进行多样本和多中心实验研究。

希望在以后的研究中，以严格的临床实验来证明以前的研究结果，并能够将针刺作为急性胃炎的临床治疗选择之一。

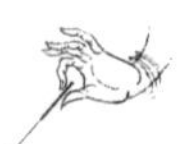

第七节　泌尿系结石

泌尿系结石是泌尿系统的常见病之一。泌尿系结石的症状是以腰痛、下腹痛为主，并伴有尿急、尿频、尿痛、血尿等泌尿系统梗阻和感染的症状。其疼痛性质多为绞痛、钝痛及隐痛。根据结石所在部位不同，分为肾结石、膀胱结石和尿道结石。

（1）肾结石的症状与结石大小、梗阻程度和有无感染有关。结石较大、活动度较小又无感染时，可长期无症状，或仅有腰部钝痛。若结石较小、易于移动，刺激肾盂、肾盏或输尿管，可引起肾绞痛，绞痛从腰部开始，沿输尿管向下放射至膀胱，呈阵发性，持续时间有数分钟到数小时不等。一般有镜下血尿。肾结石梗阻在一定部位可引起肾积水，当积水较多时，可触及肾脏，并有肾区叩击痛。

（2）输尿管结石的症状与肾结石的症状基本相同，以一侧腰痛和镜下血尿为特点，若引起输尿管的急性完全梗阻，则疼痛更为剧烈，并向股部、睾丸或阴唇放射。若结石位于输尿管膀胱壁段可引起尿频、尿急和尿痛。

（3）膀胱结石的主要症状是排尿困难、血尿和尿痛。若结石阻塞膀胱颈部，可产生尿流中断和剧烈疼痛，并向会阴及阴茎放射，改变体位可缓解疼痛，继续排尿，膀胱结石可造成黏膜溃疡而发生终末血尿，并易引起继发感染而伴有脓尿。绞痛发作后，有时随尿排出砂石，具有重要的诊断价值。

现代医学认为本病的形成与环境因素、全身性病变和泌尿系统疾病有密切关系，一般认为结石的形成先存在结石核心，而结石核心的形成与尿路感染、异物和营养障碍有关，核心形成之后，尿酸盐和胶体围绕核心逐渐沉积增大而形成结石。泌尿系结石属于中医的“淋证”“砂淋”“石淋”范畴。早在《内经》中就提到了淋证的病名及发病原因，《中藏经》首次对淋证进行分类并详细描述了砂淋的症状，“砂者，脐腹隐痛，小便难，其痛不可忍，须臾，如小便中下如砂石之类……”，明代李梴在《医学入门》中分析了砂石淋的成因：“淋皆属热……酒肉湿热，下流膀胱，干于肝经，挺孔郁结，初则热淋血淋，久则火烁为砂石淋”。

一、病因病机

本病的主要病因病机是饮食不节，过食辛辣肥甘，嗜酒太过，脾胃运化失常，酿成湿热，湿热蕴结下焦，煎灼尿液中浊质，日久聚成砂石。下焦湿热与砂石交阻于水道，则膀胱气化不利而致尿急、尿频、尿热、尿痛等症，若伤及血络，迫血下行，则致尿血。热盛易伤阴，湿盛易伤脾肾之阳，若石淋迁延不愈，湿热不得清解，则易导致脾肾俱亏，使下焦气化更为不利，如此虚实夹杂，益使病情缠绵难愈。甚则导致肾中水液潴留，而致肾积水；肾虚固摄无权，脾虚中气下陷，则小便淋漓不已。

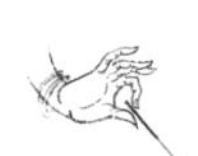

二、辨证论治

根据本病的发病特点，临证时可按下列方法进行辨证论治。

1. 下焦湿热

症状：腰腹疼痛牵及少腹、外阴，小便短赤、淋漓涩痛，或尿中带血，夹有砂石；或伴寒热口苦、恶心呕吐、大便秘结，舌苔黄腻，脉滑数。

辨证：湿热之邪客于下焦，肾与膀胱气化不利，水道不畅，则致腰腹疼痛，小便淋漓涩痛；热灼血络则尿中带血，湿热煎灼尿中浊质，聚而成石；湿热阻于下焦，气机失于通降则上逆出现恶心呕吐。

治则：清热利湿，通淋排石。

主穴：肾俞、膀胱俞、中极、水道、委阳、阴陵泉。

针刺法：针刺泻法。中极、水道，略向下斜刺，用提插法使针感向阴部放散。

方义：淋证的病位主要在肾和膀胱，故取肾的背俞穴肾俞配膀胱的俞募穴膀胱俞、中极及三焦的下合穴委阳，以利膀胱的气化，通淋排石；水道配脾经的阴陵泉以利湿通利小便。

2. 气滞血瘀

症状：腰腹胀痛或钝痛，或小便时尿路突然中断，腹痛连腰，频频发作，甚则尿血，舌有紫气，脉弦。

辨证：砂石滞留水道，气机不畅，不通则痛。砂石损伤血络则尿血。

治则：行气活血，通淋排石。

主穴：肾俞、命门、气海、曲泉、委中。

针刺法：肾俞、命门用补法，余穴用针刺泻法。

方义：补肾俞、命门以鼓舞肾气，排石通淋。少腹、前阴为厥阴经所过，故用曲泉以疏调肝气。气海可调和气血以畅达下焦气机，委中为血郄，可消络中瘀滞，取此二穴施以泻法可获理气行瘀之功。

3. 肾气虚弱

症状：腰腹隐痛，腰腿酸重，精神不振，四肢不温，尿频或小便不利，舌淡，苔白，脉沉细。

治则：调补肾气，通淋排石。

主穴：肾俞、命门、关元、膀胱俞、中极、三阴交、太溪、足三里。

刺灸法：针刺补法加灸。关元、中极，略向下斜刺，使针感传至阴部，然后用温针灸。

方义：补肾俞、命门、太溪可强腰益肾，以利膀胱气化；用膀胱的募穴和下合穴膀胱俞、中极可利水通淋排石；三阴交、足三里可健脾胃，助输布津液，生化气血；关元为小肠经募穴，为全身强壮穴之一。

按结石梗阻部位选穴：

（1）肾与输尿管上段结石　肾俞、三焦俞、命门、天枢、气海（均用患侧穴）。

（2）输尿管中下段和膀胱结石　肾俞、次髎、膀胱俞、中极、水道（均用患侧穴）。

辅助疗法

在针灸治疗本病时，不仅要重视辨证选穴及刺灸法，考虑结石的部位、大小，而且要配合一些辅助治疗手段以助排石。

（1）每次针灸治疗前30min，嘱患者饮水1000mL左右。平时也应多饮水，以利尿促进小结石的排出。

（2）经常叩击患侧肾区，有利于肾盏结石移入肾盂，若结石位于肾盂内，应多做一些以跳跃为主的活动，以促进结石下移。

三、其他疗法

1. 耳针疗法

选穴：肾、输尿管、膀胱、三焦、肾上腺、交感。

方法：每次选患侧耳穴 2～4 个，毫针强刺激，留针 30min，每日 1～2 次，或用埋针或埋豆法。

2. 电针疗法

选穴：肾俞或膀胱俞（阴极），关元或水道（阳极）。

方法：取患侧前后两个穴位，得气后用可调波，强度由弱到强，以患者能耐受为度，持续 30min，每日 1 次。若是绞痛发作，则以痛止为度。

3. 穴位注射疗法

选穴：肾俞、关元、阴陵泉、足三里、三阴交、交信、腹结。

方法：每次选患侧穴位 2～4 个，根据穴位局部肌肉丰满情况，每次注射 10％葡萄糖 2～8mL。

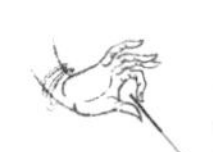

四、针刺治疗泌尿系结石机制

针刺治疗泌尿系结石使用频率最高的穴位为肾俞、三阴交、膀胱俞，以及阿是穴。肾俞、膀胱俞为足太阳膀胱经上的穴位，且肾俞为肾之背俞，命门是肾之募穴，俞募配合，以增强腰补肾、通经活络之功效。足太阴脾经行循于阴陵泉、三阴交，且三阴交为肝脾肾三经交会穴，是少腹及泌尿系统疾病之要穴，阴陵泉为脾经合穴，阴陵泉、三阴交具有利湿、行气通淋、调经络之功效，可增加尿量，促进结石排出。所谓“不通则痛”，泌尿系结石引起的疼痛点以针刺阿是穴，可通经活络、畅行气血而止痛，兴奋平滑肌，促进排石。关联规则分析结果显示关元-三阴交-肾俞相关性最高，其次是膀胱俞-三阴交-肾俞，两组皆体现“经脉所过，主治所及”。关元位于结石病灶前面，和肾俞、膀胱俞形成前后配伍，培聚元气以减轻疼痛，推动结石外排，这与穴位使用频次相一致，再次印证了针刺治疗泌尿系结石的功效，同时也体现了局部和远端配伍原则，共同起到舒筋活络，引石下排的作用。

针刺治疗泌尿系结石及结石引起的疼痛有明显优势。其机制可能为针刺可提高痛觉阈，使内脏引起疼痛反应得到抑制，舒张输尿管平滑肌及减少前列腺素分泌。针刺照海、三阴交、水道及肾俞穴可使输尿管平滑肌蠕动增强。陈氏针刺双侧三阴交、昆仑，借助刺激量的变化观察到针刺对肾盂、输尿管蠕动具有双向调节作用。针刺太溪、涌泉、飞扬、下巨虚，施泻法或补法，观察到对输尿管的功能产生双向调节作用。输尿管的松弛，使结石附近的输尿管黏膜的炎症或水肿得以控制，有利于结石的移动，这是“静”的作用，而输尿管的收缩可推动结石的下移，这是“动”的作用。还有人认为针刺兴奋穴位深部的神经末梢，可激发经气，通过神经体液的一系列变化而达到缓解泌尿系平滑肌痉挛，促进机体内在的排石反应。研究学者通过动物实验观察到，针刺膀胱俞、曲骨、次髎等穴可引起平静状态的膀胱收缩（内压上升 6～12cmH_2O），或使节律收缩的膀胱收缩加强。可以看出，由于膀胱内压力的增强，故从肾、输尿管排至膀胱的结石及膀胱结石均较易排出体外。

研究发现，针刺可以通过特定的穴位用针或压力刺激体液和神经通路，从而激活细小的有髓神经纤维，将脉冲发送到脊髓、中脑、脑下垂体和下丘脑，导致可测量的内啡肽释放到血液中。此外，众所周知，各种神经递质，如 5-羟色胺、去甲肾上腺素，可能还有 γ-氨基丁酸，都能阻断中枢神经系统传入的压力信号。几项研究已经证实，针刺能够在脑脊液中诱导鸦片样肽（β-内啡肽、强啡肽和甲硫氨酸、脑啡肽），并具有镇痛作用。体液机制可被纳洛酮抑制。神经通路可以通过节段性和非节段性路径寻址。节段性针刺镇痛是由短路产生的，非节段性针刺镇痛是由传入信号在脊髓中间神经元上突触，然后通过前外侧束投射到高级大脑中枢而产生的。针刺过程中增加电刺激诱导内啡肽释放，对动物海马和枕叶皮质的神经肽浓度的影响比人工针刺更大，这在 MRI 成像中可以被认为是信号幅度的增强。治疗期间平均心率的显著降低也证明了自主神经反应的发生。一些研究还表明，针刺治疗可以消炎镇痛。在局部，针的肌肉内运动引起插入活动，或神经支配的单个或成组肌肉纤维的去极化。这些微小的抽搐会对附近的肌肉纤维产生微拉伸效应，从而降低对疼痛敏感结构（如肌内神经和血管）的局部压力。针刺镇痛的效果还依赖于在每种治疗和用药中发生的安慰剂效应和暗示效应。

小结

针刺已被证明是治疗结石疾病的有效辅助手段，在肾绞痛治疗期间或行体外冲击波碎石术（SWL）过程中可作为镇痛药，并可降低治疗前的焦虑。

第八节　痛经

痛经是指妇女在经期或经期前后，出现下腹部及腰骶部疼痛或剧烈难忍的一类病证。现代医学认为痛经常与神经精神因素、内分泌及生殖器局部病变有关。

临床上分原发性痛经和继发性痛经两种。原发性痛经是指行经时腹痛不伴有盆腔病理变化，常常发生于初潮后6～12个月内，排卵周期建立时。近年来的许多研究表明，子宫内膜和血中前列腺素含量增高是造成原发性痛经的决定因素。继发性痛经常常发生于月经初潮后两年，多伴有一些妇科疾患，如子宫肌腺病、子宫内膜异位症、子宫内膜息肉以及盆腔感染等。另外，一些妇女放置宫内节育器后，也可引起痛经。

在中医古籍中，称本病为“经行腹痛”“月水来腹痛”“妇人血气痛”等。《内经》中虽有血枯、血崩、石瘕等妇科杂病的记载，但没有痛经症状的描述。汉代张仲景在《金匮要略·妇人杂病脉证并治》中对经行腹痛的程度、性质、兼证及治疗等做了描述，如“带下经水不利，少腹满痛”“经候不匀，会阴掣痛，少腹恶寒；或引腰脊，下根气街，气冲急痛”“腹中血气刺痛”等。巢元方在《诸病源候论·妇人杂病诸候》中提出痛经是因体虚感受风冷外邪所致，如“风冷之气客于胞络，风冷与血气相击，故令痛也”。张景岳在《景岳全书·妇人归》中对痛经的病因病机及其辨证做了较为详细的描述：“经行腹痛，证有虚实。实者或因寒滞，或因血滞，或因气滞，或因热滞；虚者，有因血虚，有因气虚。然实痛者，多痛于经未行之前，经通而痛自减；虚痛者，于既行之后，血去而痛未止，或血去而益甚。大都可按可揉者为虚，拒按拒揉者为实。有滞无滞，于此可察。但实中有虚，虚亦有实，此当于形气禀质兼而辨之，当以意察，言不能悉也”。

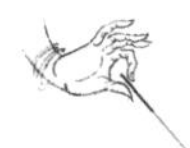

一、病因病机

痛经发病有情志所伤、起居不慎或六淫为害等不同病因，并与素体及经期、经期前后特殊的生理环境有关。其病位在冲任、胞宫，变化在气血，表现为腹痛。其疼痛之所以随月经周期发作，是与经期冲任气血变化有关。非行经期间，冲任气血平和，致病因素尚未能引起冲任、胞宫气血瘀滞或不足，故不发生疼痛，而在经期或经期前后，由于血海由满盈而泻溢，气血变幻急骤，致病因素乘时而作，使可发生痛经。

二、辨证论治

1. 寒湿凝滞

症状：经前或经期小腹冷痛，得热则减，形寒肢冷，经行量少，色暗有血块，涩滞不爽，舌质暗，苔白腻而滑，脉沉紧或沉迟。

辨证：多由于经期冒雨涉水，感寒饮冷，坐卧湿地，寒湿伤于下焦，客于胞宫冲任，经血为寒湿所凝，令气血运行不畅而致。寒湿之邪客于胞宫，致血被寒凝，运行不畅，故经水量少。寒主收引凝滞，故月经色暗有块，小腹冷痛，得热缓其收引凝滞之势，则疼痛减轻。其舌脉均为寒湿内阻之象。

治则：利湿驱寒，温经镇痛。

主穴：中极、水道、肾俞、次髎、地机、三阴交。

刺灸法：针刺泻法，加灸。

方义：中极为任脉与足三阴经的交会穴，又为膀胱的募穴，水道为足阳明经穴，冲脉隶于阳明，二穴均位于胞宫，具有调和冲任，助寒湿从小便而解，化湿镇痛的功效；肾俞、次髎二穴亦位于胞宫附近，用温针灸可起到温暖胞宫、驱寒除湿、通经镇痛的作用；地机为足太阴脾经的郄穴，即可健脾祛湿，又可通经镇痛；三阴交为足三阴经的交会穴，三阴经皆通达胞宫，可调气活血通经，加强镇痛功效。

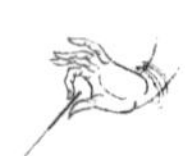

2. 湿热下注

症状：经前小腹疼痛拒按，有灼热感，或伴有腰骶胀痛，或平时少腹时痛，经来疼痛加剧。低热起伏，经色暗红，质稠有块，带下黄稠，小便短赤，舌红苔黄而腻，脉滑数。

辨证：外感或内蕴湿热之邪，犯及下焦、冲任、胞宫，经前气血充盈，湿热与血搏结，故下腹疼痛拒按，或痛连腰骶，或小腹灼热。湿热缠绵，故低热起伏，或平时小腹亦痛。经色暗红有块，瘀热扰血所致。湿热留连冲任，可有月经失调，湿热壅遏下焦，故带下异常，小便短黄。舌红苔黄而腻，脉弦数，均为湿热之象。

治则：清热利湿，通经镇痛。

主穴：膀胱俞、中极、水道、外关、阴陵泉、三阴交。

针刺法：针刺泻法。

方义：膀胱俞、中极为膀胱的俞募穴，可使湿热从小便而解；中极、水道可调理冲任，利湿镇痛；外关为三焦经的络穴，且通于阳维脉，具有清解热邪，通利三焦气机之功：阴陵泉为化湿之要穴；三阴交可调和冲任，通经镇痛。

3. 气滞血瘀

症状：经前或经期小腹胀痛，经血色暗有瘀块，月经量少，淋漓不畅，伴有胸胁乳房胀痛，舌质暗或有瘀斑，脉沉弦。

辨证：多由于情志不舒，肝气郁结，气机不利，血行受阻，经血滞于胞宫而致不通则痛。

治则：疏肝解郁。理气镇痛。

主穴：气海、气冲、太冲、合谷、三阴交。

针刺法：针刺泻法。

方义：气海为任脉经穴，为理气活血、调和冲任的要穴；气冲为足阳明经与冲脉的交会穴，位于气街部位，和气海相配共奏理气和血，调冲镇痛之功；太冲为足厥阴肝经的原穴。可疏肝解郁理气；合谷为手阳明经的原穴，有理气镇痛的作用；三阴交是足三阴经的交会穴，可活血调经。用补合谷、泻三阴交的针刺方法，可理气活血，祛瘀镇痛。

4. 肝肾亏损

症状：经后小腹隐痛，喜温喜按，月经量少色淡，经质清稀，伴有腰膝酸软，头晕耳鸣。舌红苔薄，脉细。

辨证：多由于禀赋不足，或多产房劳，损伤肝肾，以致精血不足，冲任脉虚，经行之后，血海空虚，胞脉失养，故小腹隐痛。

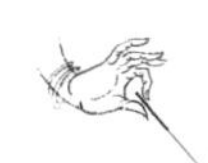

治则：滋补肝肾，调和冲任。

主穴：关元、肝俞、肾俞、太溪。

刺灸法：针刺补法加灸。

方义：关元为任脉和足三阴经的交会穴，太溪为肾经的原穴，配肝俞、肾俞以达补益肝肾，调和冲任之目的。

5. 气血虚弱

症状：经期或经后小腹绵绵作痛，且有空坠不适感，喜按，月经色淡、量少，伴有面色苍白或萎黄，倦息乏力，心悸少寐，舌淡，舌体胖大有齿痕，脉细弱。

辨证：多因素体虚弱，或病后气血亏耗，或饮食劳倦损伤脾胃而致气血生化不足，胞脉失养而致不荣则痛。

治则：调补脾胃，补益气血。

主穴：气海、脾俞、胃俞、足三里、三阴交。

刺灸法：针刺补法可加灸。

方义：脾胃为后天之本，气血生化之源，故选以上诸穴，用补法以达健脾胃、补气血、养胞脉之功效。

6. 胞宫虚寒

症状：经期或经后小腹冷痛，喜按，得热则舒，月经量少，经色暗淡，腰腿酸软，小便清长，脉沉，苔白润。

辨证：肾为冲任之本，胞脉系于肾而络于胞中，肾阳虚弱，虚寒内生，冲任胞宫失煦，故冷痛。其他诸症亦为阳虚内寒之征。

治则：温阳散寒，调冲镇痛。

主穴：命门、肾俞、关元、太溪。

刺灸法：针刺补法加灸。

方义：关元为任脉和足三阴经的交会穴，又位于胞宫部位，具有调冲任、温元阳、散寒镇痛之功。肾为一身阴阳之根本，太溪为肾经原穴，配命门、肾俞可温肾壮阳，散寒镇痛。

三、其他疗法

1. 耳针疗法

选穴：子宫、神门、内分泌、肾、交感。

方法：先在所选穴位处用探棒寻找敏感点，消毒后，用毫针迅速刺入，用中强度刺激，留针 20～30min。也可在耳穴处埋针或埋豆。嘱患者每日按压 2～3 次。

2. 电针疗法

选穴：气海、关元、水道、三阴交、太冲。

方法：每次选用两穴。上下相配接上电针仪，可用密波或疏密波，强度以患者能耐受为宜。留针 20～30min。

3. 皮肤针疗法

选穴：夹脊穴（胸 11 至骶 4）。

配穴：根据辨证取穴。

方法：先消毒叩刺部位，然后按先上后下、先中央后两旁的顺序叩打，痛剧者可重叩强刺激，虚证可用中等刺激。每次叩打 10～15min，或以患者感到疼痛为度。

4. 腕踝针疗法

选穴：下一区（双侧）。

方法：医者用右手拇、食、中三指持 1.5 寸毫针，左手拇指拉紧皮肤。针尖刺入皮肤时使针体与皮肤呈 30°，用拇指端轻旋针柄刺入。然后沿皮向上平刺约 1.4 寸。留针 30min。

5. 灸法疗法

选穴：关元、曲骨、三阴交或痛区。

方法：用艾条温和灸法，于每次月经前一二日或月经来潮时施灸，每次每穴灸 15～30min，或以患者舒适为度。肝郁者慎用此法。

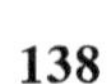

6. 穴位注射疗法

选穴：关元、水道、膀胱俞、次髎。

药物选择：1%普鲁卡因，当归注射液或红花注射液。

方法：每次选用2～3个穴，取1%普鲁卡因2mL加当归注射液或红花注射液2mL。腰痛重者取腰部1穴，腹痛重者取腹部1穴，再配用下肢1穴（双），每穴注药1mL，每日1～2次，可连续注射2～5次。下一次治疗应于月经来潮前一二日开始，可预防痛经发作。连续治疗3～5个月经周期，一般平时不进行治疗。

四、针刺治疗痛经的机制

除传统的中药治疗之外，针灸是中医临床实践治疗痛经的主要方式之一，具有巨大的潜在价值。针刺治疗痛经的历史十分悠久，我国现存最早的针灸学专著《针灸甲乙经》的妇人杂病一卷中就有针灸治疗痛经的详细记载："女子胞中痛，月水不以时休止，天枢主之，少腹坚痛，月水不通，带脉主之"。介绍了选用天枢、带脉治疗痛经的经验。针灸治疗痛经具有起效迅速、治疗效果显著、应用范围广泛等优点。针灸治疗痛经不仅在国内深受大众青睐，在国外也得到了大量支持与追捧。

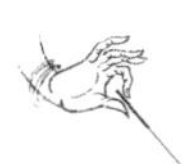

1. 针刺改善血液流变学指标

原发性痛经患者会出现全身或局部微循环及血液循环障碍的情况，血液会出现浓稠、易聚凝且黏的异常表现以及纤维蛋白原异常增高等特点，表现为嗜血栓状态。李春华等通过对痛经模型大鼠进行电针三阴交、悬钟以及非穴干预，发现电针预先介入不同的穴位可以缓解子宫平滑肌的痉挛状态，从而改善子宫微循环，缓解疼痛。其电针不同的穴位，改善程度亦不同，三阴交＞悬钟＞非穴。任蓉等将60例原发性痛经患者分为电针组和西药组（布洛芬）分别治疗，其中电针组有效率达100%，而西药组有效率只有83%，而且治疗后电针组患者的子宫动脉的血流动力学和血液流变学的改变与西药组具有显著差异，故电针治疗可以改善子宫血液循环以及调节调节血液流变学指标。针灸前后血液流变学检测情况见表5-1。

表5-1　针灸前后血液流变学检测（x±s）

项目	n	血浆黏度/mPa·s	血细胞比容	纤维蛋白原/(g/L)	RBC最大聚集指数	RBC最大变形指数
针灸前	38	1.61±0.15	0.44±0.04	2.65±0.50	5.36±1.00	0.50±0.05
针灸后	38	1.42±0.10	0.40±0.02	2.61±0.76	4.52±0.54	0.61±0.05

（引自：赵宁侠，郭瑞林，任秦有，等．针灸治疗原发性痛经临床疗效及血液流变学相关性分析[J]．浙江中医药大学学报，2007（03）：364-365，367.）

2. 针刺对于前列腺素的影响

李成宏等将180例原发性痛经患者分为针刺四关组（运用青龙摆尾法针刺四关）、常规取穴组和月月舒组，治疗3个月后发现针刺四关组疗效显著，且能改善患者的血液循环状态，抑制前列腺素PGF2α的生成，缓解子宫平滑肌收缩痉挛，改善子宫的缺血状态从而缓解痛经。孙立虹等将209例原发性痛经、并经中医辨证为寒湿凝滞型的痛经患者分为治疗组和对照组，治疗组采用隔盐灸神阙、隔姜灸关元的方法，对照组服用月月舒，治疗后发现治疗组血清中前列腺素PGF2α的含量较治疗之前明显降低且达到了正常组水平，而前列腺素PGE2的含量较治疗前明显升高也达到了正常组水平。同样治疗后血清PGF2α/PGE2比值显著降低，同样达到正常组水平。结论表明隔物灸治疗寒湿凝滞型原发性痛经疗效显著，其作用机制可能与调节患者异常的PGF2α和PGE2水平、降低PGF2α/PGE2有关。

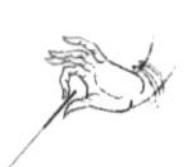

3. 针刺对免疫功能的影响

针刺对于免疫系统有着显著的调节作用，它可以通过调节人体的免疫机制，从而治疗相关疾病。王黎等将30只SD大鼠分为正常对照组、模型组和电针组。除正常对照组外，另外两组均采用已烯雌酚和催产素复制痛经模型，电针组同时予以电针双侧三阴交、关元治疗。经过10天的治疗之后发现模型组大鼠的全血CD3、CD4水平显著下降（$P<0.01$），而针刺治疗可显著升高CD3、CD4水平（$P<0.01$），两组CD8水平与正常对照组比较无显著差异（$P>0.05$）。说明针灸治疗可以在一定程度上调节免疫功能。孙娟等将小鼠分为空白对照组、模型组和艾灸组，同样除对照组外，另两足采用已烯雌酚和催产素复制痛经模型，艾灸组同时艾灸神阙，治疗四个周期后发现艾灸神阙在缓解小鼠痛经的同时能显著升高小鼠外周血$CD4^{+}$水平，以及$CD4^{+}/CD8^{+}$的比值，并且还可以减轻小鼠胸腺以及脾脏的损伤，最终可以增强小鼠免疫功能。

4. 针刺对于β-内啡肽的影响

研究表明刺激相应的穴位可使中脑导水管周围灰质（PAG）释放出内源性阿片多肽（吗啡样物质），然后通过模拟内源性抗痛物质脑啡肽的作用来激活中枢神经阿片受体产生镇痛作用。宋晓琳等通过对痛经模型大鼠两侧三阴交进行电针治疗后发现，电针组的大鼠子宫局部镇痛物质——β-内啡肽含量与模型组（未给予电针治疗组）相比较，其水平显著升高，说明β-内啡肽含量多少可能为针刺治疗痛经的作用机制之一。任晓萱等通过研究发现，与模型组相比，电针三阴交组和电针悬钟组可以缓解大鼠的类痛经反应，而且中脑导水管周围灰质释放的内脑啡肽（ENK）、β-内啡肽（β-EP）含量均有明显升高，说明电针同神经节段支配的穴位可以通过调节中枢痛觉调制系统内的阿片肽类物质而达到镇痛作用。

针刺治疗原发性痛经的作用机制见图 5-3。

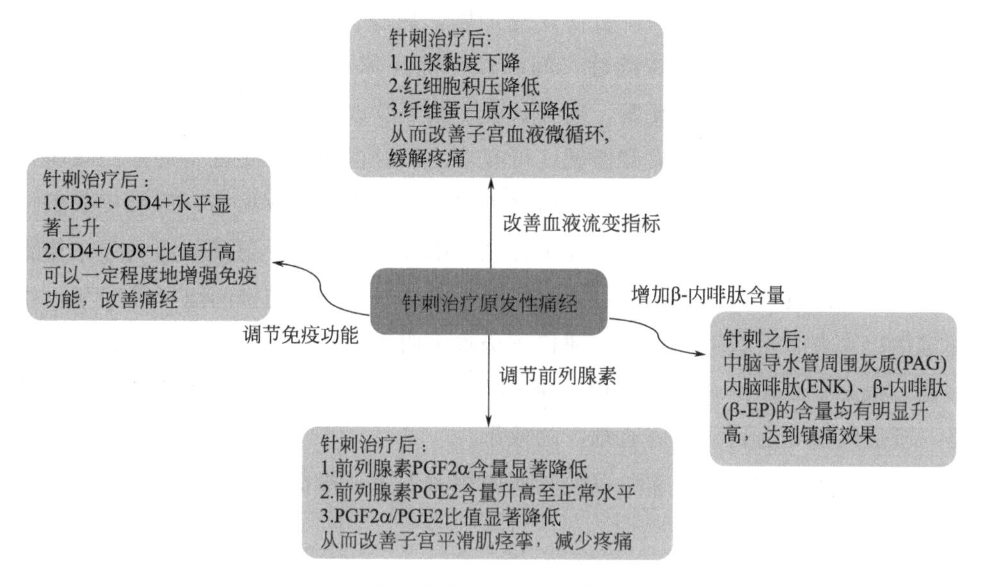

图 5-3 针刺治疗原发性痛经的作用机制

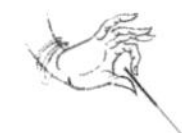

小结

针刺治疗原发性痛经的机制研究，除了改善血液流变性指标、调节前列腺素、提高免疫功能和增加 β-内啡肽含量外，还有更多机制等待着我们去发现和探索。随着对针刺治疗原发性痛经机制的不断深入研究，不仅能加快揭示原发性痛经的病因和病机，更对丰富原发性痛经的治疗方法具有重要的意义。

第九节 腰椎间盘突出症

腰椎间盘突出症是腰椎间盘发生退行性变之后，在外力的作用下，纤维环破裂，髓核突出，刺激或压迫神经根、血管或脊髓等组织所引起的腰痛，并且伴有坐骨神经放射性疼痛为特征的一种病变。本病是临床上最常见的腰腿痛疾病之一，好发于 30～40 岁的青壮年，男多于女。其发病部位以腰椎第 4～5 腰椎之间最为多见，腰 5 至骶 1 之间次之，第 3 和第 4 腰椎之间较少见。

腰痛伴坐骨神经痛是腰椎间盘突出的主要症状。腰痛常局限于腰骶部附近，在腰椎 4～5、腰椎 5 至骶椎 1、或腰椎 3～4 棘突间有局限性深压痛，并向患侧下肢放射。坐骨神经痛常为单侧，并沿患侧的大腿后侧向下放射至小腿外侧、足跟部或足背外侧。若椎间盘突出较严重或位于椎管中央时，可为双侧疼痛。咳嗽、喷嚏、用力排便均可使神经根更加紧张，从而加重症状，步行、弯腰、伸膝、起坐等牵拉神经根的动作也使疼痛加剧，屈膝、屈髋卧床休息时疼痛减轻。疼痛多为间歇性，少数为持续性，间歇性疼痛经休息，特别是卧床后可明显减轻，但容易在轻微损伤后复发，病程长者，其下肢放射部位感觉麻木。

临床检查时可发现，腰部僵硬，可有功能性脊柱侧弯，腰椎生理前凸减弱或消失，腰椎间隙棘突旁有深压痛，压之可引起或加重下肢放射痛；患肢皮肤感觉异常，直腿抬高试验阳性，股神经牵拉试验阳性，下肢腱反射减弱或消失，伸跗肌力减弱。X线检查可见腰椎生理前凸消失或减弱，病变的椎间隙可能变窄，相邻椎体边缘有骨赘增生。经过上述检查仍难于明确诊断者，可选择进行脊髓造影检查。根据中医理论，疼痛是由气滞和营养不足引起的。针刺可以迅速疏通经络、疏通气血，达到“疼痛通则”的效果。

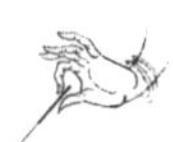

本病属中医学“腰腿痛”范畴，多因用力不当，损伤筋脉，气滞血瘀，脉络不通所致。

一、辨证论治

1. 瘀血阻络

症状：腰痛如刺，疼痛剧烈，痛处固定、拒按，疼痛可放射至下肢。轻者俯仰不便，重则不能转侧，部分患者因搬抬重物、闪挫、扭伤等诱因而引发。舌质暗紫或有瘀斑，脉弦涩。

辨证：因外伤而损伤经络气血，瘀血阻滞经脉，以致气血流通不畅，故腰痛如刺、拒按，痛处固定。舌质暗紫或有瘀斑，脉弦涩，均为瘀血内停之征象。

治则：活血通络，祛瘀止痛。

主穴：大肠俞、关元俞、委中、阳陵泉、气海俞、环跳、承扶、阿是穴。

针刺法：大肠俞、关元俞、气海俞，斜向脊柱方向刺入1.5寸；环跳、承扶，深刺2.0～3.0寸，以下肢有放电感为佳；委中，直刺0.5～1.0寸，阳陵泉，直刺1.0～1.5寸。各穴均需得气，刺激量中等，用泻法。

方义：大肠俞、关元俞、气海俞均位于腰骶部，是治疗腰痛的要穴，善舒筋、镇痛，活血通络；环跳乃足少阳、足太阳之会，取之能调两经气血，使经气通利，以通则不痛；承扶、委中、阳陵泉皆为循经取穴，以通经络，调畅经气而止疼痛。阿是穴疏调局部经气，止痛舒筋。诸穴合用，以达通络止痛，活血祛瘀之效。

2. 肝肾亏虚

症状：腰痛以酸软为主，腰膝无力，疼痛沿患侧的大腿后侧向下放射至小腿外侧，足跟部或足背外侧，下肢放射部位感觉麻木无力，甚至有肌肉萎缩，疼痛可在休息后缓解，劳累或受损伤后疼痛复发，病史长，部分患者有反复发作病史。舌红少苔，脉弦细。

辨证：患者病史较长，反复发作，损伤肝肾，肾之精气亏虚，腰脊失养，故腰痛酸软；肾主骨，肝主筋，肝肾两虚，筋骨失养，故下肢窜痛，麻木无力，甚至肌肉萎缩。劳则耗伤正气，故疼痛遇劳加重，休息后缓解。舌红少苔、脉弦细为肝肾两虚之征。

治则：调补肝肾，通经止痛。

主穴：肾俞、命门、肝俞、环跳、委中、足三里、阳陵泉、悬钟、阿是穴。

刺灸法：肾俞、命门，直刺0.5～1.0寸；肝俞，斜刺0.5～0.8寸；环跳，直刺2.0～3.0寸，使针感向足部放射。委中、足三里，直刺0.5～1.0寸。阳陵泉，直刺1.0～1.5寸，悬钟，直刺0.5～0.8寸。各穴均用补法，下肢诸穴均需得气，宜配合灸法。

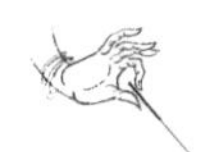

方义：肾俞、肝俞补益肝肾精血，强壮腰脊；命门补肾强腰，舒筋活络，疏通督脉，调和气血；环跳疏经络，利腰腿；委中舒筋活络，通利腰膝；足三里为足阳明胃经之合穴，取之补益气血，通经活络；筋会阳陵泉与髓会悬钟合用，舒筋养髓；阿是穴疏调局部经气以止疼痛。诸穴合用，可达补益肝肾，强壮腰膝，舒筋养髓，通经止痛之功用。

二、局部取穴论治

1. 腰部疼痛明显

腰椎间盘突出症的常见症，多有固定压痛点。

常用穴：气海俞、上髎、次髎、阿是穴。

方义：腰部压痛明显，痛处固定，说明脉络瘀阻。气海俞舒筋活络，理气止痛；上髎、次髎通经络，强腰膝，止疼痛；阿是穴疏通经络，止疼痛。

刺灸法：气海俞、上髎，直刺0.8～1.0寸；次髎，直刺1.0～1.5寸。各穴均需得气，宜用平补平泻法。

2. 大腿后侧疼痛

腰椎间盘突出后压迫神经根可出现大腿后侧放射痛。

常用穴：秩边、承扶、殷门。

方义：秩边、承扶、殷门三穴均有舒筋通络、理气止痛、强健腰腿的作用，三穴皆处于大腿及臀部后侧，取之能疏调局部经气。

针刺法：秩边，直刺1.5～3.0寸；殷门、承扶，直刺1.5～2.5寸，使针感向下肢放射。

3. 大腿前外侧疼痛

腰椎间盘突出后压迫神经根出现大腿前外侧疼痛。

常用穴：风市、犊鼻。

方义：风市通经络，调气血；犊鼻通经活络，理气止痛。

针刺法：风市，直刺1.0～1.5寸；犊鼻，斜刺0.5～1.2寸。均需得气，针感向下肢放射。

4. 小腿疼痛明显或小腿感觉麻木

小腿疼痛属神经根受压迫而引起，日久可出现小腿部感觉麻木。

常用穴：承山、昆仑、飞扬、阳陵泉。

方义：承山舒筋活络，强健腰膝，理气止痛；昆仑、飞扬舒筋通脉；阳陵泉舒筋络，通关节，止疼痛。

针刺法：承山、飞扬，直刺0.7～1.0寸；昆仑，直刺0.5～1.0寸；阳陵泉，直刺1.0～1.5寸。各穴均需得气，中等刺激。

三、其他疗法

1. 耳穴疗法

选穴：坐骨神经、腰椎、骶椎、臀、神门。

方法：每次取2～3穴，轮流使用，毫针刺入后，中、强刺激，留针10～20min，每隔5min捻转刺激一次，亦可使用埋针法或耳穴压埋法。

2. 电针疗法

选穴：腰3～5夹脊。

方法：用2～4寸毫针，与皮肤呈60°角进针，得气后接上电针仪，强度以患者能耐受为度。每次留针30～40min，其间可加强电脉冲刺激2～3次。每日或隔日一次。10次为1个疗程。

3. 刺络拔罐法

选穴：阿是穴、命门、腰阳关、肾俞、大肠俞、秩边、环跳。

方法：用重手法叩刺出血，出血后配合拔罐。隔日一次，10次为1个疗程。

4. 灸法

选穴：肾俞、命门、腰阳关、环跳、阳陵泉。

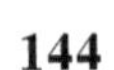

方法：艾条温和灸 10～20min，或用温针灸。每日 1 次，10 次为 1 个疗程。

5. 穴位注射法

选穴：肾俞、大肠俞、环跳、阿是穴。

方法：药物可取普鲁卡因、维生素 B_1、维生素 B_{12} 或丹参注射液，刺入穴位得气后再注入药液。每次取 2 穴，轮流使用。

另外，患者应睡卧硬板床。对病情严重者，可结合牵引、按摩、理疗、手术等适宜的综合方法进行治疗。

四、针刺治疗腰椎间盘突出症的机制

根据现代医学研究，物理压力、炎症反应引起的化学刺激、微循环障碍或神经根水肿到髓核切除的程度都是腰椎间盘突出症导致腰痛和坐骨神经痛的原因。通过刺激神经干，针刺可以缓解神经的高张力状态和神经与腰椎间盘之间的结构关系，从而缓解坐骨神经痛的症状。椎间盘突出的发病率随着年龄的增长而增加，腰椎间盘突出症的发病率一直在增加，并呈现年轻化的趋势。针刺是一种在临床上广泛应用且副作用较少的治疗方法。

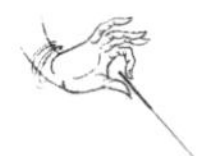

1. 腰椎间盘退变

腰椎为人体活动枢纽，腰椎间盘联结相邻的椎体，发挥吸收与分散人体负荷的作用。微观上，椎间盘由水、细胞以及富含蛋白多糖和胶原的细胞外基质构成，腰椎间盘退变被认为是腰椎间盘突出的病理基础。

研究表明椎间盘退变主要表现为细胞外基质的改变，其成分的降解是引发椎间盘退变进而突出的主要原因。椎间盘细胞外基质主要包括蛋白多糖和胶原，蛋白多糖包括核心蛋白多糖、蛋白聚糖、二聚糖等，主要起到维持和修复细胞外基质框架的作用，而胶原主要提供弹性，能够分散椎间盘上的张应力，对抗因张应力导致的椎间盘过度膨胀，二者共同存在、协同作用，为保持椎间盘的生理结构与力学特性起到重要作用。

邹瑞等研究发现电针夹脊可通过上调退变椎间盘髓核中蛋白聚糖的含量防治腰椎间盘退变。高瑜等实验研究发现电针夹脊可增加二聚糖表达，从而调整基质合成与分解代谢平衡以延缓腰椎间盘退变。

2. 神经机械损伤

神经机械损伤在腰椎间盘突出过程中发挥重要作用，压迫或牵引等机械因素可引起腰部神经根的结构性损伤。

杨宗保等观察电针环跳穴对腰椎间盘突出症模型家兔的坐骨神经超微结构的

影响，结果显示模型组家兔的坐骨神经纤维出现广泛洋葱状变性，施万细胞坏死、水肿，电针治疗组神经纤维大都趋于正常，施万细胞丰富，认为电针环跳对腰椎间盘突出症所致的神经损伤具有修复作用。铁群等研究发现，温针灸能抑制炎症介质一氧化氮合酶（NOS）与降钙素相关基因肽（CGRP），有效维持神经根背根节细胞形态、超微结构，从而治疗腰神经根压迫损伤。

3. 改善微循环障碍

神经根相较于周围神经对于压迫更为敏感，承受一定压力时，可致神经根周围动静脉系统回流受阻，出现神经根局部功能性缺血、炎性水肿和酸性代谢产物积聚，最终导致神经根传导功能下降，进而出现腰腿痛等临床症状，因而机械性压迫因素所致的神经根微循环与营养障碍被认为是腰椎间盘突出症重要的致痛机制。

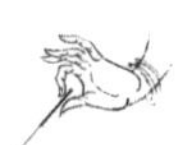

彭博等研究发现电针委中能够降低腰椎间盘突出症患者血清肌酸激酶（CK）水平，下调腰肌受损细胞内线粒体和胞浆中 Ca^{2+} 的浓度，促进腰肌损伤修复，其机制可能是电针调控 VEGF 的表达，促进其发挥血管再生作用，缩短微血管再生时间，促使部分再生的微血管聚合成大血管或者自体闭合时间提前，进而使微血管密度降低，从而改善血液循环，以促进血管内皮细胞的增生。

4. 影响神经炎性物质

庄子齐等复制化学性神经根炎模型大鼠提示针刺可改善血液流变学指标、降低一氧化氮（NO）和白介素-6（IL-6）水平、消除神经根炎症及水肿，针刺使腰椎间盘突出症患者血浆游离 5-HT 的含量显著下降，且 5-HLAA 水平也下降，说明主要通过血小板对 5-HT 吸收增加而释放减少起作用，针刺治疗后腰椎间盘突出症患者血浆去甲肾上腺素（NA）含量显著下降，说明针刺可抑制交感神经的活动。

吴成举等研究温针灸对腰椎间盘突出症外周血浆中 P 物质含量的影响，镇痛作用可能是通过调节外周血浆中 P 物质的含量，改善机体的炎症和免疫反应能力来实现的，循经针刺联合温针灸可增加椎间盘突出部位的血供及循环，加速炎症的吸收，进而改善化学性神经根炎症的临床不适。

5. 对氧化自由基的影响

黄国付等人观察电针夹脊治疗腰椎间盘突出症对氧自由基代谢的影响，治疗组治疗后一氧化氮（NO）和丙二醛（MDA）较治疗前显著降低、超氧化物歧化酶（SOD）较治疗前升高；组间比较，治疗组在降低 NO、MDA 水平和提高 SOD 方面优于对照组。张彩虹等对腰神经根压迫症模型大鼠进行分组治疗，电针30天后观察组压迫局部组织内脂质过氧化物（LPO）含量明显下降，与模型组相比差异有显著意义（$P<0.01$）；电针30天后观察组压迫神经根局部组织内SOD活性明显高于模型组，且差异具有显著意义（$P<0.01$）。由此提示电针治疗腰椎间盘突出症可以增强机体抗氧化能力，减轻自由基的损害。

小结

针刺治疗腰椎间盘突出症可以达到消除症状的目的，且具有疗效高、后遗症少等优点。不过，其疗效机制研究存不足之处，仍以临床回顾性的报道及观察临床疗效为主，故今后应按随机、对照和双盲法要求进行前瞻性研究，并以实验研究或其他客观指标为依据。最大程度地发挥针刺治疗腰椎间盘突出症的优势和潜力。

单纯针刺治疗腰椎间盘突出症的疗效优于腰椎牵引，以及服用布洛芬、双氯芬酸钠、美洛昔康、甘露醇加地塞米松、甲钴胺、复桂骨通胶囊加布洛芬、甘露醇加地塞米松、洛索洛芬、活血止痛汤等药物。然而，由于纳入试验的质量普遍较低或非常低，需要进一步严格设计、大规模的随机对照试验来证实目前的研究结果。

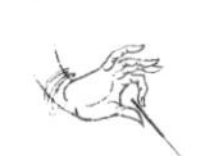

第十节　类风湿关节炎

类风湿关节炎（rheumatoid arthritis，RA）是以慢性关节炎症为主要表现的自身免疫性疾病，进程缓慢。滑膜细胞增生、衬里层增厚、多种炎性细胞浸润、血管翳形成及软骨与骨组织的破坏是RA的基本病变。RA在我国发病率约为0.4%，且女性多于男性，由于致残率较高，90%的患者在发病的2年内即出现骨侵蚀，导致关节畸形和功能丧失，严重影响患者的身心健康和生活质量。RA的发病部位主要在肾、肝，与经络、脾、胃、表、关节、筋骨相关。其中肾为最主要涉及脏器。肾藏精，主骨生髓，为先天之本。先天禀赋不足，卫外不固，外邪乘袭，阻滞筋脉、肌肉、骨节，而致营卫行涩，经络不通，发生疼痛、酸楚、肿胀、麻木，或肢体活动不利，形成该病。RA发病病因以肾虚为先，外邪乘虚而入致骨伤、筋损，内外合邪，痹阻经络而发为本病。对病性证素的统计分析，支持度由高到低分别为湿、寒、热、阴虚、瘀、风、痰、气虚、阳虚、血虚，导致本病的病理因素主要为湿、寒、热，其中以湿邪为最主要的病理因素。

一、辨证论治

1. 热痹

症状：以类风湿关节炎急性期或慢性活动期为主。四肢关节肿胀，疼痛明显，多以酸痛为主，肌肤疼痛不可近，关节活动受限，伴有发热多汗，小便短赤，舌苔黄腻，脉象濡数。

辨证：多见于咽痛之后，感受风热之邪，或风寒郁久化热，或湿热郁蒸而为风湿热痹，邪热壅滞于经络，流注关节，气血充溢则关节红肿；闭阻气机，机关之室不利，郁滞不通，血流不畅则关节疼痛，屈伸不利；热郁肌表，则周身发热；湿热黏滞，虽有热蒸汗出，但湿热不除，热盛灼津则小便短赤；苔厚腻、脉濡数为湿热之象。

治则：清热利湿，兼祛风通络以止痛。

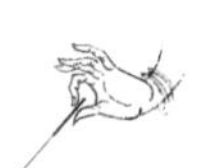

主穴：大椎、曲池、身柱、阳陵泉、三阴交、温溜、梁丘、犊鼻、后溪、申脉。

针刺法：大椎、身柱、曲池、温溜、梁丘、犊鼻均用泻法；阳陵泉、三阴交可用补法；后溪、申脉可用平补平泻法。每次取 4～5 穴，同时可依局部疼痛加局部穴。

方义：大椎、身柱为督脉经穴，清热解表，宣通肺气，以宣散壅滞肌肤之热；曲池、温溜清热祛风，散热消肿以止痛；梁丘、犊鼻消肿通络以止痛；阳陵泉、三阴交健脾利湿，调补肝肾，以壮筋骨活气血，血行湿祛可止痛消肿；后溪、申脉为八脉交会穴，通督脉与阳跷脉，调阳气，祛湿邪，通经活络，对项颈、肩膊、腰背之疾，有广泛的止痛作用。本方立义在于清热利湿，消肿通经止痛。如有心悸气短症状者加内关、公孙调心肺之气。

2. 行痹

症状：多见于类风湿关节炎初期，关节疼痛以游走不定为特点，多先发于上肢或下肢某一关节，疼痛肿胀，数日后移于其他关节作痛，或在一处作痛向远处放散，牵掣麻木，关节屈伸不利，兼有发热恶风，肢体酸痛不舒，乏力，舌苔薄白，脉浮。

辨证：关节疼痛，屈伸不利为风寒湿痹，留滞经络、关节，阻痹气血的共有症状，但以风邪偏胜为痹，则以游走性为特征。风为阳邪，善行数变，善动不居，游走窜痛，变化无常，或者窜于上，或流注于下，或左或右，多呈游走性多发性或对称性发病。风邪郁表，营卫失和，故见恶风发热，周身不舒。苔白脉浮为风邪在表之征。

治则：祛风通络，兼散寒除湿活血。

主穴：风池、风府、曲池、合谷、足三里、阳陵泉、膈俞、血海、风市。

针刺法：风池、风府、曲池、合谷俱用泻法；足三里、阳陵泉、风市、膈俞、血海俱用补法。

方义：风池、风府为祛风要穴，散风祛风以治本；曲池、合谷清热宜肺，通经活络而止痛；足三里、阳陵泉疏肝、健脾、祛湿；风市温经散寒，祛风湿；膈俞、血海理血散风，祛风湿，通经络，血行风自灭，风湿除疼痛止。本方以祛风除湿，温经理血为目的。

3. 痛痹

症状：肢体关节疼痛剧烈，痛有定处，遇寒加重，得热则缓，关节屈伸不利，局部皮色不红，触之不热，手足欠温。苔薄白，脉弦紧。

辨证：风寒湿邪闭阻经络，但以感受寒邪为重，多发于严寒季节。寒为阴邪，其性寒凉，其气主凝滞收引，寒凝血滞，瘀阻不行，故痛剧而固定不移，血得寒凝，得温则散；遇寒则痛甚，得热则痛缓，正如《素问·调经论》所云："血气者，喜温而恶寒，寒则泣而不能流，温则消而去之"，寒盛则阳虚，故四肢欠温，触之不热。苍白脉弦紧为寒盛之征。

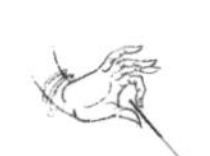

治则：温经散寒，兼祛风除湿。

刺灸法：命门、肾俞、关元俱用补法或温针灸；风市、膝关、合谷均行泻法。

主穴：命门、肾俞、关元、风市、膝关、风府、合谷。

方义：命门壮火温经以散寒，肾俞温经散寒以祛风湿，关元补肾温阳以扶元阳，三穴共主温经散寒，助阳气以固根本；风市、膝关祛风除湿散寒，通经络，利关节；合谷宜肺，益气固表，风府通调督脉，振奋阳气，转复神机。依疼痛部位酌加局部穴位，以止痛除痹。

4. 着痹

症状：肢体关节沉重疼痛，多以酸楚疼痛为主，痛有定处，关节肌肤微肿，手足沉重，肌肤麻木，常发于下肢，屈伸不利，活动不便，遇潮湿或阴雨天气则疼痛加重，舌苔白腻，脉濡缓。

辨证：着痹亦称湿痹，多为久居潮湿，冒雨涉水，水中作业，感受雾露潮湿之气，湿邪中于肌肤，流注关节。湿为阴邪，其性沉重黏滞，濡渍关节，故关节沉重、酸痛，体倦乏力。其性黏着不去，病处不移，缠绵难愈。湿邪阻塞气机，易伤阳气，故四肢肌肉麻木，重着不温，湿盛留滞关节则见微肿。苔白腻，脉濡缓为湿盛之象。

治则：温阳化湿，兼益气散寒。

主穴：足三里、脾俞、命门、阴市、风市、阴陵泉、商丘。

刺灸法：足三里、命门、脾俞俱用补法或温针灸；阴市、风市、阴陵泉、商丘四穴俱用泻法。

方义：足三里益气温中化湿，脾俞健脾利湿，命门温阳益火，散寒祛湿，三穴共以温阳化湿，益气和中，湿气行则关节通利，可止痛除痹；阴市、风市俱可祛风胜湿，通经活络以止痛；阴陵泉为脾经之合穴，健脾利湿，通利三焦；商丘健脾温阳利水。后四穴祛湿兼有胜风之功，酌加局部穴以止痛。

二、局部取穴论治

局部取穴是治疗各类型关节炎及不同病因而引起的关节痛的重要方法，其病变主要反映于各关节的局部为主，或为单发或为多发。其病理变化主要为局部关节的滑膜水肿、肌肉肿胀，关节囊及关节骨质的变化，从而引起功能障碍，气血瘀滞而疼痛，无论急性期或慢性期，皆宜病因治疗与局部取穴相结合，标本同治。

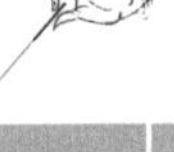

1. 临床常用经验穴

选穴：肩三针，以肩髃、肩前穴（奇穴）、肩后穴（奇穴）。

针法：①肩髃穴，沿三角肌向内下方斜刺1～2寸，使肩部酸胀或传于上肢部；②肩前穴，位于腋前皱襞直上1寸处；③肩后穴，位于腋后皱襞直上1.5寸，直刺1寸。均使局部酸胀，行泻法。

2. 肩胛关节疼痛

肩胛关节疼痛是临床见于各类关节炎的一个局部症状，或以单独见于肩关节周围炎，皆可局部取穴。

选穴：肩贞、肩髎、肩髃、臂臑或阿是穴。

针刺法：均用泻法，以局部酸胀得气为标准，寒盛者以温针或灸法为主。或取二穴或取三穴，热盛肿胀者取肩贞、臂臑为主；风湿重者取肩髃、肩髎。

方义：肩贞清热化痰，消肿止痛通经络；肩髎祛风湿，通经活络；肩髃祛风胜湿，通利关节；臂臑理气消痰，通经活络；阿是穴以痛为腧，即疼痛较明显或有压痛部位，以针刺之。

3. 肘关节疼痛

临床多见于风湿性关节炎、类风湿关节炎或痛风等；单发或为多发关节炎的一个部位。

选穴：曲池、天井、尺泽、小海、清冷渊。

针刺法：用泻法，以局部酸胀为宜，曲池、尺泽以针感向上传为好。可分二组，曲池、天井或尺泽，小海、清冷渊，交替使用。

方义：曲池祛风清热，通经，消肿止痛；天井清热散结，通络止痛；尺泽滋阴清热，理气通经；小海疏肝安神，消肿止痛；清冷渊疏风散寒，通经止痛，利关节。前四穴分别为大肠经、三焦经、肺经、小肠经之合穴，内调脏腑之气，外驱风寒，舒筋活络，消肿清热，活络止痛。

4. 腕关节疼痛

临床常见于类风湿关节炎初期或痛风、风湿性关节炎。

选穴：阳溪，合谷、外关或阳池、养老、大陵。

刺灸法：均用泻法，局部酸胀，慢性疼痛宜加灸，以温经散寒止痛。

方义：阳溪清热消肿，通经止痛；合谷镇痛止痉，清热解表；外关解表清热，疏风消肿止痛；阳池解表活络，舒筋止痛；养老增液舒筋，活络止痛，此穴不但治手腕肘痛，还可治急性腰痛；大陵镇静安神，宽胸止痛。分二组交替使用，阳溪为经（火）穴。合谷为原穴，外关为络穴，共主清热消肿，活络止痛，对急性肿痛有热者可选用此穴。阳池、大陵为原穴，通行原气，温经散寒，通经活络止痛，养老为治痛要穴。若外关配大陵为原络配穴法，不但可局部止痛，还可治表里经之病，对各种疼痛止痛效果均较好。

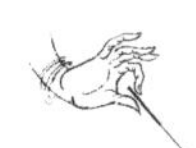

5. 指掌关节疼痛

常见于类风湿关节炎初期、痛风或风湿性关节炎。

选穴：三间、合谷、后溪或二间、前谷、中渚，或加八邪。

针刺法：均用泻法，局部酸胀为宜。八邪为五指间缝纹端取穴，镇痛消肿，活血止麻。分前后两组使用。

方义：三间、二间清热消肿，活络止痛；合谷镇痛止痉，清热解表；后溪清心解郁，通经止痛；前谷疏肝清心，镇痛止痉；中渚清热舒筋，活络止痛。

6. 脊背部僵硬、疼痛，屈伸腰背受限

多见类风湿脊柱炎或强直性脊柱炎，或风湿性脊背痛。

选穴：大椎、身柱、至阳、命门、腰阳关，或夹脊穴。

刺灸法：大椎直刺 1～1.5 寸，针下有酸麻胀感，或针感向下传导。身柱、至阳，针尖略向上刺、进针 1 寸，局部胀感。如脊柱炎兼有腰背部疼，可取命门、腰阳关。命门补肾强阳，舒筋活络止痛，腰阳关强壮腰脊，温经散寒止痛，皆直刺 1～1.5 寸，或灸法。夹脊穴针尖宜斜向脊柱，深刺 1～1.5 寸，深部有酸胀感或向下传导。

方义：大椎清热通阳，镇静安神，身柱定惊止痛，至阳清湿热，舒筋通络，三穴皆为督脉经穴，具有温阳散寒、祛湿通经、活络止痛作用，肩背痛可取之。

夹脊穴：胸椎1～4夹脊穴治肩背痛；5～7夹脊穴治背痛；腰椎1～4夹脊穴治腰部疼痛。均有温散寒湿，通经止痛作用。

7. 髋关节疼痛

多见于风湿性关节炎、骨性关节炎，类风湿关节炎则少见。

选穴：环跳、居髎、秩边。

针刺法：俱用泻法，必须使针感向下传导。环跳针感可传至下肢、足踝部；居髎针感传导至臀部，秩边局部酸胀。

方义：环跳疏通经络，祛风化湿，镇痛止痛；居髎疏通经络，行气止痛；秩边清热利湿，消肿止痛。三者均为止痛要穴。

8. 骶髂部疼痛

选穴：上、次、中髎。

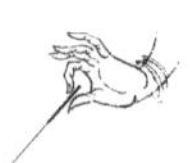

多见于骨性关节炎，骨质增生，椎间隙或椎管狭窄，或风湿性关节炎。

针刺法：针刺时必须对准骶孔，深刺1.5～2寸，以局部酸胀，或向下传导为宜。

方义：上髎、次髎、中髎，具有化湿温经、通络止痛作用。

9. 膝关节疼痛

见于各类关节炎、关节病，尤以中老年骨性关节炎多见。

选穴：内膝眼、外膝眼、阳陵泉；梁丘、血海、阴陵泉；膝阳关、膝关、风市。

刺灸法：内膝眼、外膝眼，宜屈膝深刺1～1.5寸；阳陵泉，深刺1.5寸，针感向下传为宜。此为一组穴。梁丘、血海、阴陵泉，均为直刺，以局部酸麻感为宜。此为一组穴。膝关、膝阳关、风市，均为直刺，以局部酸胀感为宜。此为一组穴以上三组穴可轮流使用，或加阿是穴，寒湿重宜温针灸或用灸法。

方义：内膝眼、外膝眼消肿止痛，祛风胜湿，通络止痛；阳陵泉为筋之会穴，舒筋镇痉，壮骨通络止痛。

梁丘祛风胜湿，温经散寒，消肿止痛；血海健脾化湿，调经统血；阴陵泉健脾利湿，益肾温阳，壮骨通络。

膝关温经散寒，祛风消肿；膝阳关化湿散寒，疏通经络止痛；风市祛风胜湿，散寒通络。

10. 踝关节疼痛

见于各类关节炎。

常用穴：解溪、水泉、太溪；丘墟、申脉、昆仑。

针刺法：解溪、水泉、太溪，此为一组，均宜泻法，局部胀痛或酸麻为宜。丘墟、甲脉、昆仑，此为一组，均宜泻法，局部有胀感为宜。两组交替使用。

方义：解溪镇惊安神，清热解经，消肿止痛；水泉益气通经，活血止痛；太溪益肾清热，通经止痛。

丘墟扶正祛邪，温经散寒；申脉镇静安神，活络止痛；昆仑镇静止痛，清热舒筋。

11. 足趾关节痛

多见于类风湿关节炎、痛风。

常用穴：行间、公孙、侠溪、束骨。

刺灸法：均用泻法，以局部酸麻胀为宜。或取八风、阿是穴，寒湿盛者可用灸法。

方义：行间平肝熄风，舒筋止痛；公孙健脾化湿，和胃止痛；侠溪疏肝熄风，通经络止痛；束骨清热消肿，镇静止痛。局部作用均有止痛消肿作用。

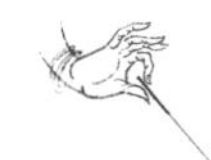

三、其他疗法

1. 耳针疗法

选穴：相应区压痛点、交感、神门、皮质下。

方法：强刺激，留针 10～20min。视病情轻重每日或隔日一次，10 次为 1 个疗程。

2. 皮肤针疗法

选穴：脊椎两侧、关节局部。

方法：脊背部自上而下叩刺，关节局部做环状叩刺。

3. 穴位注射疗法

选穴：阿是穴，病变部位处。

方法：采用当归、防风、威灵仙、维生素 B_1 等注射液，每穴注入 0.5～1mL，且勿注入关节腔内，隔日注射一次，10 次为 1 个疗程。

4. 刺络拔罐疗法

用皮肤针重叩背脊两侧或关节局部，出血少许，并加拔火罐。本法常用于热痹。

5. 头针疗法

选穴：感觉区、运动区。

方法：沿皮刺入，捻转 2～3min，留针 10min。

四、针刺治疗类风湿关节炎的机制

我国传统中草药治疗骨科类疾病历史悠久，主要以辨证论治为主，调理与滋补并重，多途径、多层次作用于人体，可以明显减少毒副作用，有效阻止病变恶化。针刺疗法是根据中医学脏腑、经络理论，通过取穴方式刺激人体特定部位，激发经络之气，进而调和体内之阴阳的方法，在RA治疗中较为常见。针灸治疗RA的机制主要分以下几个方面。

1. 抗炎作用

血管活性肠肽（vasoactive intestinal peptide，VIP）是一种重要的内分泌免疫调节肽，具有广泛的组织分布和多样的生物学功能，在抗炎和免疫调节中发挥重要的作用。HeTF等人通过弗氏佐剂（freund's complete adjuvant，FCA）诱导建立大鼠关节炎模型，研究发现电针模型大鼠的足三里、悬钟、肾俞穴可以通过上调局部VIP的表达水平达到防治佐剂性关节炎的作用，能够明显减轻小鼠体重，减轻FCA引起的炎症和足部肿胀。佐剂诱导的关节炎中通过电针促进VIP表达产生抗炎作用的假设见图5-4。特定穴位的电针刺激促进VIP的表达和释放，抑制滑膜细胞增殖进而使促炎细胞因子和趋化因子（MCP-1、IL-6、IL-8）减少，VIP又直接（作用与T淋巴细胞VIP受体）或间接（作用于调节性T细胞）的促进淋巴细胞增殖和激活，以达到减轻炎症反应的目的。

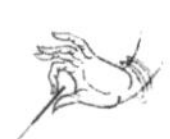

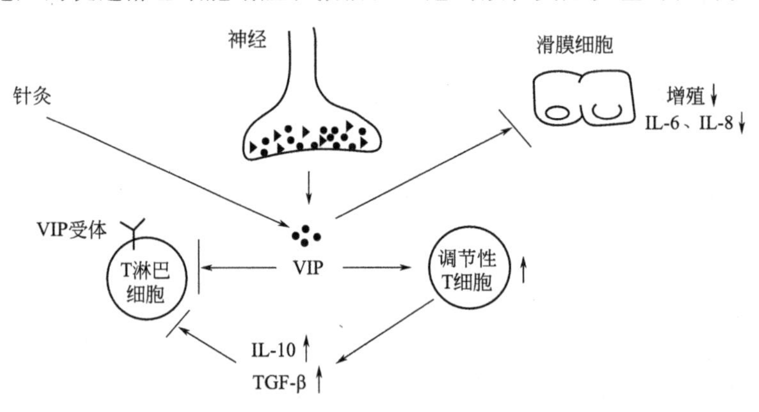

图5-4　电针促进VIP表达产生抗炎作用的假设

（引自：He TF，Yang WJ，Zhang SH，et al. Electroacupuncture inhibits inflammation reaction by upregulating vasoactive intestinal peptide in rats with adjuvantinduced arthritis［J］. Evid Based Complement Alternat Med，2011，8（1）：1-8.）

2. 调节免疫功能

针刺调节免疫功能主要体现在对免疫细胞的调节。肥大细胞（mast cell，MC）是一种重要的炎症反应细胞。相关研究表明，人体滑膜肥大细胞与RA的发病机制密切相关，激活滑膜肥大细胞的路径可能是通过免疫球蛋白 G 受体。有研究发现，正常关节活化的肥大细胞数仅占其总数的 1%～5%，在 RA 患者的滑膜中，活化的肥大细胞数高达 10%～15%。滑膜肥大细胞常聚集于血管翳和软骨交接及血管翳侵入骨皮质处，通过多种途径在 RA 中发挥致病作用，导致软骨和骨的损害。何天峰等观察针刺佐剂性关节炎大鼠的滑膜组织病理改变、滑膜肥大细胞脱颗粒及类胰蛋白酶表达的影响，发现针刺具有治疗大鼠早期佐剂性关节炎和调节滑膜肥大细胞功能的作用，提示针刺可能通过抑制滑膜肥大细胞功能，对佐剂性关节炎大鼠起治疗作用。张迪等发现针刺大鼠足三里后，穴位处局部肥大细胞脱颗粒率显著提高，从而改变血管的通透性，导致对人体各个系统、组织、器官起作用，最终起到调节机体的功效。

3. 抗氧化作用

活性氧（reactive oxygen species，ROS）是体内一类氧的单电子还原产物，它是 RA 的发病重要机制之一。在炎症过程中，中性粒细胞和吞噬细胞的激活产生 ROS，它能破坏膜脂等细胞大分子，产生脂质过氧化产物丙二醛（MDA）。在 Atef M. M. Attia 等人的研究中，发现 RA 患者滑液中脂质过氧化增加，导致滑液和血浆中 MDA 水平升高。但是滑液中过氧化氢酶、谷胱甘肽过氧化物酶（GPx）、谷胱甘肽（GSH）、超氧化物歧化酶（SOD）含量低，导致超氧自由基和过氧化氢不能被有效清除，这在 RA 发病机制中起了重要的作用。激光针刺可有效降低血浆 MDA 水平，显示其具有较高的抗氧化活性。此外，这种激光治疗方式也能有效提高 RA 患者抗氧化标志物的水平。这两种效应都表明激光针刺在抑制氧化，减少氧化组织损伤方面具有很高的潜力。

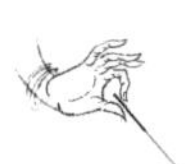

小结

针刺治疗类风湿关节炎的机制研究，除了抗炎作用、调节免疫系统、抗氧化作用，还有诸多没有被证实的机制正在被研究或者有待我们探索。相信随着对类风湿关节炎病因病机的更加深入的研究，医者能够更加安全、更加熟练地治疗此类疾病，同时为针刺临床应用提供宝贵的理论依据，促进针灸现代化的研究。

第十一节　肩关节周围炎

肩关节周围炎是肩关节周围组织的退行性病变，简称肩周炎。多发于中老年人，起病缓慢。可分原发性和继发性。对原发性肩周炎的发病原因及机制，尚有不同看法。有人认为是内分泌紊乱，使肩关节周围组织发生退行性变；也有人认为是组织衰老的自然变化；还有人认为是溶血性链球菌感染后引起的变态反应。继发性肩周炎是继发于外伤、炎症之后，如因上肢骨折、脱位、韧带撕裂或滑囊炎症时，长期固定肩关节或固定不合理，就会出现肩关节周围炎的病理过程，导致肩关节周围软组织挛缩、粘连，发生慢性非细菌性炎症。其主要病理变化是肩关节的软组织、关节囊、肌腱、滑囊等发生慢性无菌性炎症，肩关节退行性变，因而导致肩关节周围组织粘连，关节囊挛缩，腱鞘与周围组织粘连，滑囊粘连、萎缩，分泌减少，滑润作用降低，韧带变性挛缩并与周围组织粘连，肩关节功能障碍、疼痛。

因其肩关节运动障碍，气血闭阻，也属于中医学痹证的范畴。由于素体不健，经络空虚，津液干涸，筋骨失养，肌肤枯悴，正气不足，感受风寒湿邪，导致气血闭阻，肩关节失于润泽，枢机不利，伸举障碍，气机不畅，气血凝聚，则疼痛难忍。因其感受风寒，肩部受邪，故称为“漏肩风”；因其气血凝滞，筋脉胶着，故又称“肩凝症”；多发于50岁左右的年龄组，故又有“五十肩”之称。

一、辨证论治

1. 风寒侵袭，气血凝滞

症状：肩部疼痛，单侧或双侧肩部酸痛，沉重拘紧，疼痛可向颈部或上肢放散，日轻夜重。患肢畏风寒，遇寒凉加重，得热痛缓。无发热、肿胀等症状，但局部症状明显，肩关节活动受限，举臂、上肢外展及旋转时疼痛加重，舌苔薄白，脉浮紧。

辨证：由于年老体虚，气血不足，脏腑功能减弱，肝肾两亏，筋骨失养，则易受风寒侵袭，寒凝气滞，血气凝滞于肩部，故肩部疼痛，夜间阴气盛，故疼痛加重，得热则阴寒消散故痛减。肩凝气滞，筋脉拘紧，故肩部活动受限；抬肩举臂疼痛难忍。苔白脉浮紧为风寒侵袭之征。

治则：疏风散寒，温经活血。

主穴：肩髃、肩髎、曲池、外关、膈俞。

针灸法：一般用提插泻法，针感强。膈俞可用捻转补法。或用温针刺或灸肩关节周围。

方义：肩髃为手阳明大肠经穴，通经活络，理气散结止痛；肩髎祛风散寒利湿，二穴相配既可祛风散寒，又可局部止痛；膈俞为血会，活血通经；曲池清热祛风，调和营血，与膈俞相配有活血行血止痛作用；外关通经活络，具有较强镇痛作用，可提高痛阈。本组穴既可治疗局部疼痛，又能舒筋活络，散风除湿而达到止痛目的。

2. 寒湿凝滞，气血痹阻

症状：肩部持续疼痛，经久不愈，甚则夜间不能入睡，局部微肿，按之疼痛明显，肩关节功能障碍，日益严重，肩似拔，臑似折，抬肩举臂疼痛难忍。日久则肌肤消瘦，肌肉萎缩，肩关节疼痛反而减轻，苔白腻，脉沉细。

辨证：由于病程日久，气血痹阻，筋骨失养，寒湿凝滞则疼痛，白日疼痛加重，面微肿。病久缠绵不愈，肝肾两亏，筋骨不荣，导致肌肉萎缩，软组织肥厚、粘连，关节活动日益严重，肌肤失养则肌肉萎缩消瘦。苔白腻，脉沉细为寒湿凝滞，气血两虚之征。

治则：散寒胜湿，活血养筋。

主穴：肩髃、肩髎、肩贞、阴陵泉、足三里，大杼、血海。

针刺法：肩贞、肩髃、肩髎可用提插捻转泻法；阴陵泉、足三里可用提插补法。大杼、血海可用捻转补法。

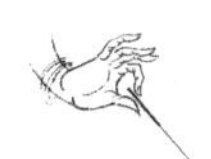

方义：肩贞为手太阳小肠经穴，通经活络，散寒温经，与肩髃、肩髎同用，共主祛风散寒，温经止痛，为治肩周围炎的局部要穴；阴陵泉、足三里健脾利湿，利水消肿，二穴同用加强散寒除湿，养血柔筋以缓解疼痛；大杼为骨之会，以强健筋骨，通络止痛，血海以调血养血，二穴同用可增强活血壮骨功能。

二、辨经分治

肩部分手三阳经及手太阴肺经循行路径。手太阴肺经行肩前，肩前疼痛重者加尺泽、云门以调肺经气血；手少阳三焦经、手太阳小肠经行肩上，肩上疼痛重或压痛明显加臂臑、臑会、支沟、外关；肩后痛重加臑俞、秉风、支正等穴，以疏导经气。

三、特效镇痛针法

1. 肩三针为特效镇痛要穴

肩三针是指肩部的三个穴位，属于临床经验配穴法，具有散风胜湿，通经活络，散结行血止痛之功效，对肩周围炎的治疗有较好的疗效。针法：肩髃穴沿三角肌向内下方斜刺 1～3 寸，令针感从肩部传至手，有酸胀感，用强提插泻法；肩前穴（奇穴）位于腋前皱襞直上 1 寸，直刺 1～1.5 寸提插捻转泻法，肩部有酸胀感；肩后穴（奇穴）位于腋后皱襞直上 1.5 寸，提插捻转泻法，直刺 1～1.5 寸，肩部有酸胀感。

2. 条口透承山透刺法

条口透承山透刺法是上病下取的手足同名经的远道取穴法。肩周炎的病位以手阳明和手太阳为主，手阳明下接足阳明，经气相通，手太阳下接足太阳，依“病在上，取之下”的取穴法，故取足阳明经之条口，足太阳经之承山。刺法：患者坐位，取同侧穴，常规消毒后，用26号4寸毫针，由条口穴直刺透向承山，用提插捻转泻法，随作手法，令患者抬举上肢，逐渐抬高肩部，或令助手做肩部按摩、抬肩，可达到抬肩止痛即刻效应。

3. 阳陵泉透阴陵泉

阳陵泉透阴陵泉也属于上病取下，同名经的远道取穴法。肩前为手太阴经所过，肩上属于手少阳三焦经所过，手太阴与足太阴为同名经，手少阳三焦与足少阳胆经同名，具有疏风散寒，通络活络止痛作用。刺法：令患者正坐屈膝，取对侧位，常规消毒后，用24号4寸毫针，从阳陵泉直刺透过阴陵泉，用提插捻转泻法，随行手法，令患者抬举肩部，或按摩肩部随之抬举，可达到抬肩止痛效果。

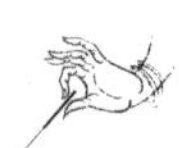

4. 养老透内关

属于远道循经取穴。养老为小肠经郄穴，有较强的急性止痛作用；内关为手厥阴包络经之络穴，通手少阳三焦经，有较强镇静止痛作用，提高痛阈，为针麻要穴。针法：令患者俯案坐位，屈肘，掌心向胸，使手腕向内转，暴露养老穴，取同侧穴，消毒后，用24号3寸毫针，从养老穴刺入斜向内关穴，用提插泻法，有较强针感，并使针感直向上传至肘及肩部，针后举抬有止痛作用。

四、其他疗法

1. 耳针疗法

选穴：肩关节、神门、肾上腺。

方法：中等刺激，留针20min，每日1次。或用王不留行贴按上述耳穴，以胶布贴敷，每5天换一次。

2. 电兴奋疗法

取曲池-手三里或肩髃-曲池。取一对穴位，针刺入后接通电源，通电1min，用较强感应，大功率输出。或用强直流电，不分正负极，电量由30mA增至60mA，每次通电3s左右，连续治疗3～4次。

3. 拔罐疗法

取局部穴，肩前、肩后用闪火拔罐约5min。

五、针刺治疗肩关节周围炎的机制

现代医学认为肩周炎发病机制总体来说是肩关节周围的无菌性炎症。目前在临床上，多数患者因肩周的疼痛及关节活动障碍而就医。针刺具有疏通经络、调和气血的作用，可达到扶正祛邪、疏通经络的目的。同时研究证实针刺治疗可减低患者血清肿瘤坏死因子-α（tumor necrosis factor，TNF-α）和白介素-6（interleukin 6，IL-6）等炎症因子水平，改善局部组织微环境，抑制炎症反应，以达到缓解肩关节疼痛的作用。

1. 抑制炎性反应

邓明和刘玉峰将 72 例冻结肩患者随机分为治疗组和对照组，对照组采用单纯推拿治疗，治疗组在对照组治疗基础上加用针灸治疗，治疗 2 周后治疗组总有效率 97.2%，对照组总有效率 88.9%，2 组疗效比较，差异具有统计学意义（$P<0.05$），且治疗后 2 组患者的 TNF-α 及 IL-6 水平分别比较，差异均有统计学意义（$P<0.01$）。杨明煜等将 120 例肩袖损伤患者分为观察组及对照组，观察组采用温针灸结合手法治疗，对照组采用超声波结合手法治疗，治疗 4 周后观察组患者总有效率 95.0%，对照组总有效率 83.3%，2 组疗效比较，差异具有统计学意义（$P<0.05$），且治疗后 2 组患者 C 反应蛋白和 TNF-α 水平比较，差异均有统计学意义（$P<0.05$）。

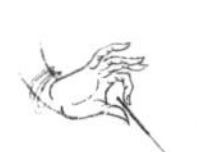

上述研究表明针刺治疗肩周炎的作用机制可能与降低患者血清 TNF-α 和 IL-6 水平，抑制炎症反应，减轻肩关节疼痛有关。

2. 促进气血流通

翟振中等人选取 60 例肱二头肌肌腱炎患者，分为对照组 30 例，采用常规康复训练，试验组 30 例，在常规康复基础上应用电针治疗。2 组治疗后肩关节 UCLA 评分和关节活动度比较，差异均有统计学意义（$P<0.05$）。

证据说明电针通过直流电对肩关节周围腧穴刺激，促进气血流通，疏松筋骨肌肉，减轻疼痛，配合康复训练，可促进恢复肩关节活动度，提高临床疗效。

3. 疏通经络以止痛

肩周炎患者多有感受寒湿病史，日久入络则“不通则痛”。《古今医鉴》也强调了肩痛证大多是为风湿之邪所困，最终导致气血不能给予筋经充足的营养而萎痛不用。目前肩周炎中医辨证按患者比例高低基本可归类为风寒湿痹、气血两虚和瘀血阻络三型。

陈顺喜和刘菲菲选取 70 例肩峰下撞击综合征患者，对照组采用口服非甾体类抗炎药治疗，治疗组以温针灸治疗为主，治疗 30 日后治疗组总有效率 88.6%，对照组总有效率 62.9%，2 组疗效比较，差异具有统计学意义（$P<0.05$）。针刺治疗可起到调理气血，疏通经络的作用，缓解患者肩痛及增加肩关节的活动度，恢复其正常的生理功能，有效地治疗肩峰下撞击综合征。

现代临床研究表明，针刺可以改善肩部局部血液循环，调节血管功能，加速分解炎症淤滞区的病理代谢产物，促进炎症渗出的吸收，抑制炎症反应，减轻肿胀，缓解对末梢神经的牵张刺激，进而缓解肩部疼痛。尽管针刺治疗肩周炎临床上还有一些需要关注的问题，现代临床已将针刺治疗肩周炎广泛推广，临床疗效甚好。有研究观察，比较单次可的松注射和针刺治疗方法，发现前者虽能迅速缓解肩周炎患者的局部疼痛，但长期疗效不佳，且在同一部位进行注射会产生不良反应；而长期针刺治疗镇痛的疗效远高于可的松，且不良反应较少。

小结

随着社会的不断发展，人们生活方式的改变，肩周炎的致病因素随之增加，其发病率逐年上升，并且发病趋于年轻化。中医药治疗肩周炎的手段很多，如针灸、推拿、药物、针刀疗法等。肩周炎最重要的治疗目标就是解决疼痛和治愈关节的僵化。目前西医对肩周炎的治疗手段多以口服药物、局部痛点封闭或者局部麻醉等暂时镇痛为主，不可避免地带来诸多毒副作用。而我国传统的中医针刺疗法对以慢性疼痛为特点的肩周炎的治疗技艺成熟、疗效斐然而无不良作用。肩周炎作为针刺治疗的优势病种，目前临床广泛应用。中医治疗肩周炎以温经散寒、疏通经络、活血止痛为主，针刺治疗效果较优，在临床治疗方面，针灸医生以取穴、针刺操作方法、刺激强度等治疗要素为关注点，其主要优势在于针刺镇痛，且宜早期介入。

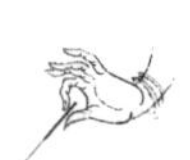

第十二节　急性腰扭伤

急性腰扭伤是指腰部肌肉、韧带、筋膜、腰骶或骶髂关节部位的急性损伤。常因负重过大，用力不当，姿势不正，动作不协调，使腰部活动范围过大而致腰部筋伤。临床上以腰部疼痛、压痛，活动受限为主要症状。现代医学认为腰部是人体躯干运动的枢纽，腰脊椎是脊柱中负重最大的部位，尤其是骶髂关节是躯干与下肢的桥梁，体重的压力与外来的冲击力集中在这些部位，故易受伤。本病属中医学中“闪腰”“岔气”和“腰部伤筋”范畴。

急性腰扭伤治疗的目的是控制或减轻疼痛，改善脊柱结构损伤，尽快恢复正常的生活活动。目前大多数治疗药物集中在抗炎镇痛药，包括对乙酰氨基酚（扑热息痛）、非甾体类抗炎药（NSAIDs）、肌肉松弛药、阿片类镇痛药、抗惊厥药、抗抑郁药和皮质类固醇等。然而，这些药物治疗大多只能缓解有限的疼痛，并伴有严重的副作用，如嗜睡、头晕、成瘾、过敏反应、肝功能可逆下降、胃肠功能不良等。急性腰扭伤引起的疼痛机制是一个非常复杂的过程，组织损伤导致各种化学物质释放到受体末端周围的细胞外空间，涉及多层神经回路，即从受体的刺激到中枢神经系统的化学反应。

一、辨证论治

症状：突然腰痛，活动受限，按之痛甚，重者腰部剧痛，深呼吸、咳嗽时疼痛加重，腰部呈持续性疼痛，痛处明显瘀肿，舌质暗红，脉弦。

辨证：本病因负重及强力扭转，致腰部筋伤。筋肉受损，血脉凝滞，经络不通，故突然腰痛，活动受限。正如《金匮翼》所云："瘀血腰痛者，闪挫及强立举重得之。盖腰者一身之要，屈伸俯仰，无不由之，若一有损伤，则血脉凝涩，经络壅滞，令人卒痛，不能转侧"。若腰部筋肉损伤重，则腰背经络闭阻，气滞血瘀，气伤则痛，形伤则肿，气血不畅瘀滞，故腰痛剧烈，痛处瘀肿，舌质暗红，脉弦。

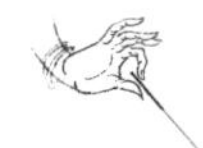

治则：疏通经络，活血化瘀，消肿止痛。

主穴：人中、委中、承山、昆仑、后溪。

针刺法：针施泻法，人中、后溪强刺激，提插捻转时令患者活动腰部，不留针。其他穴用泻法后可留针 20～30min。

方义：腰部伤筋为督脉，足太阳膀胱经经气受阻，故取二脉经穴为主。督脉贯行腰脊，取人中以通督脉，利阳气，督脉通则气血调；配委中、承山、昆仑传输阳气，通经活血止痛；后溪穴为八脉交会穴，通督脉，是治疗急性腰扭伤的特效穴。四穴共达消肿止痛的目的。

二、局部取穴论治

选穴：常用腰阳关、腰眼、肾俞、阿是穴。

针刺法：针刺肾俞施以补法，腰阳关、腰眼、阿是穴均用阻力针刺法，捻转提插 2～3min，不出针，令患者活动腰部疼痛缓解为度。

方义：腰为肾之府，取肾俞可调益肾气，取腰阳关疏通督脉经气，取腰眼、阿是穴能迅速宣通局部气血，舒筋散瘀，达消肿止痛之功效。

三、其他疗法

1. 耳针疗法

选穴：腰椎、骶椎、肾、神门。

方法：常规消毒，中等刺激，捻针时令患者同时活动受伤的腰部，一般留针20～30min也可用耳穴埋针、耳穴压豆法。

2. 刺络拔罐疗法

选穴：选择腰部痛点处，或委中。

方法：先揉搓按摩局部，常规消毒后，用三棱针或粗毫针快速点刺数针出血，然后拔火罐5min起罐。患者即感腰痛大减，腰部活动灵活。

3. 理筋手法

方法：患者俯卧，医生用两手从胸椎至腰骶部的两侧，自上而下地轻轻揉按3～5min，以松解腰肌的紧缩。接着按压揉摩腰阳关、次髎等部位。再拿捏痛侧肾俞、环跳周围，以缓解疼痛。最后术者用左手压住腰部痛点用右手托住患侧大腿，向背侧提腿拔动，摇晃拔伸数次，如腰两侧都痛者，可两腿同时拔动。在整个推拿过程中，痛点应作为手法重点区，症状严重者可每日推拿1次，轻者隔日1次。

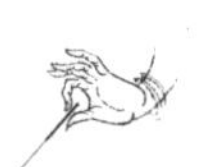

4. 弹筋疗法

方法：在第2腰椎两侧肾俞穴处，双手拇、食、中指沿脊柱垂直方向拿起肌腹，并向外尽量牵开，当牵到相应距离后。让肌腹从指间空然滑脱归位，发出“咔嗒”声响，每次治疗弹筋2～3次。

5. 腰椎旋转法

方法：患者端坐于方凳上，双手撑腰，挺胸。术者双膝夹紧患者一侧膝部，双手扶按患者双肩，先行前后摆动数次，然后猛地用力晃动1次，此时常可闻及“咯噔”一声，术毕换对侧重复1次。

四、针刺治疗急性腰扭伤的机制

急性腰扭伤患者的痛阈比健康人低，提示中枢神经系统敏感。这种效应可能是由于节段性高反应性、痛觉过敏（热刺激）等改变了中枢神经系统痛觉过程并导致慢性疼痛状态。而针刺可触发和传导顶叶皮质的神经信号下行，途径包括中缝核、蓝斑核、PAG、前额叶皮质、岛叶、扣带皮质、尾状核、杏仁核、背角等抑制性突触。下行通道调节痛觉，干扰中枢敏化过程。中枢敏化与炎性介质有关，这些介质包括缓激肽、组胺、血清素、前列腺素、神经生长因子（NGF）、P物质、三磷酸腺苷（ATP）、降钙素基因相关肽（CGRP）、质子（H^+）及其他嘌呤和吲哚胺，它们能够相互作用并激活痛觉纤维，从而导致局部疼痛和炎症。

针刺降低中枢敏化的可能机制包括节段性抑制，内源性阿片肽、肾上腺素能和 5-HT 的释放。针刺对急性腰扭伤的影响涉及的炎症介质如 P 物质、IL-1β、IL-10、TNF-α 水平等，有研究表明，采用温针灸联合穴位按摩能够显著降低血清中炎性因子的水平，提高腰椎的活动，对急性腰扭伤的治疗有一定的作用。综上所述，针刺通过多种途径产生镇痛效应，降低中枢敏化。因此，针灸有利于治疗腰痛、神经痛、骨关节炎和顽固性疼痛，从而缓解急性腰扭伤患者的疼痛。疼痛诱导中枢敏化的机制见图 5-5。

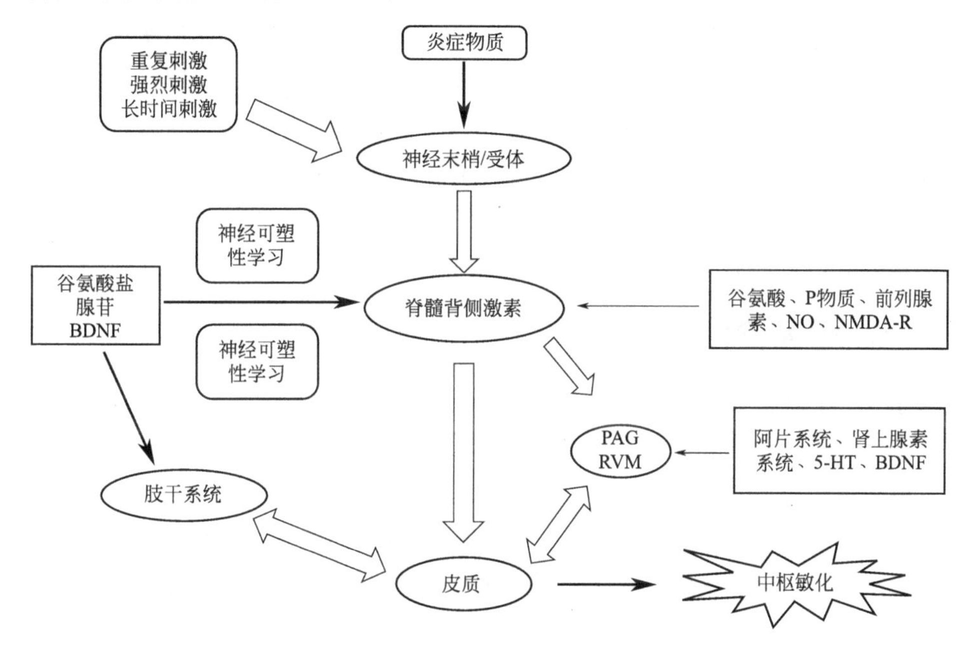

图 5-5　疼痛诱导中枢敏化的机制

空心箭头—疼痛传导通路；黑色实心粗箭头—中枢敏化上调；

黑色实心细箭头—中枢敏化降低；

5-HT—5-羟色胺；BDNF—脑源性神经营养因子；NDMA-R—*N*-methyl-D-aspartic；

NO—一氧化氮；PAG—中脑导水管周围灰质；

RVM—延髓口侧腹内侧

小结

针刺治疗疼痛在我国已有 3000 多年的悠久历史，针刺可通过对中枢神经系统的镇痛作用、调整作用及对中枢的神经递质等作用而达到镇痛效果。针刺擅长通过调节机体的整体功能来缓解局部症状，在临床治疗上有着独特的优势，所以针刺疗法在腰背痛的治疗领域中有良好的应用前景。总之，从现代医学角度认识急性腰扭伤，再结合中医针刺治疗，有望为今后的急性腰扭伤治疗提供新思路、新方法以及临床指导意义。

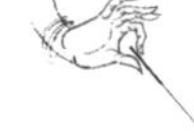

第十三节　三叉神经痛

三叉神经痛又名痛性痉挛，是累及面部限于三叉神经的一支或几支分布区的反复发作、剧烈的疼痛，单侧居多，发作及恢复均较突然，是最典型的神经痛。疼痛可由面部动作（咀嚼、大声讲话等）、洗脸、震动、寒冷、情绪变化而诱发。本病病因不清，推测可能由于三叉神经半月节行经脑桥后根，尤其是后根穿越岩嵴处受到血管畸形、微小的胆脂瘤或脑膜瘤及异常血管的压迫、牵拉或扭曲，进一步引起半月节神经元及后根变性，破坏了它对疼痛传入刺激的调整机制而产生疼痛。中医学称此病为“面痛”，主要是风寒之邪客于面部经络，经脉拘挛收引；或阴虚火旺，虚火上炎。总由气血运行阻滞而成。

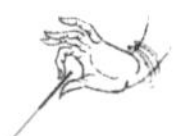

一、辨证论治

1. 风寒阻络

症状：疼痛呈抽掣样，剧烈难忍，发作时手捂患处，遇凉加重，得温则减，冬季常不敢出门，舌淡红苔薄白，脉紧。

辨证：风寒之邪侵及面部经络，寒主收引，则表现为抽掣样疼痛，邪气盛则气血不通，故手捂欲散之，伤者恶之故遇凉则重，脉紧主痛甚，舌淡苔薄白，属风寒外袭之象。

治则：疏风散寒，温经通络。

主穴：下关、太阳、合谷、风池、风府。额部痛加阳白、头维、鱼腰；上颌痛加四白、上关、迎香；下颌痛加夹承浆、颊车、翳风。

刺灸法：下关直刺1.0～1.5寸，局部酸重胀为宜，太阳直刺或向斜上方斜刺0.5～1.5寸，亦可用三棱针刺络放血3～5滴，合谷提插捻转至局部酸麻胀感并向上臂传导，风池刺向对侧鼻孔，用捻转泻法，可针上加艾段灸之。风府进针0.5寸左右捻转泻法，使局部酸胀。三叉神经各支所选穴一般直刺0.5～0.8寸，捻转至局部酸胀即可。

方义：本方以局部取穴为主，旨在疏通面部经气以止痛。合谷是手阳明经原穴，手阳明与手太阴相表里，太阴肺主气，阳明经又多气多血，故合谷善于调气止痛，为全身止痛要穴；风池是足少阳与阳维脉之交会穴，阳维主阳主表，少阳位半表半里，正为外邪内侵时，正邪交争之所；下关为三叉神经近部选穴，属足阳明胃经，能疏通足阳明气血；配治风要穴风府，疏调太阳表阳之气以散风寒。

2. 肝胃郁火

症状：平素性烈暴躁，面痛如火灼，情志变化时更明显，逢热重，口苦咽干，胸胁胀痛太息，口渴便秘，消谷善饥，舌红苔黄燥，脉弦数。

辨证：素性烈则肝经郁火，风火上扰头面其痛如灼，逢热重，肝主疏泄喜条达，肝郁则气机郁滞，故见胸胁胀痛太息，肝气横逆犯胃，胃腑升降失常，水谷反蕴为热为火，故口渴便秘，消谷善饥，火热随阳明经上循于面故面痛。舌红苔黄燥为肝胃郁火之象。

治则：清胃泻肝，通络止痛。

主穴：太阳、合谷、太冲、蠡沟内庭、阳陵泉，分部位取穴同上。

针刺法：针用泻法。太阳、合谷刺法同上，太冲、内庭直刺或针尖稍向下0.5～0.8寸，局部酸胀，以传至膝股部为佳，阳陵泉直刺1～1.5寸，局部酸重胀并向上下放散。

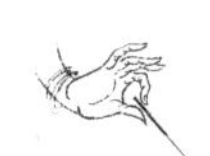

方义：太阳可疏通局部气血；合谷为手阳明经原穴，四总穴之一，取“面口合谷收”；太冲为肝经原穴，足厥阴经属多血之经，故太冲善于调血止痉止痛，其经脉又上达于面部，与合谷相配调血气止痛，再加用肝之络穴蠡沟，功在清血热疏肝气；阳陵泉清热泻火；内庭为足阳明经荥穴，清泻胃火，疏理气机，止痛。

3. 阴虚火旺

症状：痛势较为和缓，病程迁延，遇劳则发或痛重，形体消瘦，腰酸神疲，五心烦热，渴不欲饮，舌红绛少苔，脉细数。

辨证：肾藏精，主水，肾精不足则腰酸神疲，形体消瘦；阴虚生内热，热火内炽则五心烦热，渴不欲饮；火性炎上，上冲于面部，但为虚火，故痛势不剧且遇劳而发或痛重。舌红绛少苔，脉细数均为阴虚火旺之征。

治则：益阴清热。

主穴：上关、太阳、合谷、照海、三阴交、风池。

针刺法：针用补法或平补平泻。上关直刺0.5寸，平补平泻，局部酸胀为度；太阳、合谷刺法见前，照海直刺或针尖略向前下方斜刺0.5～1寸，捻转补泻，以局部酸麻胀感为宜；三阴交针尖略向后直刺1～1.5寸，提插捻转至局部酸麻胀感，并可向上下放散。风池刺法同前，用泻法。

方义：上关、太阳属局部取穴，可疏通经络，通调气血；合谷为治疗面部疼痛要穴；照海属肾经和阴跷脉的交会穴，具有益阴泻火作用；三阴交为足三阴经交会穴，有补益肝脾肾之功能；配风池之疏散清泻，相得益彰，共行滋阴清热之功。

二、局部取穴论治

选穴：鱼腰、四白、夹承浆、下关。

针刺法：鱼腰斜向下方刺0.3～0.5寸，有触电感向前额放散，不捻转，轻提插20次；四白斜向下方斜刺0.5寸，有触电感传至上唇时，提插20次；夹承浆直刺0.5～1寸时，麻电感传向下齿时，提插20次；下关深直刺1.5寸，麻电感可到舌或下颌时，提插20次。

方义：上穴均有通调局部气血、通经止痛作用。经解剖学证实，鱼腰为三叉神经眼支出眶上孔之点，四白为三叉神经上颌支出眶下孔之点，夹承浆为三叉神经下颌支出颏孔之点。

三、其他疗法

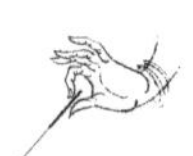

1. 耳针疗法

选穴：面颊、上颌、下颌、额、神门。

方法：每次取2～3穴，强刺激，留针20min，或埋针，或埋豆。

2. 电针疗法

选穴：鱼腰、四白、下关、夹承浆、合谷、太冲。

方法：每次选2次，通电时间以看到面部表情肌抽动为宜，每日1次。

3. 三棱针疗法

选穴：下关、翳风、风池。第一支痛加鱼腰、印堂；第二支痛加四白、颧髎；第三支痛加颊车、承浆、地仓。一般选主穴1个，选每支痛所在部位，或酌加肝俞、胆俞、脾俞、胃俞等穴。

方法：常规消毒后用1%普鲁卡因在穴位注射一小皮丘，右手持三棱针进针，左手轻将皮肤向针尖方向推压，使针尖穿透皮肤，纵行挑破皮肤0.2～0.3cm，然后用针尖把皮下白色纤维挑割断，直至肌纤维挑尽为止。覆敷料。

4. 温灸疗法

选穴：三间、合谷、头临泣。第一支痛加太阳、上关；第二支痛加四白、下关、颧髎；第三支痛加颊车、悬厘。

方法：针刺后用滕田氏温灸器，尽艾绒二器或三器，每日1次，连灸7～14天。

5. 刺络拔罐疗法

选穴：风池、天柱、痛点。

方法：三棱针点刺后拔罐，留罐 5min。

6. 穴位注射疗法

选穴：风池。第一支痛取阳白、鱼腰交替注射；第二支痛取太阳、下关、四白交替注射；第三支痛取下关、颊车。

方法：常规消毒后，针刺风池时针尖斜向对侧鼻孔方向，得气后回抽无血，将 1%利多卡因注入 0.5mL。其他穴位交替注射。5 次为 1 个疗程，疗程间隔 3～5 天。

四、针刺治疗三叉神经痛的机制

1. 通过神经肽和神经递质作用

近年来发现多种神经肽和神经递质与三叉神经痛发作有关系。在三叉神经的系统内有多种与疼痛有关的神经肽，包括谷氨酸、P 物质（SP）、降钙素基因相关肽（CGRP）、血管活性肠多肽（VIP）、生长抑素（SOM）等。

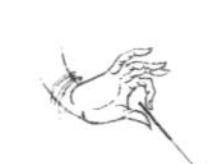

2. 通过调节 β-内啡肽作用

现在众所周知，针刺可以引起内源性阿片样物质内啡肽的分泌，β-内啡肽是一种具有吗啡样活性的内源性神经多肽，具有内源性镇痛作用。针刺治疗三叉神经痛也是一部分通过调节 β-内啡肽的含量从而达到镇痛作用。

李崖雪将 50 只雄性大白鼠随机分成 5 组。蛛网膜下腔注射微量青霉素 G-K 建立大白鼠三叉神经痛样反应模型。分别观察模型组、假手术组、面针组、头针组与卡马西平组大白鼠血浆中 P 物质及 β-内啡肽含量的变化及各组间疗效比较，结果发现卡马西平组、面针组、头针组与假手术组、模型组比较，β-内啡肽含量明显升高，有显著差异（$P<0.01$）。其认为针刺治疗三叉神经痛的可能机制是通过调节 β-内啡肽含量而起作用的。

3. 通过调节 SP 含量作用

通过研究三叉神经痛患者脑神经递质发现，血液和脑脊液中 SP 的含量升高十分明显。当三叉神经痛发作的时候，剧烈的阵发性疼痛可能是由于痛支神经中快速地过度释放 SP 而导致的，疼痛随着 SP 耗竭而消失；除此之外，外周的 SP 还可造成腺体的分泌，血管的扩张，各种炎性递质释放，从而导致致痛和致炎物质积聚，加重刺激传入纤维发出伤害性信息，直至下一次 SP 在神经元内合成到阈程度时引起新一次疼痛爆发。

顾莎等临床观察选取三叉神经痛患者 60 例，按随机对照原则将其分为 2 组：治疗组（电针透穴刺法组）、对照组（药物组）各 30 例。观察治疗前后总体疗效、症状、疼痛改善程度（VAS）、治疗前后血浆中 β-EP 和 SP 含量的改变。结果两组患者治疗后治疗组总有效率86.67%，明显优于对照组73.33%；并且两组患者治疗前后治疗组血浆SP含量分别为：(81.67±9.06)pg/mL、(43.23±7.62)pg/mL；对照组分别为：(84.22±7.68)pg/mL、(63.24±8.09)pg/mL，具有明显的统计学意义。其认为电针透穴刺法治疗三叉神经痛，可降低患者血浆SP含量，电针透穴刺法治疗三叉神经痛的作用机制可能与针刺调节SP含量相关。

4. 可能通过超极化激活环核苷酸门控离子通道

超极化激活的环核苷酸门控（HCN）阳离子通道（HCN1-4亚型）广泛表达于背根神经节（DRG）和Gasserian神经节（GG）的外周感觉神经元中。在DRG神经元中，HCN通道产生的内向电流（Ih）通过促进异位放电和过度兴奋而促进感受器敏化和疼痛。在啮齿类动物的DRG和drd神经元中观察到Ih的上调和HCN蛋白表达的变化，而在周围神经损伤啮齿动物的DRG和CD神经元中观察到。最近，研究发现在三叉神经痛大鼠中，HCN通道活性的抑制可以减轻神经病理性疼痛和炎性疼痛，HCN蛋白的表达在三叉神经痛神经性疼痛和注射HCN通道阻滞剂到GG减轻疼痛中增加。

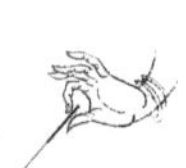

YangL针对超极化激活环核苷酸门控离子通道对电针治疗三叉神经痛的可能潜在机制进行了探讨。采用大鼠单侧慢性压迫性神经性疼痛远端损伤（dIoN-CCI）诱导三叉神经行为。将45只SD大鼠随机分为3组（每组15只），分别观察假手术（不结扎）、异氟醚麻醉（不电针）、异氟醚麻醉（电针）。同时测量诱发行为和皮肤-皮肤伤害行为。其中，12只大鼠（分别为假手术组、dIoN-CCI组和dIoN-CCI+EA-14d组），采用免疫组织化学方法分析了超极化激活的环核苷酸门控通道（HCN）在免疫组织化学神经节（GG）中的表达。结果：dIoN-CCI大鼠表现出机械性痛觉异常，并持续35天以上的面部修饰活动增强。电针治疗减少了dIoN-CCI大鼠的机械性痛觉和面部修饰。总的来说，14天的电针治疗与7天的电针治疗相比具有延长的抗伤害作用。电针治疗14天后，大鼠同侧GG点HCN1和HCN2免疫阳性点数明显增加，减少。其认为电针治疗减轻了dIoN-CCI大鼠的三叉神经神经性疼痛，HCN表达的下调可能参与了电针在三叉神经神经性疼痛模型大鼠中的抗伤害性效应。

小结

针刺已被广泛应用于临床治疗术后疼痛和慢性疼痛。临床研究也证明了电针治疗三叉神经痛的有效性。电针减轻了完全弗氏佐剂（CFA）12引起的炎症性疼痛和免受神经损伤（snl）后的神经性疼痛。电针还改善了眼镜蛇毒引起的三叉神经性疼痛的伤害性感受。然而，电针对疼痛的镇痛机制，包括三叉神经性疼痛的镇痛机制，仍处于猜测阶段，还需要我们在未来进行更深一步的探索。

第十四节　疱疹性疼痛及疱疹后遗神经痛

疱疹，有单纯疱疹与带状疱疹之分。单纯疱疹一般无疼痛，而带状疱疹则伴有异常剧烈的烧灼样疼痛。故本节主要讨论的是带状疱疹性疼痛及疱疹后遗神经痛。

带状疱疹是由病毒引起的一种急性炎症性皮肤病，多见于成人，皮肤上出现簇集成群，累累如串珠的水疱，沿身体一侧周围神经呈带状分布，因神经炎而引起的疼痛是本病的突出表现。疱疹后神经痛亦是本病的特征之一，多见于老年患者，是在疱疹消退后，遗留顽固性的神经痛，并可持续数月或数年。

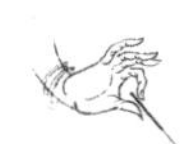

中医学对该病认识较早，如《外科大成・分治部上》卷二日："缠腰火丹，一名带疱，俗名蛇串疮，初生于腰，紫赤如疹，或起水疱，痛如火燎，由心肾不交，肝火内炽，流入膀胱而缠带脉也"。说明带状疱疹，多缠腰而发，并由火热炽盛所致，故痛如火燎。

一、病因病机

本病多因情志不遂，气机不畅，肝气郁结，郁久化火，以致肝胆火盛；或因饮食不节，脾失健运，湿浊内停，郁而化热，湿热蕴蒸，又复感邪毒，内外合邪，浸淫肌肤、脉络而发为疱疹。《外科正宗・火丹第七十九》："火丹者，心火妄动，三焦风热乘之。故发于肌肤之表。有干湿不同，红白之异。干者色红……此属心肝二经之火……湿者色多黄白……此属脾肺二经湿热……"说明郁热化火、湿热蕴蒸、复感毒邪是本病的主要原因。

现代医学认为带状疱疹是由水痘-带状疱疹病毒所引起的。病毒经呼吸道感染，先在局部细胞内增殖，然后进入血液和淋巴向全身播散，引起全身症状及皮肤黏膜疹，在临床上表现为水痘（或呈隐性感染）。水痘病愈后，此病毒进入皮肤感觉末梢，并沿着脊髓后根或三叉神经节的神经纤维向中心移动，以静止状态持久地潜伏于脊髓后根神经节细胞内，在一定诱因刺激下病毒被激活，使受侵犯的神经节发炎及坏死，产生疼痛。同时，病毒可沿着神经轴而传播至所分布的皮肤，引起带状疱疹。引起本病常见的激发因素可能为全身或局部抵抗力降低，多发于淋巴瘤、脑膜炎、脊髓肿瘤及各种恶性肿瘤患者。

二、病证分类

中医学对本病是根据病因分类的。大多分为肝胆郁火、脾胃湿热、气滞血瘀三证。

现代医学依据本病的症状表现及病理分析，分为三期。①疱疹前期：在皮疹出现前数日，受累皮肤常有瘙痒、感觉过敏、针刺痛或灼痛感，部分患者有低热乏力，局部淋巴结肿痛，皮疹初为红色小丘疹。②急性疱疹期：数小时后，皮疹发展为成簇水疱，沿周围神经排列成带状，疱壁紧张发亮，疱液澄清，外周红晕，病损局部常伴有剧烈的烧灼样疼痛，难以忍受，数日内皮损成片，相继出现于受累神经支配区。③疱疹后遗神经痛：10%～50%的患者在皮损愈合后，疼痛或感觉过敏持续存在，遗留疹后神经痛，可迁延数日或数月。

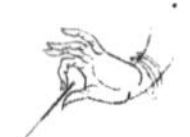

三、辨证论治

1. 肝胆郁火

症状：皮疹鲜红，疱壁紧张，灼热刺痛不可及，痛如火燎，伴口苦咽干，烦躁易怒，眩晕头痛，面红目赤，小便短赤，大便干燥，舌红苔黄，脉弦数。

辨证：肝胆火热，久郁而发，浸淫于肌肤则生疱疹，火热内盛，故见疹色鲜红，疱壁紧张；热毒郁阻于肝胆之经脉，气血阻滞不通，故作痛，瘀重者刺痛，热重者呈灼痛；肝胆之热循经上扰，故见口苦咽干，头痛眩晕，面红目赤；热扰心神，肝气不疏则心烦易怒；热盛于内则大便干燥，小便短赤；舌红苔黄、脉弦数均系肝胆火热之征。

治则：清泻肝胆，凉血解毒。

主穴：阳陵泉、曲泉、行间、侠溪、血海、阿是穴、皮损部相应同侧夹脊穴。

针刺法：阳陵泉、曲泉、行间、侠溪、血海穴，毫针直刺，针用泻法；阿是穴，选取疼痛明显的疱疹，常规消毒后，在疱疹的周围用三棱针点刺出血；夹脊穴，向脊椎斜刺0.5～0.8寸。

方义：阳陵泉、曲泉分别为足少阳胆经与足厥阴肝经之合穴，可疏利肝胆；行间、侠溪分别为肝、胆经之荥穴，可清泻肝胆之热；血海活血通脉以止痛；阿是穴疏通局部气血，驱邪外出；针同侧夹脊穴，协助以上诸穴，共达清泄肝胆，凉血解毒止痛之功。如生于头面部者加合谷、风池；生于胸胁部者加支沟。若加合谷可清热解毒，通络止痛。

2. 脾胃湿热

症状：皮损色淡红，迅速出现黄白水疱，刺破则渗水糜烂或见脓疱，疼痛略轻，伴纳谷不香，腹胀便溏，疲乏无力，舌质淡，苔黄腻，脉滑数。

辨证：脾胃湿热蕴毒熏蒸肌肤而发病，因热中夹湿，故皮损色淡红，并见水疱，溃破后渗水糜烂或见化脓，疼痛较之火热证为轻；湿热内阻，中焦不运则纳谷不香，腹胀便溏，疲乏无力；舌淡，苔黄腻，脉滑数，均为脾虚生湿蕴热化毒之征。

治则：健脾利湿，清热解毒。

主穴：阴陵泉、三阴交、足三里、内庭、血海、阿是穴，皮损部相应同侧夹脊穴。

针刺法：阴陵泉、三阴交、足三里、内庭、血海穴，毫针直刺，针用泻法；阿是穴与夹脊穴针法同前肝胆郁火证。

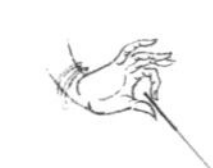

方义：阴陵泉、三阴交、足三里、内庭健脾利湿，清热解毒；三阴交、血海活血通络止痛；阿是穴是毒邪壅聚之处，刺之可泻毒化瘀，消肿止痛；针同侧夹脊穴，协助以上诸穴，共达健脾利湿，清热解毒之功。

3. 气滞血瘀

症状：皮疹暗红，见血疱或血痂，或疹退后皮色暗褐，局部刺痛持续存在，烦躁不安，舌质暗有瘀斑，苔薄白，脉弦细涩。

辨证：气血瘀滞故见皮疹暗红或见血痂及疹退后皮色暗褐；血瘀不除则刺痛久久不去；肝郁气滞则烦躁不安，舌暗有瘀斑、脉弦而涩均为气滞血瘀之象。

治则：理气活血，通络止痛。

主穴：合谷、太冲、血海、膈俞、支沟、阳陵泉、三阴交、皮损部相应同侧夹脊穴。

针刺法：以上诸穴（除夹脊穴）均毫针直刺，针用泻法；夹脊穴针法同前。

方义：合谷、太冲二穴均为理气活血止痛之要穴，合谷可解百毒，抗过敏，太冲为肝经原穴，可疏肝理气，调肝脉；血海、膈俞、三阴交活血止痛，养血柔肝；支沟、阳陵泉泻肝胆，利胸胁，通经脉；针同侧相应夹脊穴，协助以上诸穴，共奏理气活血，通络止痛之功。

四、其他疗法

1. 耳针疗法

选穴：肝、胆、肺、脾、胃、神门。

方法：以 0.5 寸毫针快速刺入，中强刺激，留针 30min，每日 1～2 次。或采用王不留行贴压。

2. 刺络拔罐疗法

选穴：阿是穴。

方法：选取疼痛明显的疱疹，常规消毒后，在疱疹周围用三棱针点刺或用梅花针叩打，并将疱疹顶端全部刺破，然后将火罐迅速扣在点刺部位及被刺破的疱疹上，须臾罐内皮肤隆起，并有少量血液渗出，待 3～5min 后将火罐起下，用消毒纱布擦去血迹，清洁局部。

注意事项：疱疹破溃感染化脓者，不宜用此法，孕妇的腹、腰骶部应慎用。

3. 灸疗法

本病采用灸法治疗日趋普遍，施灸方法也越来越多，但灸治部位多以皮损局部为主，此法主要适用于湿热证患者。

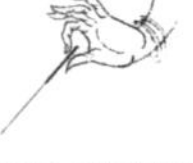

① 艾条灸

选穴：皮损局部。

方法：将清艾条的一端点燃后，在局部行回旋灸，至皮损部充血发红，疼痛、瘙痒感消失为度，每日 1 次。

② 艾炷灸

选穴：皮损头、尾部。

方法：选用麦粒大小艾炷，分别于头、尾部行直吹火灸，每日灸 1～2 次，每处灸 3～5 壮。

③ 药棉灸

选穴：皮损局部。

方法：充分暴露患部，把药棉拉成无洞薄片（越薄越好），将棉片覆盖于疱疹上，然后点燃棉片一端灸之，每日烧灸 1 次。

4. 穴位注射疗法

选穴：疱疹局部皮下，曲池。

方法：药物选用维生素 B_{12}，在皮疹基底部分次注射，每次总量 300～400μg，双侧曲池穴各注射 50μg。或选用 10%当归注射液，每处注射 0.5mL，每日注射 1 次。

5. 激光针疗法

选穴：疱疹局部，体穴。

方法：采用氦-氖激光治疗，应用波长 632.8nm，输出功率 25mW，激光针功率为 2～3mW。对皮损面积广，水疱多，伴有感染为主者，用激光散焦照射皮损，距离为40～60mm，照射密度为0.5～1mW/cm²，每处照射5～10min，每日1次；以疼痛为主，病期较久而皮疹面积较局限，仅有红色丘疹或皮疹已结痂者，用激光针做体穴照射。头面部、上肢、躯干上部病变取同侧合谷、曲池；痛甚者加支沟或大冲。躯干下部、下肢病变则取同侧阳陵泉，侠溪；痛甚者加太冲或支沟。每穴照射5min，每日1次，皮损面积大，水疱多，疼痛剧烈者，局部与体穴照射合并使用。

6. 火针疗法

选穴：皮损部位之疱疹。

方法：将火针在酒精灯上烧红，迅速点刺皮损部位之疱疹，快刺疾出，如此反复，至将皮损部位疱疹全部刺完一遍为止，隔日一次。注意保持局部清洁，防止感染。

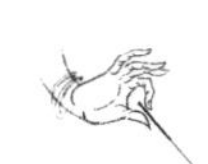

7. 电针疗法

选穴：皮损周围、内关。

方法：用2寸毫针，沿疱疹四周围刺，针尖向病灶中心，每隔2～3cm平刺1针，接G6805治疗仪，隔数针通电1针，另极连至内关，强刺激，留针30min。

8. 针刺加药棉灸

选穴：皮损局部、皮损四周、曲池、合谷。

方法：选用2寸毫针，沿疱疹四周围，针尖向病灶中心，平行刺入，依病灶大小不同，刺入数针，再针体穴曲池、合谷，针后留针30min，每隔10min行针1次，中强刺激。起针后，再用极薄药棉覆盖于病损部位上，然后点燃一端，一过性燃烧灸之，每日1次。

9. 综合疗法

以梅花针为主，配合穴位注射、针刺、服药治疗带状疱疹及其后遗神经痛。

① 梅花针叩打皮疹局部及穴位（上肢及胸腹背部者取大椎、曲池、内关、肺俞、合谷、肝俞；下肢取阳陵泉、足三里、大椎、肺俞），叩至皮肤出现红润为止。

② 维生素B_{12}局部皮下注射，在皮疹基底部分次注射，每次总量为300～400μg，每日1次，至红肿消失为止。

③ 便秘、口干、舌苔黄者，加服连翘败毒散，每日2次，每次3g。

④ 针刺合谷（双侧）、支沟、阳陵泉（患侧）；局部用围刺，距疱疹0.5寸处呈15°刺入，均用泻法。

五、针刺治疗疱疹后遗神经痛机制

1. 针刺提高机体免疫力

针刺治疗疱疹后遗神经痛疗效显著，且不良反应发生率较低。通过针刺对穴位的刺激，可促进皮下组织的兴奋性与传导性，改善周围微血管循环，帮助机体恢复组织功能，从而激发人体免疫功能，减轻患者病痛。王一晳等通过对针刺联合微波治疗疱疹后遗神经痛的临床观察，认为针刺通过对机体的刺激，可提高体内非特异性细胞的免疫功能，发挥消炎、镇痛的功效，同时还能促进血液循环，促使机体内炎性因子的快速清除及炎症的吸收，从而减轻患者病痛。

2. 针刺促进神经递质释放，提高痛阈

研究表明，通过有效刺激神经组织，可显著改善局部微循环及血流速度，促进体内组胺、5-羟色胺等神经递质的释放，从而降低外周的炎性介质含量，以达到缓解患者疼痛的临床疗效。李俊滔等使用高频率电针联合全蝎内服治疗疱疹后遗神经痛 60 例，认为针刺具有通经活络，改善气血运行的作用，联合全蝎可有效缓解疱疹后遗神经痛症状，缩短病程，改善患者生活质量。

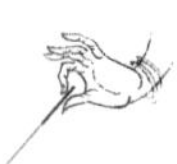

3. 针刺改善血液循环，改善无菌性炎症

研究表明，针刺通过对穴位和经络的刺激可使毛细血管扩张，促进局部血液循环，减少炎性介质的释放，从而减轻了局部炎症反应，阻断致痛介质给神经和血管带来恶性刺激，具有消炎并促进组织恢复的作用。张小君将 80 例疱疹后遗神经痛中老年患者按意愿分为对照组和观察组，对照组采用单纯针刺疗法，观察组在对照组基础上加麦粒灸治疗，结果显示，观察组有效率为 100%，高于对照组的 87.5%。认为针刺镇痛效果加上麦粒灸疗法的热效应可有效扩张血管，改善局部组织血液循环，增强网状细胞的吞噬能力，快速吸收炎症物质，从而有效提高患者舒适度，有效预防疼痛复发。

4. 针刺加快代谢，促进神经修复

研究表明，针刺通过对经络的疏理作用可改善局部血液循环，加快局部组织新陈代谢，促进损伤神经的修复。陈少秀等将 274 例确诊为疱疹后遗神经痛的患者按随机数字表法分为综合治疗组和对照组，综合治疗组显效时间、治疗的显效率、有效率和复发率皆优于对照组（均 $P<0.05$）。认为贴棉灸疗法联合激光浮针治疗疱疹后遗神经痛可通过调节微循环，使周围血管扩张，加强或改善局部恢复组织健康，以达到消炎、镇痛的作用。

小结

综上所述，疱疹后遗神经痛发病率较高，且发病机制尚未完全明确。目前研究认为其发病机制主要是由于水痘-带状疱疹病毒侵入人体后，病毒没有得到清除而形成的后遗症。现阶段关于针刺治疗疱疹后遗神经痛机制的研究也相对较多，但均未能完全清楚地阐释针刺治疗疱疹后遗神经痛的疗效机制，认为其作用机制主要是通过对神经组织产生有效刺激，使交感神经末梢产生化学递质，从而改善周围微血管循环，缓解血管痉挛，增加局部组织含氧量，恢复机体组织功能，激发人体免疫功能，加快受损神经修复，同时促进局部组织细胞释放化学因子，改善肌肉合成代谢，提高机体的营养代谢，减轻无菌性的炎症反应，以达到镇痛及增强机体免疫之效。现阶段关于其作用机制的研究单一且样本量少，缺乏明确一致的判定标准，这些都可作为今后探索针刺治疗疱疹后遗神经痛机制的新思路。

第十五节　梨状肌综合征

由于梨状肌刺激或压迫坐骨神经引起臀腿痛，称为梨状肌综合征。本病多因髋部突然扭闪时，髋关节急剧外旋，使梨状肌突然牵拉而使梨状肌发生损伤。临床上以臀部痛和下肢沿坐骨神经分布区放射性疼痛为主要特征。梨状肌起始于骶椎 2、3、4 的前面骶前孔外侧和骶结节韧带，肌纤维穿出坐骨大孔后，止于股骨大转子，其作用是外旋大腿。当外力引起髋部扭闪，致梨状肌受损。损伤后充血、水肿、痉挛，肥厚的梨状肌刺激或压迫坐骨神经而产生臀腿痛。本病属于中医学“腰腿痛”“痹证”之范畴。

一、辨证论治

1. 实证

症状：臀部剧痛，痛处固定，向腿后侧小腿外侧放散，每因气候变化或受寒加重，患肢冷痛、重着、拘挛，舌质暗红有瘀点，苔腻，脉沉弦涩。

辨证：本病多因扭闪致经脉气血阻滞，复感受外邪侵入，寒邪凝滞收引，湿邪黏滞不化，风合寒湿为患，致臀部经脉受阻，气血运行不畅，故发生疼痛、重着、拘挛。风寒湿闭阻，瘀血内停。则可出现患肢痛，行走跛行明显，舌质暗、苔腻、脉沉弦涩。

治则：活血逐瘀，散寒除湿，活络止痛。

主穴：环跳、承扶、阳陵泉、委中、承山、绝骨、昆仑、阿是穴。

针刺法：针感均要到达足趾。环跳侧卧取穴，针刺深度 2～2.5 寸，提插泻法，以麻电感到达足趾为度。承扶直刺 1.5～2.5 寸，阳陵泉直刺 0.8～1.2 寸(局部酸胀，有麻电感向下放散)，委中平刺 0.5～0.8 寸，承山刺灸法 直刺 1～2 寸（不宜做过强的刺激，以免引起腓肠肌痉挛)，绝骨直刺 0.5～1 寸，昆仑直刺 0.5～0.8 寸，阿是穴向上斜刺 0.5～0.8 寸，针刺结束后可留针 20～30min，每日 1 次。

方义：梨状肌损伤，足太阳经、足少阳经脉气失调，经脉闭阻，故取二脉经穴，为循经取穴法。阿是穴活血止痛；环跳通经散寒；阳陵泉为筋会，可舒筋行血活血；委中为足太阳经的合穴，可清血热，去瘀血止痛；配以承扶、承山、昆仑、绝骨，通经活络，强筋壮骨止痛。

2. 虚证

症状：腰胯臀部隐痛，患肢酸软沉重，遇劳则甚，常反复发作，或见腿膝无力，肌肉萎缩，舌淡薄苔，脉沉细。

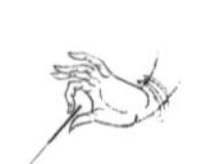

辨证：禀赋素虚，劳累太过，或年老体弱以致肾气亏损，无以充养筋脉而致筋伤。气血失和，筋脉拘急不舒，故腰、胯、臀部隐痛、下肢酸软无力，肾气不足，气血虚，故出现肌肉萎缩，舌淡苔薄，脉沉细。

治则：调补肾气，养血强筋荣肌。

主穴：肾俞、命门、足三里、阳陵泉、太溪、三阴交、血海、绝骨。

针刺法：针施补法，留针 20～30min，每日 1 次。

方义：本方取肾俞、太溪培补肾气，配命门温阳通经；取足三里、三阴交、血海补脾胃以资气血生化；阳陵泉、绝骨活血通经，强筋壮骨。诸穴相配，使气血精髓充足，筋骨得以濡养，则筋脉和利，肌肉丰满，肢体灵活，步履复健。

二、局部取穴论治

1. 臀部疼痛

常用穴：阿是穴、环跳、秩边。

针刺法：针刺施以泻法。先找出患侧梨状肌的体表投影部位（从髂后上棘与股骨头大粗隆顶点连线向下 2～3cm 做一平行线即是)，用 26 号 3 寸毫针在该处走行最明显的压痛点（阿是穴）上快速进针，用提插手法使针感抵足，然后在该针左右两旁的梨状肌走行上分别再刺两针，要求与第一针同感。环跳、秩边，均用泻法。针刺环跳穴时，必须使针感向下传导至下肢足踝部，秩边局部酸胀，针感向下传导。

方义：阿是穴疏筋活血止痛；环跳通经镇痛，祛风化湿；秩边活血止痛。

2. 小腿痛

常用穴：阳陵泉、承山、昆仑。

方义：阳陵泉舒筋通络止痛，承山疏经活血止痛，昆仑舒筋止痛，三穴均用泻法。

三、其他疗法

1. 耳针疗法

选穴：相应区压痛点、交感、神门。

方法：常规消毒，强刺激，留针 10～20min，也可用耳穴埋针、耳穴压豆法。

2. 电针疗法

选穴：局部痛点、阳陵泉、绝骨、承山、昆仑。

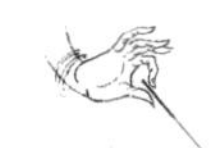

方法：每次取 2 穴，接 G6805 治疗仪，选用疏密波或高频连续波，通电 15～20min，每日或隔日 1 次。

3. 皮肤针疗法

选穴：局部痛点。

方法：用皮肤针在痛点处反复叩刺至皮肤微出血。

4. 刺络拔罐疗法

选穴：局部痛点、委中。

方法：选择臀腿痛点，常规消毒后，用梅花针叩刺委中穴，或用三棱针点刺出血，然后拔火罐，留罐 5min，隔日 1 次。

5. 穴位注射疗法

方法：取 2%普鲁卡因 4mL、加泼尼松龙 12.5mg 或葡萄糖注射液 10mL，用 7 号腰穿针缓慢刺入梨状肌部，回抽无血，缓慢注入，5～7 天 1 次。

四、针刺治疗梨状肌综合征的机制

1. 针刺镇痛作用以消除痉挛

针刺镇痛已得到共识，现代医学揭示其效应的发挥依赖于中枢神经系统。针刺后刺激脑细胞产生内啡肽物质，具有吗啡样镇痛作用；针刺干扰颅内疼痛中枢，使针刺的刺激与疼痛的刺激在丘脑和下丘脑等主管疼痛的感觉中枢内中和，从而使人体对疼痛刺激的感觉迟钝；针刺可提高周围神经末梢对疼痛感觉的痛阈。针刺方法按“以痛为腧”和“循经取穴”的原则，利用这一镇痛效果，通过针刺来消除和减轻肌肉、筋膜等处的疼痛，促使由此所继发的肌痉挛自然消失，达到无痛或者显著缓解疼痛的目的，起到“去痛致松，以松治痛”的作用。马勇等人运用齐刺法治疗后发现针刺可减少伤害性因素对神经细胞的刺激，进而缓解梨状肌痉挛，减轻其对神经血管的压迫。

2. 复合疗法剥离松解以改善血液循环

针刀疗法，顾名思义，一方面利用针的作用，活血化瘀，疏经通络，“通则不痛”；另一方面利用刀深入到病变部位，对卡压坐骨神经的梨状肌组织直接进行剥离松解，可立即解除坐骨神经的卡压症状，同时亦可改善局部血液循环，使炎症迅速吸收，消除对神经纤维的化学刺激，达到缓解疼痛的目的，即“以松至通，通则不痛”。陈梅等人运用针刀疗法，选用汉牌 3 号针刀，垂直于局部皮肤，刀口线与坐骨神经走行一致，快速刺入皮肤，达皮下组织层，然后缓慢深入，当出现第 2 个突破感，患者有明显酸胀感时，表明针刀已到达梨状肌病灶部位，此时需将针刀刀体做“十”字形摆动 3～4 下（钝性摆动剥离，可避免对神经、血管的损伤），患者出现非常明显的酸胀感或向下肢的放射感，出针按压 3min 以防出血，无菌纱布或创可贴外敷治疗点。每 5 日治疗 1 次，2 次为 1 个疗程，疗程间休息 2 天，能够在短期内控制住疼痛发生。由于被松解的组织若要再次粘连、挛缩、卡压而引起症状，需要一个相当长的时间，因而针刀疗法远期疗效亦十分理想。据有关研究，小针刀刺激亦可使局部组织蛋白分解，末梢神经介质增加，产生血管神经的活性物质，降低致痛物质缓激肽和 5-羟色胺在血清内含量，因此可导致组织功能活跃，针刀刺激能够镇痛，调整神经功能。

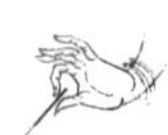

3. 针刺改善循环以达到消炎的目的

温针灸又称温针、针柄灸、烧针柄等，是针刺与艾灸相结合的一种方法，具有温通经脉、行气活血的作用。于梨状肌三穴处施以温针灸能更好地起到温经散寒、松解粘连、疏通局部气血的作用，通过改善局部血液循环，使炎症迅速吸收。石德光等研究结果表明，针刺对炎症介质有双相良性调节作用，既可维持或增高抗炎细胞因子水平，促进对侵入致病因素的清除，又抑制致炎细胞因子合成，使炎症反应不致扩大，最终使失调紊乱的生理生化过程获得调整。

4. 针刺调动人体生物能康复系统

针灸通过对病变部位较强的刺激，以提高局部组织的兴奋性，调动人体生物能康复系统，阻断疼痛和肌紧张的恶性循环和对中枢的不良刺激，消除疼痛；针刀疗法改善了局部血液和淋巴液循环，促进了新陈代谢，使炎性物质和有害代谢产物以及被剥离松解的瘢痕组织迅速被吸收。

小结

随着对针刺治疗梨状肌综合征的不断深入研究，不仅能使保守治疗治愈梨状肌综合征成为可能，更对丰富此病的治疗方法具有重要的意义，同时也对针刺的临床应用提供了宝贵的理论依据。

第十六节　肋间神经痛

肋间神经痛是指由于病变侵及肋间神经（胸椎脊神经前支），所引起的肋间部疼痛为主的症候群。广义的肋间神经痛包括了胸椎脊神经后支受累所引起的脊椎附近背中间疼痛等症状。大多数肋间神经痛多为继发性，可以作为贫血、风湿病等全身疾病中的一个症状，可因上呼吸道感染、肾炎、糖尿病、乙醇中毒等引起，也可由外伤、手术、寒冷、变形性脊椎病等因素刺激周围组织引起，可继发于肋间部软组织的纤维织炎、肿瘤、脓肿、转移癌等疾病。其疼痛呈半环形分布，局限性放射疼痛，性质多为刺痛或灼痛，持续性或阵发性发作，伴有患区肌肉痉挛，深呼吸、咳嗽或喷嚏、躯体活动时常可使疼痛加剧。本病属于中医学“胁痛”的范畴，主要由于外邪侵犯或七情内伤等，使少阳气机不畅，疏泄条达失常而致胸胁疼痛。

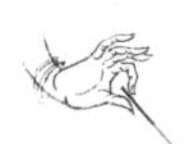

一、辨证论治

1. 寒湿搏胁

症状：胁肋疼痛，牵及背部，痛有定处，肌肤麻木或不舒，阴雨天加重，舌白腻，脉浮或濡缓。

辨证：因着湿受寒引起疼痛。寒为阴邪，湿伤阳气，寒湿阻滞于胸胁故疼痛，寒湿伤及阳气，背阳不畅，故疼痛牵及背部；寒湿于内，气血不通，肌肤失濡，故见痛有定处，肌肤麻木或不舒；伤于寒湿故阴雨天症状加重；而舌苔白腻、脉浮或濡缓是寒湿内结之象。

治则：散寒除湿，通络止痛。

主穴：期门、日月、大包、大椎、阴陵泉、脾俞、支沟、太冲。

刺灸法：补泻兼施，可以用灸法。期门斜刺 0.5～0.8 寸，平补平泻，留针 30min；日月直刺 1.5～2 寸，提插补泻，使酸胀感放散至胁肋，然后将针提至肋骨与皮肉之间，留针；大包斜刺 1.5～2 寸，捻转补法为主；脾俞直刺 1～2 寸，局部酸胀，可针上加灸；大椎直朝 0.5 寸左右，行捻转泻法，可加用火罐，留针 20min；阴陵泉稍向下方刺 1～1.5 寸，使酸胀感向足放散；支沟直刺 1.5 寸，行捻转提插泻法；太冲直刺 0.5 寸，行呼吸补泻法，留针 30min。

方义：期门、日月为肝胆经之募穴，泻之能疏利肝胆经之气血以止痛；大椎为周身阳气所聚，可以振奋阳气以祛寒；脾俞、阴陵泉可以健脾益气助气化，灸之可散寒除湿；大包为脾之大络，支沟为手少阳三焦经之络穴，太冲为肝经之输穴，共同配伍使气行则血行，血行则络通，络通而达痛止之效。

2. 肝气郁结

症状：胁痛连胸背，腋下为重，头晕目眩，额角跳胀，巅顶闷痛而胀，善太息，口苦咽干，心烦欲呕，舌苔薄白，双脉弦。

辨证：情志抑郁或暴怒，使肝失条达，疏泄不利，气阻络痹，发为胁痛，并及胸背，肝气布于胁，故腋下痛重；气机郁滞故常太息为快；少阳枢机不利则口苦咽干，清阳难升则头晕目眩；肝脉经气运行受阻故额角跳胀。舌苔薄白，脉弦则为肝气郁滞、枢机不利之象。

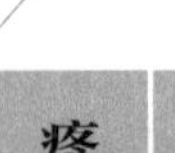

治则：疏肝理气，通痹止痛。

主穴：日月、阳陵泉、丘墟、外关、肝俞、胆俞、脾俞、天枢、太冲。

针刺法：日月直刺 1.5～2 寸，行提插泻法，使酸胀感直达胁肋及内脏，针向外提 1 寸后留针；阳陵泉、丘墟、外关均直刺 1～1.5 寸，局部酸胀或麻，可向周围放散；肝俞、胆俞、脾俞各直刺 1.5 寸左右，行捻转补法；天枢直刺 1.5～2 寸，行提插捻转泻法，使局部酸胀向周围放散；太冲直刺 0.5 寸，行呼吸泻法，使局部酸胀并可向上放散。均留针 30min。

方义：日月为胆经之募穴，阳陵泉为胆经之合穴，丘墟为胆经之原穴，再加用肝俞、胆俞及手少阳三焦经络穴外关，可以疏理肝胆，化瘀通络止痛；天枢为大肠经之募穴，合脾俞可健脾益气；以肝经之原穴太冲为使，可降逆解郁，和调气血而止痛。

3. 瘀血停着

症状：胁肋刺痛，痛有定处，疼痛不休，胁下拒按或有痞块，舌质紫暗可有瘀斑，脉弦涩。

辨证：气郁血流不畅，久而瘀血停积；或跌仆损伤，瘀血停着，瘀血阻滞脉络，故胁肋疼痛如刺，痛处固定不移；瘀血阻滞难化，故疼痛不休；瘀血阻滞，积久不散，渐成癥块，故胁下拒按或有痞块。而舌紫暗或有瘀斑，脉弦涩为瘀血内停之象。

治则：活血通络，行气止痛。

主穴：大包、支沟、太冲、膈俞、三阴交、期门、行间。

针刺法：针用泻法。膈俞直刺1.5～2寸，提插捻转，局部酸麻胀或向前胸放散，不留针；仰卧取大包，斜刺1～1.5寸；期门直刺1～1.5寸，得气后将针提至皮下；支沟直刺1～1.5寸，提插捻转，使酸麻胀重感向上下放散；三阴交直刺1～1.5寸，酸胀感向上放散为佳；太冲、行间直刺0.5寸，均行呼吸泻法。

方义：膈俞为血之会穴，通治一切血证，配三阴交则可以活血；大包为脾之大络，可通络止痛；太冲为肝经原穴，支沟为三焦经络穴，二穴可疏肝行气，使血行络通而痛止；期门为肝经之募穴，配膈俞主治胸胁疼痛；行间为肝经之荥穴，与三阴交相配可行气活血止痛。

4. 肝血不足

症状：胁肋隐痛，绵绵悠悠，劳累后痛重，口干咽燥，心中烦热，头晕目眩，舌红少苔，脉细弦而数。

辨证：久病体重，精血亏损，不能濡养肝络，故胁肋隐痛，绵绵悠悠不休，劳则气耗，故疼痛加重；精血不能上荣则头晕目眩；精血亏少，滋生内热，耗伤津液，故心中烦热，口干咽燥。而舌红少苔，脉弦细而数，则为阴血不足，虚热内生之象。

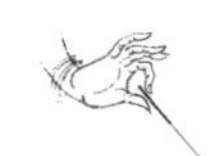

治则：养血柔肝，活络止痛。

主穴：肝俞、肾俞、期门、三阴交、太溪、复溜、足三里、膈俞。

针刺法：补法为主，补泻兼施。留针30min。肾俞、肝俞、膈俞直刺1.5寸，行捻转补法，至局部酸胀；三阴交刺法同前，平补平泻；太溪、复溜直刺1.5寸，局部酸胀可向下放散；期门刺法同前，平补平泻；足三里直刺1.5～2寸，行捻转补法，酸胀重感向下放散至足。

方义：肝俞、肾俞、膈俞可以充益精血以柔肝；期门为肝经之募穴，可以活络止痛；三阴交、足三里健脾益胃，气血生化之源；太溪，复溜分别为肾经之原穴和经穴，补之可使阴精得养，肝木得荣，肝络受濡，则胁痛可止。

二、局部取穴论治

常用穴：疼痛相应节段的背俞穴、身柱、神道、至阳、筋缩。

针灸法：背俞穴均可直刺1～1.5寸，酸麻胀感向前放散为佳。身柱、神道、至阳、筋缩四穴均直刺0.5寸，不提插，得气后可留针30min，可酌用灸法或电针。

方义：胁痛主要为气血不通而痛，背俞穴为膀胱经脉穴位，膀胱主表，主人体一身之阳气，针刺背俞穴可以疏调经气，令气行而血行，血行络通则痛止；身柱、神道、至阳、筋缩为督脉穴位，督脉有沟通阴阳，总摄诸经的功能，取督脉四穴既有“腧穴所在，主治所及”之近治功能，又有统调阴阳，行气活血，通经活络之深意。

三、其他疗法

1. 耳针疗法

选穴：胸、神门、皮质下、交感、阳性反应点。

方法，每次取3～5个穴，每日1次，10次为1个疗程。或埋皮内针，或用王不留行按压。

2. 电针疗法

选穴：疼痛相应部位背俞、阳陵泉、足三里、内关。

方法：局部以直流或脉冲电流，四肢以感应电流为佳，根据病情可每日针1～4次，或间隔1～2日针1次。

3. 皮肤针疗法

选穴：局部阿是穴及与痛点成同一水平的背俞穴上、中、下三个腧穴。

方法：常规针刺后拔罐。

4. 三棱针疗法

选穴：天突至神阙任脉诸穴、痛点、背部阳性反应点。

方法：诸穴点刺出血1～2滴，出血总量不超过10mL。隔日1次，7～10次为1个疗程。

5. 灸疗法

选穴：疼痛区城。

方法：用艾条遍灸痛区，每日1～2次，每10次为1个疗程，疗程间隔7～10天。

6. 刺络拔罐疗法

选穴：疼痛部位相应背俞及患侧肋间隙、三阴交、支沟。

方法：闪罐遍叩上述穴位及区域，在背俞、三阴交、支沟留罐20min。

7. 头针疗法

选穴：双侧胸腔区、双侧感觉区。

方法：沿皮刺人，强刺激，留针30min，双侧交替针刺，每日1次，每10次为1个疗程。可加用电针。

8. 穴位注射疗法

选穴：夹脊。

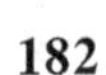

方法：用10%葡萄糖注射液10mL，或加维生素B_{12}注射液100μg（1mL），针入夹脊得气后，注射药物于肋间神经根部或稍上，可分为几个节段注射。亦可用复方丹参注射液、延胡索注射液、普鲁卡因注射液等。

9. 激光照射疗法

选穴：局部压痛点、相应节段夹脊、三阴交。

方法：用氦-氖激光仪照射各点，每点每次照1～3min，每日1～2次，7天为1个疗程。

10. 小针刀疗法

选穴：局部压痛点、背部阳性反应点。

方法：用小针刀在肋骨上选准痛点，用左手稳准加压，右手迅速进针，深达肋骨面上，并左右轻轻划割1～2下。交替选用穴位，每3天治疗1次，5次为1个疗程。

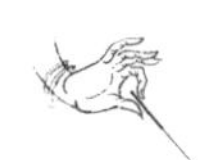

第十七节　臂丛神经痛

臂丛神经痛是指组成臂丛神经（颈5至胸1）的各部受损时，产生在其支配范围内的疼痛。臂丛神经痛可分为原发性和继发性两类，以后者为多见。原发性臂丛神经痛主要与神经间质炎、冷刺激、病灶感染有关；继发性臂丛神经痛又可分为根性和干性臂丛神经痛。根性臂丛神经痛可以由颈椎病、颈椎间盘突出、颈椎结核、骨折、脱位、颈髓肿瘤及蛛网膜炎等引起，其中最常见的是颈椎病。干性臂丛神经痛可以由颈胸出口区综合征（包括前斜角肌综合征、锁骨-肋骨综合征、胸小肌综合征以及颈肋综合征）、臂丛神经炎、颈部肿瘤、外伤、结核、转移性癌肿、锁骨骨折等引起。

本病起病急，疼痛于颈根、肩胛、锁骨上区向上臂、前臂、手部扩散，呈持续性刺痛、跳痛，肩关节旋转或外展，肘关节伸直时加重，屈肘则减轻，上肢活动时减轻，一般持续数小时或1～2周则疼痛消失，多继发上肢无力；臂丛神经干明显压痛，肌肉无力，多限于肩胛带区，以冈下肌、三角肌最常受累，上肢腱反射减低，肌肉轻度萎缩，客观感受障碍比运动障碍轻，多为腋神经支配区域感觉减退。臂丛神经痛在中医学“痹证”“肩臂痛”“腋痛”“手痛”等病证范畴中可找到相关描述，其病机根本在于气滞血瘀，不通则痛，亦即各种致病因素均可使肢体百节气血运行涩滞，导致气机逆乱，脉道不通，营血壅遏，发生疼痛。

一、辨证论治

1. 外邪侵袭

症状：腋窝及臂部疼痛，连及胸胁，上肢抬举困难。风胜者疼痛走窜，时上时下，苔薄白，脉浮；寒胜者疼痛较甚，局部肤冷，筋脉牵强，苔白，脉浮紧；热胜者疼痛呈刀割或烧灼，舌红苔黄，脉弦数。

辨证：外邪侵袭臂部，导致经脉闭阻，气血运行不畅，不通则痛。由于感邪各有偏重，故表现有所不同。风性主动，风胜者疼痛走窜，时上时下，寒为阴邪，其性凝滞，故寒胜者疼痛较重，局部肤冷；寒凝脉涩且寒主收引，故筋脉牵强；风为阳邪，易化燥热，寒极湿遏亦可热化，或素体阳盛，感受热邪，热灼筋脉，故热胜者刀割或烧灼样疼痛。苔薄白脉浮、苔白脉浮紧、苔黄脉弦数分别为风胜、寒胜、热胜之象。

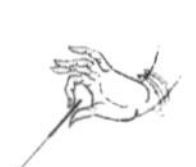

治则：疏调气血，通经止痛。风胜者兼以祛风，寒胜者兼以散寒，热胜者兼以清热。

主穴：极泉、曲池、合谷、八邪、足三里。风胜者加风池、肺俞；寒胜者加命门、大椎；热胜者加内庭、行间。

刺灸法：极泉一般在循经离原穴下 1 寸处进针 0.5～1 寸，行提插泻法，使麻电感到达手指后稍退针，留针；曲池屈肘取穴，行提插泻法，酸麻胀感至手；合谷直刺 0.5～1 寸，酸麻胀感放散至前臂；八邪直刺 0.5 寸左右，局部酸胀；足三里直刺 0.5～1.5 寸，平补平泻，使酸胀感上至膝下至足。余穴直刺，均用泻法，命门、大椎可灸，肺俞可刺络拔罐。

方义：极泉可疏调局部气血运行，阳明经为多气多血之经，刺之可调理气血运行；取合谷、曲池、足三里可使气血畅和，疼痛自除；八邪是为接续经脉之气回转。风胜取治风要穴风池和解表祛风之肺俞。寒胜取命门、大椎以振奋阳气，驱逐寒邪。热胜取内庭、行间以泻热清火。

2. 气血不足

症状：臂部酸痛麻木，肢体无力，肌肤不泽，伴头晕目眩，神疲乏力，纳差，舌淡苔薄，脉细弱。

辨证：多因久病体虚，脾胃亏损，气血生化之源不足，无以濡养臂部肌肉、筋脉，故可见臂痛以酸痛麻木并见，肢体无力，肌肤不泽，气血不足，清阳无以上升，故头晕目眩，神疲乏力；脾虚运化失职则纳差。舌淡苔薄，脉细弱为脾胃虚弱，气血亏少之象。

治则：补益气血，通经止痛。

主穴：天府、天泉、尺泽、大包、地机、阴陵泉、合谷、足三里。

刺灸法：均用补法。天泉直刺0.5～1寸，局部酸胀可向四周放散；天府、尺泽直刺0.5～0.8寸，酸胀感向下放散；合谷直刺0.5～1寸，酸胀重感可至前臂；阴陵泉、足三里、地机直刺0.5～1寸，酸胀麻重可放散整个小腿及足，可灸；大包斜刺0.3～0.5寸，局部酸胀。根据病情，留针20～40min。

方义：本证主要由于气血亏虚而致，治以手足太阴经穴为主。天泉为局部取穴，有活血通脉功能，可治上肢拘挛；天府能解肩臂之痉挛，配肺经合穴尺泽和大肠经经穴合谷，专攻肘臂疼痛；阴陵泉、足三里可健脾益气，助脾胃之运化，以生养气血；地机为脾之郄穴，血中之气穴，可以和脾理血，濡筋止痛；大包为脾之大络，善治全身疼痛，四肢无力。

3. 痰湿流经

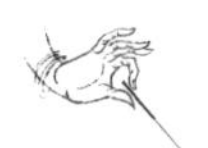

症状：臂痛肢重，肤胀微肿，伴形寒肢冷，眩晕泛恶，胸闷便溏，口不渴，舌淡胖，苔白腻，脉沉濡或濡缓。

辨证：多因脾肾阳虚，痰饮内停，流注经脉，阻遏气血运行而致臂痛肢重，肤胀微肿；肾阳不足，温煦失司而形寒肢冷；脾阳不足则清阳不升而眩晕；痰湿内停则泛恶，胸闷便溏，口不渴；舌淡胖苔白腻，脉沉濡或濡缓为脾肾阳虚，痰湿内蕴之象。

治则：蠲饮化痰，和络止痛。

主穴：肩髃、曲池、手三里、青灵、合谷、脾俞、三阴交、三焦俞、气海、肾俞。

刺灸法：肩髃针尖向下刺1～2寸，提插捻转，平补平泻；曲池、手三里、青灵均直刺0.5～1寸，提插捻转，平补平泻；合谷直刺0.5～1寸，行捻转泻法；三阴交直刺0.5～1寸，行迎随补法；气海直刺0.5～0.8寸，行提插补法，可灸；脾俞、肾俞、三焦俞均用隔姜或隔附子饼灸法，用大艾炷分别灸3～5壮。

方义：阳明经为多气多血之经，针之调和气血，通脉活络，肩髃既为手阳明经穴位，又和阳跷脉交会，是治疗手臂挛痛常用穴，和曲池、手三里、合谷同用，治疗上肢麻木疼痛、沉重肿胀；青灵与曲池相配可行气和血，舒筋止痛；三焦司决渎而通调水道，取三焦俞调整气化功能，配气海助阳化气，行水化痰；脾俞温阳健脾，配三阴交疏调足三阴经经气，运化水湿，肾俞可温阳利水，分消痰湿。

二、局部取穴论治

主穴：极泉、青灵、少海、曲池、天宗、内关透外关、后溪透劳宫。

刺灸法：极泉在循经离原穴下1～1.5寸处，按之酸痛处取穴，进针0.5～1寸，针后手指运动3次可出针；青灵直刺0.5～1寸，局部酸胀可向四周放散；少海、曲池直刺1～1.5寸，局部酸胀，向前臂放散；天宗向上斜刺0.5～1.5寸，可针上加灸；内关透外关不提插捻转，后溪透劳宫可用捻转泻法。

方义：极泉、青灵同属手少阴心经经穴，有活血疏筋之作用，可治肘臂挛痛；天宗能舒筋散风，主治肘臂后外侧痛和肩臂酸痛；曲池“善治肘中痛”；少海可通调血脉，治疗漏肩与风吹肘臂疼痛；内关、外关透刺，联络阴阳表里，通调阴维阳维，镇静止痛，活血通经；后溪通督脉，可舒筋解痉止痛，劳宫善治掌中热，两穴附近又有臂丛神经的尺神经和正中神经之分支，透刺可舒筋止痛。

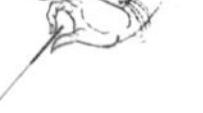

三、其他疗法

1. 耳针疗法

选穴：颈、交感，神门、皮质下、肩、臂、肘、腕、指。

方法：每次选3～5穴，强刺激，留针30min，每日1次，10次为1个疗程。

2. 电针疗法

选穴：肩髃、肩贞、天宗、曲池、外关。

方法：每次选2～4穴，通脉冲电流30min，隔日1次。

3. 皮肤针疗法

选穴：疼痛点所及经脉。

方法：沿痛点循经叩刺，每次5遍，局部充血为度，每日或隔日1次，5次为1个疗程，疗程间隔为2～3天。在疗程间隔期间可叩刺夹脊。

4. 三棱针疗法

选穴：曲池、极泉直下1寸。

方法：用三棱针点刺后出血2～5mL，可拔火罐。

5. 腕踝针疗法

选穴：上3、4、5区。

方法：每日1次，每次留针30min，5次为1个疗程。

6. 灸疗法

选穴：疼痛反应点。

方法：用红外线灯照射，每次 20～30min，每日 1 次，7 次为 1 个疗程。

7. 芒针疗法

选穴：神道透至阳、曲池透手三里、合谷透后溪。

方法：提插捻转之泻法，每日 1 次，每次留针 20min，5 次为 1 个疗程。

8. 头针疗法

选穴：患肢对侧感觉区 2/5 处。

方法：每日针 1 次，留针 30min，10 次为 1 个疗程。

9. 穴位注射疗法

选穴：肩髃、肩贞、天宗、曲池、外关、阿是穴。

方法：将维生素 B_1 和维生素 B_{12} 混合后，每穴注入 1～2mL，每次选 3～4 穴，隔日 1 次，5 次为 1 个疗程。

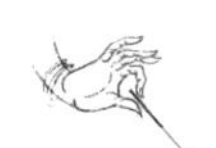

第十八节 癌痛

癌痛是恶性肿瘤中最常见亦是最痛苦的症状之一。在癌肿发展过程中，70%～87%的患者有不同程度的疼痛，而肝癌、胰腺癌、骨肉瘤等常一开始就有疼痛发生。现代医学认为，肿瘤本身引起的疼痛与肿瘤所在的部位、生长形势和速度有关。如腹腔内肿瘤生长到一定程度，在推移触诊检查时才有疼痛，但是一旦破溃刺激到腹膜，疼痛明显加重，如直肠癌浸润生长，影响直肠肛门和会阴部时有明显疼痛；肝肿瘤造成肝包膜破裂，产生剧痛等。肿瘤继发疼痛多因肠腔梗阻或继发感染所致。

中医学对于癌痛虽然没有系统和专门的论述，但是，中医对痛证的认识，无论是癌症还是由其他疾病引起的疼痛，其病机都有一定的共性。即“不通则痛”。不通是指气血受到某种因素的影响，产生郁滞或瘀结等病变，疼痛的发生主要由经络闭阻，气血瘀阻不通所致。

一、病因病机

引起癌痛的病因，即有六淫外邪，也有七情内伤、饮食劳倦、房室不节、烟酒过度等。就其病机而言，可概括为虚实两类。实证者。多因各种病邪的侵袭与结聚，导致经络气血瘀阻不通，即“不通则痛”；属虚证者，则为阴阳气血不足，致使脏腑经络失去润养或温煦，即“不荣则痛”。但就临床实际来看，癌痛病机多见虚实错杂。

现代医学认为癌痛产生的原因主要是肿瘤本身所产生的疼痛，常见于肿瘤压迫、浸润神经，造成神经鞘内神经纤维绞榨或营养神经的血管被癌细胞所闭塞，使神经纤维处于缺血状态而产生疼痛。被有包膜、筋膜、骨膜等被膜的器官组织，因肿瘤的增大，造成对被膜的牵引刺激，这些被膜神经较为丰富，因而产生疼痛。肿瘤压迫、浸润循环系统，使肢体供血不足产生缺血性疼痛。如果静脉或淋巴回流障碍时，会因致痛物质聚积而产生疼痛。肿瘤的体积增大填塞或压迫造成空腔脏器狭窄或阻塞，使之通过障碍，积气或积液对管道器官的牵张刺激，造成平滑肌长期紧张收缩及管壁缺血，亦会产生疼痛。另外还认为癌痛与肿瘤治疗的后果、并发症、后遗症以及精神心理因素等有关。

二、病证分类

中医学对本病是根据病因病机分类的，大多分为毒邪蕴结、血瘀阻络、肝郁气滞、阳虚寒凝、血虚失养、风寒客邪等。也有根据癌肿发生的部位和疼痛出现的部位不同分为头痛、胸痛、胁痛、脘腹痛、肢体骨骼痛等。

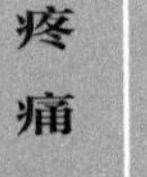

现代医学根据所患癌疾，分为脑瘤痛、鼻咽癌痛、喉癌痛、肺癌痛、乳腺癌痛、胃癌痛、肝癌痛、肾癌痛、膀胱癌痛、骨肉瘤痛等，也有根据常见的癌痛的部位，分为骨痛、肝痛、骨盆痛、胸痛、腹痛等。

鉴于癌痛所包括的病证广泛，故依据现代医学按病分类，并结合中医学病因病机认识，论述其各种癌痛的辨证及针刺镇痛的原则和方法。

三、辨证论治

1. 脑瘤痛

症状：头痛是脑瘤患者主要临床表现，存在于整个病程中。其疼痛部位大多呈广泛性，头痛的性质多为胀痛、跳痛或钝痛，最后呈炸裂样疼痛。时间多在夜间或清晨时发生或加重。

辨证：中医认为脑瘤引起的头痛，主要是外邪侵袭或七情内伤，或饮食失调，均可导致脏腑功能失调，使痰、瘀、湿、火诸邪内生而互结，上犯清窍，以致脑络痹阻；久结成块而致。

治则：活络散结，通窍止痛。

主穴：太阳、风池、百会、合谷。痰浊上扰加丰隆、阴陵泉；痰热内阻加头维、内庭；肝火上冲加行间、太冲、三阴交。

针刺法：太阳，三棱针点刺放血；风池，低头向前下方斜刺 1～1.2 寸；百会，向后平刺 0.5～0.8 寸；头维，沿皮向后平刺 1～1.2 寸；内庭、行间，向上斜刺0.5～0.8寸；合谷、丰隆、阴陵泉、三阴交，毫针直刺，虚证用补法，实证用泻法；太冲、三阴交向上斜刺0.5～1.0寸，局部酸胀或麻向足底放射。

方义：太阳为经外治疗头痛的奇穴；风池祛风通络止痛为治疗头面疾病之要穴；百会为督脉位于巅顶部，疏通脑络；合谷为四总穴之一，理气活血止痛；丰隆、阴陵泉祛湿健脾化痰；头维、内庭分别为胃经头部穴及荥穴，清热和胃，降浊止痛；行间、太冲、三阴交补肝益肾，平肝潜阳，理气活血止痛。

2. 鼻咽癌痛

症状：鼻咽癌患者中，有头痛症状的占68%，其头痛部位比较固定，多在患侧颞部、顶部或枕部。常为持续性疼痛，夜间加重，如头痛性质多为胀痛、刺痛或钝痛，晚间出现难以忍受的剧烈疼痛。

辨证：长期受风、热、燥邪侵袭或吸烟过多，致肺失宣降，上焦热盛，或肝郁化火，肺热痰火及肝胆毒热上犯清窍，阻塞脉络所致。

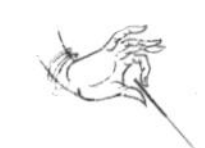

治则：宣肺清热，泻肝止痛。

主穴：印堂、迎香、合谷、列缺、行间、阳陵泉、风池。

针刺法：印堂，提捏进针，向下平刺0.5～0.8寸；迎香，夹鼻深刺透内迎香；列缺，避开血管向上斜刺0.5～0.8寸；合谷、阳陵泉用毫针直刺，实证用泻法，虚证用平补平泻；行间，向上斜刺0.5～0.8寸；风池，低头向前下方斜刺1～1.2寸。

方义：印堂、迎香为局部取穴，使针感上下相接，通鼻窍，祛邪毒；合谷清热解毒，通络止痛；列缺为手太阴之络穴，既可宣肺通鼻窍，又可止头痛；行间、阳陵泉为肝胆经之荥穴、合穴，清泻肝胆之热，风池为足少阳胆经穴位，取之可平肝熄风，祛风通络。诸穴合用共奏宣肺清热止痛之功。

3. 喉癌痛

症状：喉癌早期大多出现咽部不适或异物感，较少发生疼痛。随着癌肿的发展，由于肿块的压迫或浸润周围组织，或癌肿合伴感染、溃烂，喉部出现剧烈疼痛，并可引起迷走神经反射性疼痛，表现为同侧头痛、耳痛。

辨证：感受风热燥邪或长期吸烟者，以致肺热壅盛，阴津耗损；或肝气郁结，郁久化火，或房劳过度，阴精暗耗，虚火内生。风、燥、火三邪相合，灼津为痰，痰火热毒循经上犯于喉，致喉生癌肿，阻滞脉络而致疼痛。

治则：清热泻火，利咽止痛。

主穴：少商、商阳、尺泽、合谷、行间、太冲。

针刺法：少商、商阳三棱针点刺出血；尺泽、合谷、行间、太冲毫针直刺，用泻法。

方义：取少商、商阳点刺出血以泻肺热而止痛，尺泽为肺经合穴，配五行属水，泻尺泽以清肺利咽喉，乃“实则泻其子”之义；合谷清热解毒，活血止痛；行间、太冲疏肝泻火。诸穴合用，共达清热泻火，利咽止痛之功。若属虚证者加列缺、照海，二穴均为八脉交会穴，分别通于任脉与阴跷脉，主治咽喉病证，具有滋肾水，清虚火，利咽止痛之功。

4. 食管癌痛

症状：食管癌痛多表现为胸骨后闷痛、刺痛、钝痛，常在咽下粗糙食物或热食或刺激性食物诱发或加重，有时出现前胸后背剧烈疼痛。

辨证：饮食不节，或嗜酒过度损伤食管，并导致热邪内生，耗伤律液，食管失于濡养则食道不利；情志不遂，气机阻滞，则出现胸骨后疼痛，进食后加重；长期忧思，郁怒烦闷，致肝脾功能失调，肝郁则气滞，气滞则血瘀，脾虚则湿聚，湿聚则痰生。气滞、血瘀、痰浊三者互结，阻于食管，则食道不利，故出现饮食不下，胸背部疼痛等症。

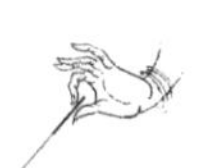

治则：理气活血，化瘀通络。

主穴：膻中、天突、阴陵泉、足三里、阳陵泉、太冲、阿是穴。

针刺法：膻中向上平刺 0.8～1.2 寸，天突沿胸骨后缘向下斜刺 0.5～0.8 寸，阴陵泉、阳陵泉、足三里、太冲毫针直刺，均平补平泻。阿是穴闪火拔罐。

方义：膻中为八会穴之气会，宽胸理气，活血止痛；天突穴降气化痰；阴陵泉、足三里健脾利湿化痰；阳陵泉、太冲疏肝理气，祛瘀止痛；阿是穴闪火拔罐，可舒筋活络以止痛。

5. 乳腺癌痛

症状：乳腺癌发展至中晚期，大多数患者出现疼痛症状，疼痛性质多为钝痛、刺痛或牵拉痛，若癌肿破溃合并感染或癌肿侵及胸壁神经，则呈持续性剧痛。

辨证：忧思恼怒，精神抑郁，肝失条达，或思虑过度，冲任失调，致气血失和，痰湿瘀毒阻滞乳络，邪聚成块，气滞血瘀而痛。

治则：疏肝健脾，散结止痛。

主穴：膻中、肩井、天宗、太冲、足三里、丰隆。

针刺法：膻中，向病变方向平刺 0.8～1.2 寸；肩井，向前下斜刺 0.5～0.8 寸；天宗，针刺或揉按；太冲、足三里、丰隆，毫针直刺，均平补平泻。

方义：膻中理气散结止痛；肩井、天宗散瘀消肿，为治疗乳腺疾病的经验穴；太冲为肝经原穴、输穴，疏肝理气止痛；足三里、丰隆健脾化痰，痰核化则肿块消散。

6. 肺癌痛

症状：胸痛是肺癌最常见的症状。早期肺癌胸痛的表现多种多样的，有的表现为患侧胸部持续性隐痛不适，同时有压迫感；有的表现为患侧胸部间断性疼痛，并向肩背部放射，或表现出肋间神经痛症状。晚期多出现持续而剧烈的胸痛，疼痛性质多为钝痛、刺痛或胀痛。

辨证：情志不调，长期忧思悲伤，饮食不节或嗜烟过度，内伤于肺，肺气虚弱复感外邪，邪毒聚结于肺，痰凝气滞，瘀阻经络，故出现胸背疼痛。

治则：清肺化痰，散结止痛。

主穴：中府、肺俞、太渊、膻中、内关。

针刺法：中府，向上方斜刺0.5～0.8寸；肺俞，向脊椎方向斜刺0.5～0.8寸；太渊，避开桡动脉直刺0.3～0.5寸；膻中，向上平刺0.8～1.2寸；内关，直刺0.5～0.8寸，避免刺伤正中神经。

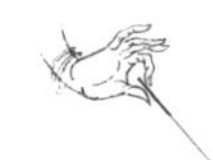

方义：中府为肺之募穴，肺俞为背俞穴，两穴合用为俞募配穴，有清肺化痰之功效；太渊为肺经原穴、输穴，配五行属土，有调肺气健脾化痰的作用；膻中为气会穴，又位于胸中，为宽胸理气止痛之要穴，配内关活血通脉，共奏清肺化痰，理气散结止痛之功效。

7. 胃癌痛

症状：早期胃癌仅见胃脘部间断性隐痛，随着癌肿的浸润发展，胃痛日渐加重，发作频繁，甚至持续不解，胃痛的性质多为钝痛、胀痛、刺痛。

辨证：饮食不节，或长期忧思郁闷，情志不舒，或劳倦过度损伤脾胃，致使中焦气机升降失司，使痰、湿、血、热互结于胃腑，不通则痛。

治则：疏肝和胃，散结止痛。

主穴：中脘、足三里、内关、脾俞、胃俞、太冲。

针刺法：中脘、足三里、内关、太冲毫针直刺，平补平泻；脾俞、胃俞向脊椎方向斜刺0.5～0.8寸。

方义：中脘为胃之募穴，足三里为胃经的下合穴，两穴相配升清降浊，疏通胃气，又为止胃痛之要穴；内关为手厥阴之络穴，别走手少阳，宽胸解郁，配合足三里有和中止逆之功；脾俞、胃俞为背俞穴，配合中脘，为俞募相配，加强健脾和胃之功效；太冲为肝经原穴，为疏肝理气止痛之要穴。

8. 肝癌痛

症状：肝区疼痛是肝癌最常见的首发症状，右上腹呈间歇性持续性钝痛或刺痛，逐渐加重，右肝上方肿瘤可使疼痛放射至右背肩部。

辨证：外感邪毒，或长期情志不调，忧思郁怒，或嗜酒太过致湿热、瘀毒侵犯肝脏，气滞血瘀，湿热交结，积聚成块，致使肝脉阻滞，气血郁结而痛。

治则：疏肝散结，活血通脉。

主穴：期门、章门、阳陵泉、太冲、三阴交、肝俞、支沟。

刺灸法：期门，沿着肋间隙斜刺或平刺 0.5～0.8 寸；章门，斜刺 0.5～0.8 寸；支沟、阳陵泉、太冲，毫针直刺用泻法；肝俞，向脊椎方向斜刺 0.5～0.8 寸；三阴交，针用补法。期门、章门尚可灸治。

方义：期门为肝之募穴，配肝俞为俞募配穴法，可疏肝理气；章门为脏会穴，期门、章门均可软坚散结治痞块；支沟、阳陵泉能疏泄肝胆少阳经气，为治疗胁痛之有效配穴；太冲疏肝理气，活血止痛；三阴交养血柔肝。

9. 大肠癌痛

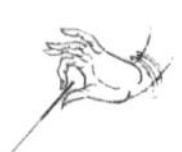

症状：首发症状多表现为腹痛，疼痛位置常在病变部位。初起时，呈阵发性隐痛，多因劳累后加重。随着癌肿的不断增大浸润，渐呈持续性疼痛，伴肠梗阻时，则表现为阵发性疼痛。

辨证：饮食不节，恣食肥甘厚味，伤及脾胃，致运化失职，湿热内生，热毒蕴结大肠而发病，或湿毒之邪流注下焦，浸淫肠道，致肠中气滞血瘀，蕴结成块，血脉不通而痛。

治则：清热利湿，调肠止痛。

主穴：足三里、上巨虚、天枢、关元。

针刺法：诸穴均用毫针直刺，针用泻法。

方义：以上诸穴大多为胃肠病之主穴。足三里为胃经下合穴，健脾调肠；上巨虚为大肠经下合穴，通调大肠之经气；天枢为大肠募穴；关元温肾壮阳，辅以灸之效果更佳。

四、其他疗法

1. 耳针疗法

选穴：神门、下脚端、脑、上耳根、下耳根，病变及疼痛相应部位。

方法：以 0.5 寸毫针快速刺入，中强刺激，久留针，或用皮内针埋于耳穴，一般留针 3～5 天，在留针过程中，每天可按压数次。也可采用王不留行贴压。

2. 药物贴敷疗法

选穴：乳根、期门。

药物：山柰 20g，乳香 20g，没药 20g，大黄 20g，姜黄 20g，栀子 20g，白

芷 20g，黄芩 20g，小茴香 15g，公丁香 15g，赤芍 15g，木香 15g，黄柏 15g，蓖麻仁 20 粒。

方法：诸药共为细末，用鸡蛋清混合，搅拌成糊状备用。肺癌患者敷于乳根，肝癌患者敷于期门。疼痛剧烈者，每 6h 换药 1 次，疼痛较轻者，12h 更换 1 次，可连续使用至疼痛缓解或消失为止。

3. 磁铁片贴敷疗法

选穴：痛点附近。

方法：采用铁氧体、锶铁氧体磁铁片，磁感应强度由 1500～2000Gs，磁片形状有圆形、椭圆形、方形，直径 2mm 至 2cm，根据疼痛部位采用平面贴敷或对应贴敷两种方法。平面贴敷即在痛点附近分别置放两块或两块以上磁铁片，距离以不相互吸引为准，然后用胶布固定。对应贴敷即在痛区躯体或肢体前后对应贴敷，贴敷时要注意磁铁片正极和负极相对，以形成磁场。

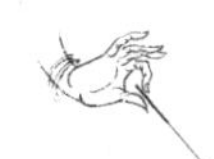

4. 穴位注射疗法

（1）当归注射液穴位注射

选穴：内关（双）、足三里（双）。

方法：选用 5 号注射针头和 5mL 注射器，抽取药液 4mL，常规消毒后，快速刺入，得气后回抽无血即可注射药液，每穴 1mL。用于治疗胃癌疼痛。

（2）普鲁卡因穴位注射

选穴：合谷（双）、三阴交（双）、阿是穴（痛点上缘）、脏腑所属原穴（体内脏腑组织剧痛者）。

方法：选用 5 号注射针头和 10mL 注射器，抽取 0.5%普鲁卡因 8～10mL（总药量，可分 2 次抽取），依次注射。此法适用于癌症晚期剧痛。注意事项：①注射前需做皮试，阳性者改用其他药液；②阿是穴需取癌块上缘或外围，禁止刺入癌瘤，以免引起扩散。

（3）胎盘注射液穴位注射

选穴：足三里、大椎。

方法：选用 5 号注射针头和 10mL 注射器，分次抽取药液 14～16mL，分注于两穴，每日或隔日 1 次。此法适用于肺、肝、胃、胰腺等脏器的癌痛者，同时可配合针刺。

5. 激光照射疗法

选穴：阿是穴、针刺穴位。

方法：将激光束（632.8nm）通过插入特制针管内的单纤维波导管（石英制，直径 150μm）引入到癌痛局部和邻近的穴位进行照射。

6. 耳部注射疗法

（1）耳根环形注射法：耳根常规消毒后，使用6号注射针头，环绕两侧耳根前后、上下，皮下注入消毒生理盐水共10～20mL（需完整地注射一圈）。此法适用于晚期癌痛。

（2）小剂量派替啶耳穴注射法：用青霉素皮试针头，从神门向前下方斜刺皮下2～3mm，注入0.1～0.3mL药液（含1～5mg），注射完毕慢慢退针，以免药液流出。此法适用于晚期癌痛。

五、针刺治疗癌痛的机制

骨痛是癌症中最常见的一种疼痛。骨转移在晚期癌症中很普遍，尤其是在多发性骨髓瘤、乳腺癌、前列腺癌和肺癌中。目前的疼痛缓解方法包括使用阿片类、双膦酸盐镇痛以及放射疗法。虽然患者的疼痛能得到一些缓解，但是上述的干涉治疗可能会产生人体难以接受的副作用，会不可避免地影响患者的生活质量。针刺是一种有潜在价值的，现有缓解疼痛方法的辅助疗法，并且相对来说对人体没有明显的副作用。

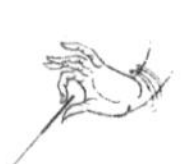

1. 针刺对神经递质的影响

针刺刺激肌肉和皮肤中的小的有髓鞘的Aδ纤维与脊髓胶质细胞（SG）中的中间神经元突触，导致抑制性神经调节剂如脑啡肽的释放，从而降低神经系统和广动力学性神经元（WDR）的活性。有研究表明，需要将针头原位保留10～20min，以确保脑啡肽的释放。使用电流连续或重复刺激Aδ纤维已被证明可以减少正常大鼠突触后受体的敏感性和减少背角神经递质的释放。在癌性骨痛（CIBP）相关痛觉过敏的大鼠中测量与维持持续性疼痛有关的白介素-1β的表达，数据表明，由于电针抑制白介素-1β的表达，因此它将是治疗CIBP的有效治疗方法。另一项动物研究在小鼠中建立了神经性癌症疼痛模型，发现电针可以降低脊髓背角P物质的水平，但血液中β-内啡肽的水平增加51.5%，大脑中的P物质水平增加12.6%，这表明电针可能是可用作这类癌症相关疼痛的替代治疗方法。进一步的动物研究表明，针灸、电针和经皮神经电刺激（TENS）可减少中枢致敏，因此可用于CIBP。还有人提出，催产素在非伤害性感觉刺激（如手动针刺）时的释放可能导致疼痛阈值的长期升高。因此，针刺可能有助于防止中枢致敏以及由此产生的异常性疼痛和痛觉过敏。

2. 针刺对阿片肽机制的影响

针刺的累积反应也可以通过基因表达增强的阿片肽机制的永久性变化来证明。下丘脑的弓状核被针刺引起的外周Aδ纤维输入激活，β-内啡肽释放，通过下行疼痛抑制系统对PAG产生影响。这类似于阿片类药物刺激5-羟色胺和甲脑啡肽释放、抑制SG细胞的作用，并且有临床试验作为支撑，该试验表明纳诺酮逆转了针灸和电针的一些缓解疼痛的作用。针刺镇痛的相对持续作用可能是由于镇痛基因表达的上调，这证明了定期“补充”的重要性。Aδ纤维的累积刺激还导致制造和储存的肽量增加，因此延长了针刺对镇痛的反应。而且，由于Aδ纤维刺激的累积结果，阿片肽机制上调，激活μ-阿片受体并增加它们的结合潜力，从而超越了CIBP内源性阿片系统的中心变化。非阿片类系统在针刺镇痛中也起着重要作用。脑干中5-羟色胺的释放激活下行抑制系统，导致背角释放更多的5-羟色胺和去甲肾上腺素。去甲肾上腺素通过抑制SG细胞的突触后膜来调节背角内的疼痛传递，从而增强阿片肽机制的作用。当插入针时，在节段分布中立即产生强烈的交感神经反应。从长远来看，除了抑制背角内的疼痛传递外，针刺还可以减少疼痛感，并通过中断自主神经反射产生自主神经阻滞。针刺也影响下丘脑的自主神经活动，这也许可以解释为什么患者在治疗后会感到放松和偶尔昏昏欲睡。

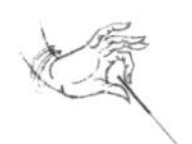

3. 针刺对边缘系统的影响

功能性脑成像研究表明，针刺的应用影响边缘系统，调节对疼痛的情绪反应。针刺影响CIBP情绪成分的方式是脑成像研究的成果，这表明感觉输入可能受到疼痛的情绪反应和认知方面的调节，反之亦然。最近研究安慰剂镇痛机制的研究证实了这一点。针灸对边缘系统的影响也可以解释为什么一些患者（强反应器）会对针灸产生欣快反应。前面提到的背角椎板Ⅰ神经元的表型变化也可能导致与CIBP相关的情感和自主反应的发生。疼痛的中枢调节在CIBP中很重要，因为它可以减少疼痛的不愉快，并影响患者的耐受性。其中一个关键特征是C类纤维触觉系统，皮肤受到光刺激，刺激机械感受器并在边缘系统中引起反应，这减少了患者的疼痛的情感成分并增加愉悦感。

4. 针刺对肌肉的影响

慢性疼痛的另一个表现是反应性肌肉痉挛，这反过来又导致额外的疼痛和肌肉缩短，影响肌肉功能。针刺治疗肌激痛点可能是缓解不适和改善功能状态的有效方法。最近一项使用麻醉剂注入肌激痛点治疗慢性颈痛的研究证实，通过消除肌激痛点可以改善功能。有人提出，肌激痛点有助于延长未受损组织中降低的疼痛阈值，并且肌激痛点的存在本身可能使中枢致敏持续存在。在由于CIBP而存在肌激痛点的情况下，它们可能通过持续释放乙酰胆碱（Ach）而持续存在，导致肌肉持续收缩，这增加了肌肉中的能量需求但阻碍了循环。疼痛相关的神经递质被释放出来，有人认为这对肌肉终板有敏化作用，反过来又导致Ach在反馈回路中的持续释放，使用针刺使肌肉张力正常化可能会打破这种反馈回路并减少永久性中枢致敏。针刺在癌症患者中对肌激痛点在使肌张力正常化、恢复肌肉平衡从而改善活动性和功能方面的作用已经被注意到，这对于患有 CIBP 的患者来说是一种重要的结果。

针刺治疗环境癌性疼痛的机制见图 5-6。

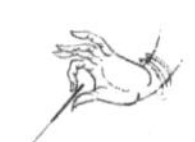

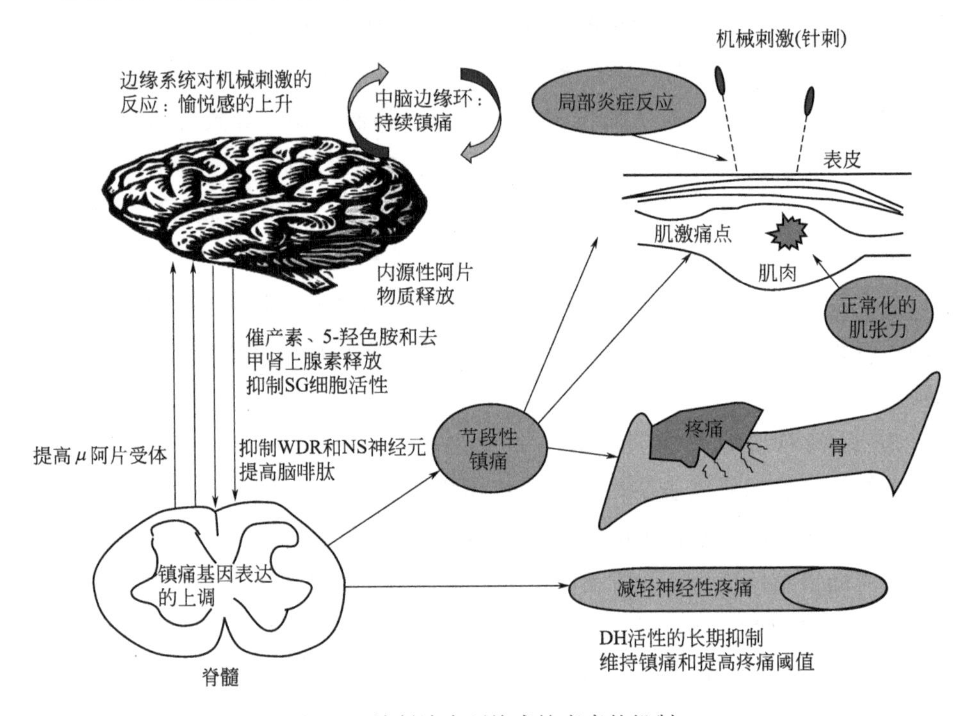

图 5-6　针刺治疗环境癌性疼痛的机制

（引自：Paley Carole A，Bennett Michael I，Johnson Mark I. Acupuncture for cancer-induced bone pain? [J]. Evid Based Complement Alternat Med，2011：671043.）

小结

癌性骨痛是一种独特的疼痛状态，其特征是中枢敏化和“上调”痛觉感受系统。已知针刺可以减少背角的中枢敏感度以及减少痛觉信息的传递。常规治疗可能会减少持续的痛觉信号传递和致敏，并上调阿片肽系统。肌激痛点的释放也可能有助于降低中枢感觉能力。此外，针刺对大脑边缘系统的影响可能会调节对疼痛的情绪反应并使其更容易忍受。未来的研究必须集中在精心设计的随机对照临床试验上，使用人类受试者来专门研究针刺对 CIBP 的影响，并特别关注针放置和剂量方面的最佳结果。此类研究的目的应该是基于例证的理论基础，制定一种有效的针刺治疗 CIBP 的方案。这里所提出的生理机制表明这是一个可实现的目标。

第十九节　围手术期针刺镇痛

围手术期包括手术前、手术中和手术后3个阶段，而手术后疼痛则是围手术期患者的主要痛苦所在。调查发现，手术后30%～75%的患者有明显疼痛，其中49%为中度疼痛、23%为重度疼痛、8%为极重度疼痛。近些年来，围手术期镇痛在医学领域中已经引起了高度重视，甚至麻醉领域和外科领域主张将手术后疼痛作为“第五生命体征”，与血压、心率、呼吸、体温等生命体征同等对待，并给予及时治疗，这是一个重要的观念变化。

疼痛控制不当会限制患者的身体活动，延长康复时间，并导致生活质量差，可能还会增加术后并发症，例如术后发病率，并可能延长住院时间，增加医疗保健费用。故围手术期的镇痛治疗不仅可以缓解患者身体疼痛与紧张，使患者在较为舒适的情况下度过手术恢复期，改善睡眠，从而促进机体的恢复，还能减少术后并发症发生的概率。因此，围手术期的镇痛治疗是十分必要的。

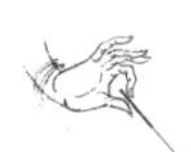

针刺治疗疼痛历史十分悠久，最早在《黄帝内经》中对疼痛的病因病机、治疗原则以及预后恢复都进行了十分详细的论述。临床上利用针刺的镇痛作用，能有效地进行急性疼痛、慢性疼痛、癌痛等的治疗。我国第一例针刺麻醉的例子是在1958年，上海市第一人民医院在只单纯应用针刺麻醉为患者成功实施扁桃体切除手术。自此之后，针刺麻醉迅速在全国大部分城市开始流行并推广。近些年来，国内外众多学者在针刺镇痛的研究基础上开始探讨针刺镇痛在围手术期镇痛方面的研究，已经证实在胸腹部手术、肛肠部手术、骨科手术以及甲状腺方面的手术针刺镇痛均能取得良好效果。更重要的是针刺镇痛可以明显降低术后不良反应的发生率，例如阿片类药物所引起的恶心呕吐、便秘等。

一、术前镇痛

术前镇痛是为了阻止外周冲动伤害向中枢传导的一种镇痛方法，是在伤害刺激发生之前给予的镇痛治疗，防止中枢敏感化发生，从而减轻伤害后的疼痛。针刺镇痛在围手术期镇痛的应用中，术前镇痛是最有效的介入方式，不仅可以减轻手术后慢、急性疼痛的发生，而且可以减少术后镇痛药物的使用。术前针刺可以一直持续到外周炎症组织的伤害性刺激降低到产生中枢敏化的水平以下为止，预防性镇痛贯穿于整个围手术期。研究表明，针刺可激活中枢神经系统内的内源性阿片样物质，包括脑啡肽、β-内啡肽和孤啡肽等，其中β-内啡肽的含量明显增高，从而达到镇痛的作用。朱余明等将120例开胸肺癌患者分为A、B、C、D四组，A组术前和术后均给予针刺镇痛，B组只给予术前针刺镇痛，C组给予术后针刺镇痛，D组为全麻对照组。其结论表明超前镇痛在开胸手术患者应用中，具有提高镇痛指标——β-内啡肽的效应，与传统的术后镇痛比较有明显优势；并且术后针刺可在一定程度上替代镇痛药物的使用量，此次配比减少20%。在前交叉韧带重建手术中，魏超等同样采用了术前针刺镇痛的方法，发现术前针刺可以明显缓解韧带重建术后所带来的疼痛感，并且能够促进患者术后肢体恢复。

术前镇痛常用穴：合谷、内关、外关、列缺、安眠、风池、神门、三阴交、足三里。

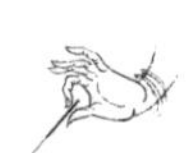

针刺法：合谷、内关、外关、安眠、神门、三阴交、足三里用毫针直刺，平补平泻；风池，针尖微下，向鼻尖斜刺0.8～1.2寸；列缺，避开血管向上斜刺0.5～0.8寸。

方义：合谷、足三里为多气多血之经穴，可使气血畅和。内关活血通脉，三阴交补益气血，安眠、神门、风池镇静安神，组合使用可益气安神，调血止痛。外关属少阳三焦经，能通利三焦，三焦通全身上下。列缺为肺之络穴，散风祛邪，宣肺解表。

二、术后镇痛

后期强烈的疼痛刺激不仅会影响患者机体内环境的稳定，阻碍机体恢复，给患者带来生理上的不适外，还会给心理上增加紧张、焦虑等不安情绪，这些紧张情绪可能会导致机体出现一系列应激反应，影响手术效果。完善的术后镇痛可以有效预防并减少围手术期间不良反应和应激反应的发生，使患者可以实现早期活动，减少下肢血栓形成及肺栓塞的发生，有利于促进术后康复，增加患者的舒适度，减少并发症。在术后镇痛中针刺镇痛也应用十分广泛，并取得了很不错的效果。

1. 胸腹部外科手术

胸外科手术术后疼痛感十分剧烈，严重者可达数年之久，故胸外科的术后镇痛是十分有必要的。研究表明胸外科手术后疼痛如此强烈的原因与手术可能会切断胸肋间神经，导致残端暴露，神经异常放电等一系列因素有关。这样会导致患者手术后出现呼吸功能障碍的情况，影响患者肺复苏。国外研究学者Vickers AJ等发现针刺可以作为开胸手术的术后辅助镇痛手段之一。针刺辅助治疗后，不仅可以缓解患者的疼痛不适感，还可以有利于患者术后呼吸、咳嗽等生理功能的恢复，甚至可以下床活动。赵喜波等对120例胸外科手术患者术后针刺内麻点和内关穴，发现治疗后镇痛效果和安全性能明显优于药物组［静脉自控镇痛(patient-controlled intravenous analgesia，PCIA)］。除此之外，术后针刺可以减少镇痛药物的使用，以减少药物或麻醉所致的应激反应。

腹部手术后，除开创面疼痛外，胃肠道的不良反应如恶心、呕吐等也是亟待解决的问题。庞秀霏等将符合纳入标准的120例腹腔镜下外科腹部术后疼痛的患者随机分为试验组（耳穴压豆联合电针组）和对照组（曲马多组），每组患者60例，结果证明耳穴贴压联合电针在腹腔镜下外科腹部术后镇痛护理中具有明显的疗效，除了能有效缓解疼痛外，还可以减少不良反应，促进肠排气。邢群智等对腹部手术患者电针针刺内麻点，实验结果证明电针刺激内麻点用于腹部手术后镇痛效果及安全性均优于舒芬太尼静脉自控镇痛。另外研究证明腹部手术针刺之后能够有效预防术后恶心呕吐，促进胃肠功能尽早恢复。

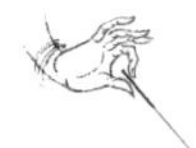

（1）胸腹部外科手术围手术期

主穴：支沟、内关（术侧）、内麻点（双侧）。

针刺法：直刺，平补平泻，每日1次，每次30min。

方义：支沟为手少阳三焦经经穴，主治胁肋痛，内关活血通脉，内麻点为针刺镇痛效验穴。

（2）胆囊切除术

主穴：双侧内关、合谷、曲池、太冲、足三里。

针刺法：直刺捻转进针，间断给予手法捻转刺激。每日1次，每次30min。

方义：合谷、太冲分别为手阳明、足厥阴之原穴，原穴是本经脏腑原气经过和留止的部位，与三焦有密切关系，原气导源于肾间动气，是人体生命活动的原动力，是人体生命活动的原动力，通过三焦运行于脏腑，是调整人体气化功能的要穴。合谷、太冲一上一下，一阴一阳，气机升降如环无端，具有平衡阴阳、调和气血、安神止痛等作用；内关足三里乃胃之下合穴，“合治内腑”，可疏通胃气，导滞止痛；曲池游走通导，善清热搜风；足三里补健脾胃，以资气血生化之源。

其他疗法：

① 腕踝针

选穴：腕踝1、2区。

方法：针刺，每日1次，每次30min。

② 中医埋针

选穴：下 2 区。

方法：将进针点酒精消毒，用 0.2mm×1.2mm 揿针粘贴在 2 区，留 2～3 天。

(3) 妇科腹腔镜手术

主穴：合谷、内关、足三里、梁丘、八髎。

针刺法：上述各穴直刺，八髎穴刺入相应骶后孔，每日 1 次，每次 30min。

方义：阳明经为多气多血之经，刺之可调理气血运行，取合谷、足三里、梁丘可使气血畅和，疼痛自除；内关活血通脉；八髎为局部取穴，直接作用于局部，起到较好的消炎镇痛作用。

其他疗法：

① 耳穴贴压

选穴：神门、交感、皮质下。

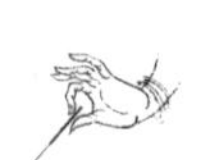

方法：用王不留行籽按压 10min，每日 1 次。

② 腕踝针疗法

选穴：腕踝 1、2、3 区。

方法：常规消毒后取针刺点位直径 5cm 处皮肤，埋好针后使用不透明胶布固定毫针在皮肤表面，留针 20h。

2. 骨科手术

骨科手术患者术后多会出现疼痛等反应，加重了患者住院期间的焦虑、抑郁情绪，不利于机体功能的恢复，严重者可影响循环、呼吸、消化、内分泌和免疫系统，因此，镇痛是骨科手术的一个热点问题。杜伟斌等对踝关节扭伤患者进行针刺小节穴治疗，发现其消肿镇痛效果大于单纯理筋手法组。倪兴平等同样将 123 例踝关节患者分为 2 组，分为针刺小节穴组和冷热敷药物治疗组，结果表明刺小节穴等穴位治疗踝关节扭伤起效快，治疗时间短，是一种快速、有效、简单、安全的治疗方法。

(1) 全膝关节置换术

主穴：阳陵泉、犊鼻、足三里、内膝眼、梁丘、内麻点。

刺灸法：阳陵泉、足三里、梁丘、内麻点直刺，犊鼻、内膝眼向膝中斜刺 0.5～1 寸。

方义：术后患者肌肉筋骨损伤，血溢脉外，隐匿于筋肉骨节之中，壅滞脉络，引起疼痛。可通过疏通经络，调和气血，改善气血运行，从而达到镇痛目的。阳明经为多气多血之经，刺之可调理气血运行，取足三里、梁丘可使气血畅和，疼痛自除。针刺局部穴位直接作用于病变部位置，刺激强度相对较强，能更好地起到消炎镇痛的效果。阳陵泉为胆经合穴，泻之以肃清净之府。犊鼻、内麻点以疏利膝部气血。内膝眼局部取穴，疏通经络。

其他疗法——耳针：

a. 选穴：术侧神门、皮质下、交感、肺、膝等穴位。

b. 方法：沿皮刺入 0.5 寸，留针 30min，每日 1 次。

(2) 全髋关节置换术

主穴：三阴交配合耳穴压豆（神门、交感、皮质下、髋）。

针刺法：刺患侧三阴交穴，得气后予平补平泻手法，留针 15min，每日 1 次；耳穴取神门、交感、皮质下、髋，用王不留行按压 10min，每日 1 次。

方义：三阴交穴属肝肾脾三阴经交会穴，善通经活络，活血行气，肝肾脾三经均入腹内，针刺三阴交对下腹手术镇痛作用优良。耳为宗脉之所聚也。耳穴压豆可通过按、揉刺激相应耳穴，具有疏经活络止痛等作用。

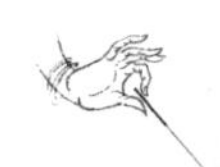

3. 肛肠手术

肛肠疾病术后疼痛是疾病本身及手术创伤对机体产生的一种复杂生理反应，是多种因素综合作用的结果。研究表明针刺在肛肠病痔术后镇痛及尿潴留等方面有着较好的治疗效果，并且没有西药镇痛药可能带来的副作用及不良反应。曾华等将 63 例符合纳入标准的肛肠病痔手术患者分为两组，分别给予针刺镇痛和口服盐酸曲马多，治疗结果表示针刺对肛肠病痔术后镇痛具有较确切的临床疗效，比起口服盐酸曲马多，起效快、作用时间更长。并且还可以缓解肛肠病痔术后急性尿潴留和创缘水肿。姜传刚等采用针刺痔疮穴能够改善老年患者肛肠术后疼痛水肿，因为针刺痔疮穴能够起到活络通经的效果，从而有利于从根源上缓解疼痛。

(1) 针灸法

主穴：内关、合谷、足三里。

针刺法：直刺，平补平泻，每日 1 次，每次 30min。

方义：合谷是手阳明经原穴，四总穴之一，善于理气活血止痛，为全身止痛要穴，配内关活血通脉。阳明经多气多血，合谷配足三里可使气血畅和，疼痛自除。

(2) 耳穴压豆

选穴：神门、交感等。

方法：王不留行局部按压，每日 1 次，每次 10min。

4. 其他手术

白丹等为探讨针刺对甲状腺术后镇痛效果及术后疼痛的影响，针刺甲状腺患者合谷和内关，发现针刺合谷、内关具有术后止痛效果良好、应激反应轻、并发症少等优势，是甲状腺手术较安全有效的辅助麻醉方法。屠佳惠对乳腺癌围手术期患者给予针刺治疗，观察其对患者镇痛作用以及免疫功能的影响，实验结果发现针刺对乳腺癌围手术期患者有较强的镇痛作用，减少了术中镇痛药物的用量，而且可以提高患者免疫功能，能够促进术后恢复，同时操作简单，没有明显的不良反应，这种针刺镇痛方式值得临床推广。

(1) 食管癌手术

主穴：内麻点、内关、下翳风、三阳络透郄门。

针刺法：下翳风位于乳突前下方，平耳垂后缘凹陷中，经皮进针至患者感觉酸胀停止进针，一般进针 0.8～1.2 寸；三阳络经皮进针透向郄门穴，酸胀感明显停止进针（进针深 2～2.5 寸），同侧针接电针仪，疏密波，频率 2～15Hz，刺激强度 2～4mA（以患者能耐受为度），于药物麻醉诱导前先进行针麻诱导 15～30min；三阳络透郄门为经验针法；内麻点、内关直刺 0.5～1.0 寸或向上斜刺 1.0～2.0 寸。

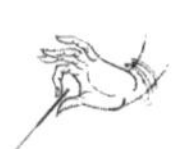

方义：内麻点为麻醉经验效穴，镇痛效果显著；内关活血通脉，血脉通畅则疼痛自除。下翳风祛风通络止痛；三阳络联络手之三条阳经，加强其他穴位治疗效果。

(2) 乳腺癌术后

常用穴：合谷、劳宫、内关、外关、足三里、行间、内麻点。

针刺法：直刺，得气后固定好毫针，接电针，连续波，频率在 4～100Hz，强度以患者能耐受为宜。每日 1 次，每次 30min。

方义：合谷是四总穴之一，善于理气活血止痛，配内关活血通脉。劳宫为手厥阴心包经荥穴，外关为手少阳三焦经络穴，相互表里，共同主治心胸部疾患。足三里可使气血畅和。内麻点为“经外奇穴”，电针刺激内麻点能为胸部手术、腹部手术和四肢部手术等提供良好的围手术期镇痛。行间为“荥穴”，刺激行间可以治疗足厥阴经脉循行通路上的病患。

(3) 甲状腺术后

主穴：内关、合谷、扶突。

针刺法：采用毫针进行针刺，待患者有酸胀感后连接低频脉冲电子针灸仪。设置输出电流为 0～34mA，频率为 2Hz 或 10Hz，波形为双向对称方波，持续诱导时间为 30min，当手术部位皮肤感觉变钝后继续诱导 0.5h。

方义：合谷属手阳明大肠经，该经脉循行部位经过手术部位，电针该穴位可以达到畅气血、镇痛效果；内关属厥阴心包经，具有镇静安神之效；扶突为阿是穴，为止痛常用穴位。电针上述3个穴位，可双向调节神经细胞，产生镇痛作用的同时维持血压、心率稳定。

其他疗法——经皮穴位电刺激：

选穴：双侧内关、合谷。

方法：常规消毒后粘贴电极片；粘贴完毕连接经皮神经电刺激仪，设置为交替频率2/100Hz，电流强度自1mA起始，测定患者能够感觉到有电刺激的阈值(2～4mA)，用测得阈值的2倍行诱导，诱导30min。

针刺镇痛在围手术期的应用见图5-7。

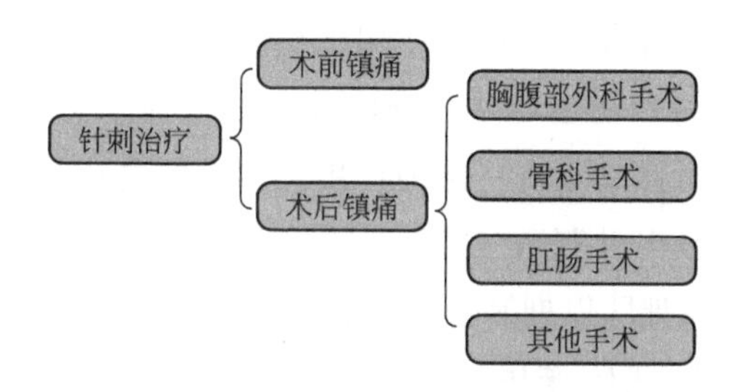

图5-7 针刺镇痛在围手术期的应用

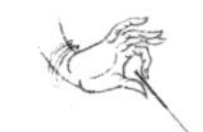

三、围手术期针刺镇痛的机制

虽然针刺在临床被广泛应用于各种疼痛症状的治疗，但其起效机制尚不十分明确。目前关于针刺镇痛的机制研究主要基于以下几个方面。

1. 自主神经系统发挥作用

一些研究认为自主神经系统在针刺镇痛中发挥作用。交感-肾上腺髓质和下丘脑-垂体-肾上腺皮质系统被激活，导致肾上腺素、去甲肾上腺素和皮质醇水平升高。这些介质可提高心率、血压、胃肠动力以及血糖水平以调节机体各器官对应激的处理能力。研究发现针刺通过降低交感神经兴奋性、增加副交感神经兴奋性起器官保护作用。动物研究表明针刺可促胃肠排空，提高迷走神经活性，抑制交感神经活性。

2. 针刺对炎症的调节作用

越来越多的研究表明，针刺可能是通过调节炎症反应来治疗多种疾病。电针对溃疡性结肠炎、急性关节炎动物模型的治疗主要通过调节其TNF-α、IL-1β、IL-6和过氧化物酶，增加超氧化物歧化酶，抑制炎性蛋白水平来实现抗炎作用的。

3. 内源性大麻素系统发挥作用

最近的研究显示内源性大麻素系统亦可能是针刺起效的机制。内源性大麻素系统也具有镇痛、神经保护和心血管调节作用。研究发现，针刺可以增加急性脑缺血再灌注损伤的耐受性和通过调节内源性大麻素系统减轻脑损伤。

4. 通过内阿片肽系统作用

当针刺入相应的穴位时，脑内的内阿片肽释放会增加，如β-内啡肽、脑啡肽和强啡肽等，这些内阿片肽具有很强的镇痛效应。针刺可以激活脑内的内阿片肽系统，脑内一些相关核团内的内阿片肽能神经元兴奋，释放相应的神经递质，通过有关神经元复杂换元，参与下行抑制系统，抑制痛觉传递；另外脊髓背角的内阿片肽神经元释放的神经递质可以作用于初级感觉传入末梢受体，抑制传入末梢释放P物质，抑制脊髓伤害性感受神经元的痛反应。另外，垂体中生成的β-内啡肽释放到血浆中对镇痛也有一定的作用。不同的电针频率可以促进不同的内源性阿片肽分泌。低频电针刺激（2Hz）激活内啡肽和脑啡肽，而高频率电针刺激（100Hz）可激活强啡肽以抑制伤害性感受。

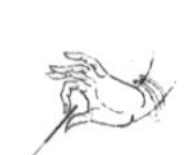

5. 通过经典神经递质作用

经典神经递质的代表有乙酰胆碱、去甲肾上腺素、多巴胺和5-羟色胺。研究表明，针刺镇痛与经典神经递质有关。针刺激活中枢的乙酰胆碱能系统时能够加强针刺镇痛效果；去甲肾上腺素能系统分为去甲肾上腺素能上行投射系统和去甲肾上腺素能下行投射系统，激活不同的投射系统时，针刺镇痛的作用是相反的。当上行投射系统被激活，则减弱针刺镇痛，下行投射系统被激活，针刺镇痛效果则会加强。针刺激活多巴胺能系统时，会减弱镇痛效果。5-羟色胺是参与针刺镇痛的一个重要神经递质，参与镇痛作用的中缝背核和中缝大核之中含有大量丰富的5-羟色胺能神经元，当使用5-羟色胺阻滞药将其通路阻断时，针刺镇痛效果将大大削弱。

6. 通过中枢八肽胆囊收缩素（CCK-8）作用

韩济生教授从宇宙万物对立统一关系的哲学观点出发，在1980年即提出假说，认为脑内很可能存在着阿片肽的对立面——抗阿片肽，并为此而进行探索。经过数年来的研究与发现，他们认为“中枢八肽胆囊收缩素的抗阿片作用是决定针刺镇痛和吗啡镇痛有效性的重要因素”。研究表明，CCK-8对阿片作用，无论是外源性还是内源性都是负反馈调节。韩济生教授发现，在大鼠的脑室或脊髓髓鞘内注射极微量的CCK-8（1～4pmol），可以剂量依赖性地对抗电针镇痛。

小结

针刺镇痛在临床各个领域的围手术期均应用广泛，可以减少患者对于阿片类药物的需求量，降低由阿片类镇痛药物引起的镇静、呼吸抑制、恶心呕吐及便秘等诸多副作用。针刺镇痛不仅在术后镇痛方面疗效明显，而且能促进机体恢复，缓解患者因疼痛所引起的紧张、焦虑等不安情绪。但是，针刺镇痛的机制尚有一些不明了的地方，围手术期治疗中，在预防术后恶心呕吐方面尚存在个体差异，并不能适用于每一个人，因此还需要进行更深入的研究。

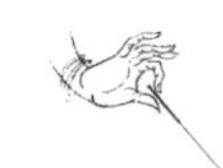

参 考 文 献

[1] 高秀来. 人体解剖学. 北京：北京大学医学出版社，2009. 04.

[2] 王海杰，陈幽婷，朱永泽，等. 人体系统解剖学. 上海：复旦大学出版社，2005. 01.

[3] 张红旗. 系统解剖学. 上海：复旦大学出版社，2015. 09.

[4] 杨茂有，于远望. 解剖生理学 . 北京：中国中医药出版社，2004：161-213，417-446.

[5] 胥少汀，郭世绂编著. 脊髓损伤基础与临床. 2 版. 北京：人民卫生出版社，1993.

[6] 施雪筠. 生理学. 上海：上海科学技术出版社，1995.

[7] 张吉，张宁. 针刺镇痛机制的探讨. 中国针灸，2007：27（1）：72-74.

[8] 曹大钦，冯德培，张香桐. 神经科学前沿. 北京：知识出版社，1986：190-217.

[9] 郭义. 实验针灸学. 北京：中国中医药出版社，2008.

[10] 李隽，刘程曦，曹嵩. 蓝斑核-脊髓背角去甲肾上腺素能通路与神经病理性疼痛研究进展. 遵义医学院学报，2019，42（5）：602-606.

[11] 黄建国，黄朝頔，龚启英，等. 5-羟色胺与疼痛. 中国皮肤性病学杂志，2015，29（9）：974-977.

[12] 宋雨田，杨清湖，刘霞，等. 脊髓多巴胺 D2 受体对疼痛的调控. 延安大学学报（医学科学版），2015，13（1）：51-53.

[13] 关啸，崔晓光. 针刺镇痛的研究进展. 医学综述，2019，25（24）：4972-4980.

[14] 蒋玲珑. 针刺镇痛的研究进展. 临床医药文献电子杂志，2017，4（79）：5631-5632.

[15] 张国荣. 术后疼痛的危害及其治疗. 空军总医院学报，2000，16（3）：165-167.

[16] 汪桐 . 外周化学致痛物质与镇痛药物. 皖南医学院学报，1985，4（2）：144-147.

[17] 袁肇金. 镇痛药和内在抗痛系统. 中国医药药学杂志，1986，6（5）：14-16.

[18] 张安中 . 吗啡受体和体内抗痛系统. 国外医学参考资料药学分册，1977，3（2）：130-133.

[19] 王群，吕岩 . 疼痛特异性学说与闸门控制学说：争论还在持续. 中国疼痛医学杂志，2014，20（9）：609-613.

[20] 周德贤. 痛传导相关区域神经组织正常及痛反应相关形态学研究. 新疆医科大学，2013.

[21] 杨宇，陈梦，张美琴，等. 内源性下行抑制易化系统与 5-羟色胺对脊髓伤害感受性信息的调制. 中国卫生产业，2014，（9）：20-21.

[22] 王威，徐静，万燕杰. 延髓头端腹内侧区参与下行抑制/易化系统的研究进展. 国际麻醉学与复苏杂志，2016，37（9）.

[23] 唐燕红，刘庆. 电针刺激镇痛的研究进展. 内蒙古中医药，2018，5（37）：101-103.

[24] 唐敬生，袁斌. 一个新的痛觉调制通路的发现. 西安交通大学学报（医学版），2002，26（4）：312.

[25] 侯金文. 针刺镇痛的作用机制. 山东卫生，2006，5：60-61.

[26] 吴国冀，陈正秋，石宏. 苍白球在电针镇痛及兴奋尾壳核镇痛中的作用. 中国神经科学杂志，2002，18 (3)：621-625.

[27] 张蒙，弥漫性伤害抑制性控制系统在针刺抑制伤害性刺激中的作用. 长春中医药大学，2016.

[28] 王威，徐静，万燕杰. 延髓头端腹内侧区参与下行抑制/易化系统的研究进展. 国际麻醉学与复苏杂志，2016，37 (9)：852-855，864.

[29] 魏月娥. 针刺后交感神经中枢内神经介质变化的组织化学观察. 解剖学报，1983，14 (2)：185.

[30] 陈国斌，殷光甫，曹福元，等. 电针对大鼠内脏痛结肠壁、背根节和脊髓内乙酰胆碱的影响 . 针灸临床杂志，2012，28 (12)：51-53，83.

[31] 王升旭，洪军，周轶林，等. 电针对佐剂关节炎大鼠脊髓单胺类递质含量的影响. 广州中医药大学学报，1999，16 (4)：286-288.

[32] 范洪力，张安莉. 针刺对中枢单胺类及乙酸胆碱神经递质的影响. 江西中医药，1994，25 (3)：46-49.

[33] 韩济生. 中枢 5-羟色胺在电针镇痛耐受中的作用. 中国科学，1982，3 (3)：256-263.

[34] 李翠贤，闫丽萍，易建良，等. 电针对神经病理性疼痛大鼠及其脊髓 EAAs 含量的影响. 针灸推拿医学（英文版），2011，09 (2)：73-78.

[35] 朱丽霞，叶燕燕，莫孝荣，等 . 激活 GABAB 受体在针刺镇痛中的作用. 针刺研究，2002，27 (2)：85-91.

[36] 方剑乔，邵晓梅. 针刺镇痛的新思路——针灸参与疼痛多维度调节的可行性. 针刺研究，2017，42 (1)：85-89.

[37] 朱丽霞，徐明，李文武，等. 针刺对痛觉异常的双向调整作用. 中国针刺，1995，15 (S2)：13.

[38] 杨东晓，徐满英，韩济生. 八肽胆囊收缩素对针刺镇痛的影响及其机制. 中国临床康复，2006，3 (10).

[39] 方智慧，曼爱群，朱君明，等. 伤害性刺激电针后中缝背核生长抑素 m RNA 的表达及其与 5-HT 的共存. 针刺研究，1996，21 (3)：22.

[40] 刘文彦，白波，王宏，等. 中缝大核内催产素在电针镇痛中的作用. 针刺研究，2004，9 (3)：29.

[41] 李珊. 针刺镇痛机制的研究进展. 中国当代医药，2015，22 (32)：24-27.

[42] 白波，刘文彦，王宏，等. 中枢一氧化氮对大鼠电针镇痛作用影响及其机制的实验研究. 泰山医学院学报，2002，4 (23)：319-323.

[43] 姚凯，郭义，胡利民，等. 针刺镇痛与中枢神经系统神经元内外游离钙离子浓度的关系. 天津中医药，2005，5 (22)：399-400.

[44] 崔霞，许伟，张志文. 电针诱发的 c-fos-mRNA、前脑啡肽 mRNA 和 Jun 蛋白在大鼠中枢神经系统中的表遗. 针刺研究，1994，19 (34)：54.

[45] 王珂. 大鼠电针镇痛效应个体差异的转录组学研究. 上海：上海中医药大学，2010.
[46] 张琪，谭颖颖. 低频电针刺激对慢性痛大鼠背根神经节 P2X3 受体表达的影响. 陕西中医学院学报，2011，34（5）：74-75.
[47] 张琪，谭颖颖. 低频电针降低神经病理痛大鼠背根神经节 p-CREB 的表达. 河北中医药学报，2011，26（3）：36-37.
[48] 赵宁侠，郭瑞林，任秦有，等. 针灸治疗原发性痛经临床疗效及血液流变学相关性分析. 浙江中医药大学学报，2007（03）：364-365，367.
[49] 彭章龙，于布为. 围手术期镇痛的进展. 中国实用外科杂志，2005（01）：14-16.
[50] 郑洁，徐世芬，吴君怡. 围手术期针刺镇痛临床应用的研究进展. 中医药导报，2015，21（15）：97-101.
[51] 陈文婷，傅国强，沈卫东. 针刺镇痛术后疗效的研究进展. 针刺研究，2013，38（01）：83-87.
[52] 王文礼，沈卫东. 国外针刺用于手术麻醉及预防术后并发症研究概要（英文）. 中西医结合学报，2009，7（08）：797-799.
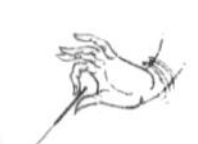
疼痛与针刺镇痛
[53] 韩春莹，包锁柱，韩仁海，等. 针刺镇痛在围术期多模式镇痛领域中的应用价值. 内蒙古医学杂志，2019，51（07）：803-805.
[54] 周敏雁. 不同电针频率对山羊痛阈和中枢脑啡肽表达水平的影响. 华中农业大学，2010.
[55] 朱余明，周红，闵屹华，等. 针刺超前镇痛对开胸手术患者围术期镇痛效果的影响. 上海针灸杂志，2010，29（10）：620-622.
[56] 魏超. 电针内麻点超前镇痛在前交叉韧带重建术中的应用研究. 广州中医药大学，2016.
[57] 赵喜波，邢群智，韩学昌. 电针内麻点和内关穴对胸科手术后镇痛的观察. 中国针灸，2013，33（09）：829-832.
[58] 庞秀霏. 耳穴压豆联合电针在腹部术后疼痛护理中的应用研究. 广州中医药大学，2014.
[59] 丁刘欣，邢群智，孙君军，等. 针刺内麻点对腹部手术后镇痛效果的观察. 中国针灸，2011，31（08）：738-742.
[60] 祁富军，赵建奎，衡立松. 围术期多模式镇痛对骨科手术患者的临床效果和安全性分析. 中国医学前沿杂志（电子版），2019，11（06）：91-94.
[61] 杜伟斌，鲍关爱，全仁夫. 针刺小节穴配合理筋手法对踝关节扭伤镇痛消肿作用的影响. 中国针灸，2014，34（07）：647-650.
[62] 倪兴平，李永佳. 针刺小节穴为主治疗踝关节扭伤的疗效观察. 内蒙古中医药，2010，29（18）：38.
[63] 曾华. 针刺对肛肠病痔术后镇痛的临床研究. 湖北中医药大学，2013.
[64] 姜传刚. 针刺痔疮穴联合中医熏洗坐浴在老年肛肠术后疼痛中的应用. 海峡药学，

2019，31（06）：227-228.

［65］ 白丹. 针刺合谷、内关对甲状腺手术镇痛效果及术后疼痛影响研究. 辽宁中医药大学学报，2019，21（06）：135-138.

［66］ 屠佳惠. 针刺对乳腺癌围手术期患者的镇痛作用及免疫功能的影响. 浙江中医杂志，2018，53（12）：899.

［67］ 孙立辛，梅俊. 内阿片肽与内源性阿片镇痛系统的研究进展. 西安交通大学学报（医学版），1990（04）：381-384.

［68］ 阎丽娟，付宏伟，赵悦，等. 基于电针频率的针刺镇痛机制研究进展. 上海针灸杂志，2016，35（01）：121-124.

［69］ 韩济生. 中枢八肽胆囊收缩素的抗阿片作用是决定针刺镇痛和吗啡镇痛有效性的重要因素. 生理科学进展，2000（02）：173-177.

［70］ Gottschalk A，Smith D S，New concepts in acute pain therapy：preemptive analgesia. Am Fam Physician，2001，63：1979-1984.

［71］ Obata H. Analgesic Mechanisms of Antidepressants for Neuropathic Pain. Int J Mol Sci. 2017；18（11）：2483. Published 2017 Nov 21. doi：10. 3390/ijms18112483.

［72］ Anna M W，Taylor，Susanne，et al. Mesolimbic dopamine signaling in acute and chronic pain：implications for motivation，analgesia，and addiction. Pain，2016.

［73］ Descalzi Giannina，Ikegami Daigo，Ushijima Toshikazu，et al. Epigenetic mechanisms of chronic pain. Trends Neurosci. 2015，38：237-246.

［74］ Woolf C，Mannion R，Neuropathic pain：aetiology，symptoms，mechanisms，and management. Lancet. 1999，353：1959-1964.

［75］ Ji R，et al. Central sensitization and LTP：do pain and memory share similar mechanisms? Trends Neurosci，2003，26，696-705.

［76］ Woolf C J，Salter M W，Neuronal plasticity：increasing the gain in pain. Science，2000：1765-1768.

［77］ Institute of Medicine Relieving Pain in America：A Blueprint for Transforming Prevention，Care，Education and Research，The National Academies Press. 2011.

［78］ Mogil J S，Animal models of pain：progress and challenges. Nat. Rev. Neurosci. 2009，10：283-294.

［79］ Basbaum A I，et al. Cellular and molecular mechanisms of Pain. Cell，2009，139：267-284.

［80］ Ikeda H，et al. Synaptic amplifier of inflammatory pain in the spinal dorsal horn. Science，2006，312：1659-1662.

［81］ Sandkuhler J，Liu X，Induction of long-term potentiation at spinal synapses by noxious stimulation or nerve injury. Eur Neurosci，1998，10：2476-2480.

［82］ Ji R R，Rupp F，Phosphorylation of transcription factor CREB in rat spinal cord after formalin-induced hyperalgesia: relationship to c-fos induction. Neurosci, 1997, 17: 1776-1785.

[83] Narita M, et al. Protease-activated receptor-1 and plateletderived growth factor in spinal cord neurons are implicated in neuropathic pain after nerve injury. Neurosci, 2005, 25: 10000-10009.

[84] Wei F P, et al. Loss of synaptic depression in mammalian anterior cingulate cortex after amputation. Neurosci, 1999, 19: 9346-9354.

[85] Alvarado S, et al. Peripheral nerve injury is accompanied by chronic transcriptome-wide changes in the mouse prefrontal cortex. Pain, 2013, 9: 21.

[86] Hyman S, Nestler E. The Molecular Foundations of Psychiatry, American Psychiatric Press 1993.

[87] Vignes M, Collingridge G L, The synaptic activation of kainate receptors. Nature, 1997: 179-182.

[88] Kandel E, The molecular biology of memory storage: a dialogue between genes and synapses. Science, 2001: 1030-1038.

[89] Nelson E D, Monteggia L M, Epigenetics in the mature mammalian brain: effects on behavior and synaptic transmission. Neurobiol. Learn. Mem, 2011, 96: 53-60.

[90] Sweatt J, D, The emerging field of neuroepigenetics. Neuron, 2013, 80: 624-632.

[91] Renthal W, et al. Histone deacetylase 5 epigenetically controls behavioral adaptations to chronic emotional stimuli. Neuron, 2007, 56: 517-529.

[92] Robison A J, Nestler E J, Transcriptional and epigenetic mechanisms of addiction. Nat. Rev. Neurosci, 2011, 12: 623-637.

[93] Vialou V, et al. Epigenetic mechanisms of depression and antidepressant action. Annu Rev Pharmacol Toxicol, 2013, 53: 59-87.

[94] Fraga M, F, et al. Epigenetic differences arise during the lifetime of monozygotic twins. Proc Natl Acad Sci, U S A. 2005, 102: 10604-10609.

[95] Berger S L, The complex language of chromatin regulation during transcription. Nature. 2007, 447: 407-412.

[96] Jiang Y, et al. Epigenetics in the nervous system. Neurosci. 2008, 28: 11753-11759.

[97] Bienvenu T, Chelly J. Molecular genetics of Rett syndrome: when DNA methylation goes unrecognized. Nat. Rev. Genet, 2006, 7: 415-426.

[98] Fuks F, et al. The methyl-CpG-binding protein MeCP2 links DNA methylation to histone methylation. Biol. Chem, 2003, 278: 4035-4040.

[99] Chen W G, et al. Derepression of BDNF transcription involves calcium-dependent phosphorylation of MeCP2. Science, 2003, 302: 885-889.

[100] Géranton S M, et al. A role for transcriptional repressor methyl-CpG-binding protein 2

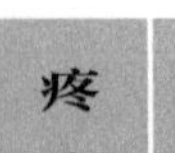

and plasticity-related gene serumand glucocorticoid-inducible kinase 1 in the induction of inflammatory pain states. Neurosci, 2007, 27: 6163-6173.

[101] Geranton S, et al. Descending serotonergic controls regulate inflammation-induced mechanical sensitivity and methyl-CpG binding protein 2 phosphorylation in the rat superficial dorsal horn. Mol. Pain, 2008, 4: 35.

[102] Kynast K L, et al. Modulation of central nervous systemspecific microRNA-124a alters the inflammatory response in the formalin test in mice. Pain, 2013, 154: 368-376.

[103] Imai S, et al. Epigenetic transcriptional activation of monocyte chemotactic protein 3 contributes to long-lasting neuropathic pain. Brain, 2013, 136: 828-843.

[104] Viet C, T, et al. Re-expression of the methylated EDNRB gene in oral squamous cell carcinoma attenuates cancer-induced pain. Pain, 2011, 152: 2323-2332.

[105] Freitas Cordeiro-Silva M, et al. Methylation analysis of cancerrelated genes in non-neoplastic cells from patients with oral squamous cell carcinoma. Biol. Rep, 2011, 38: 5435-5441.

[106] Pickering V, et al. Effect of peripheral endothelin-1 concentration on carcinoma-induced pain in mice. Eur. Pain, 2008, 12: 293-300.

[107] Peters C, M, et al. Endothelin and the tumorigenic component of bone cancer pain. Neuroscience, 2004, 126: 1043-1052.

[108] Guan Z, et al. Integration of long-term-memory-related synaptic plasticity involves bidirectional regulation of gene expression and chromatin structure. Cell 111, 2002, 483-493.

[109] Hart A K, et al. Serotonin-mediated synapsin expression is necessary for long-term facilitation of the aplysia sensorimotor synapse. Neurosci, 2011, 31: 18401-18411.

[110] Gregoretti I V, et al. Molecular evolution of the histone deacetylase family: Functional implications of phylogenetic analysis. Mol. Biol, 2004, 338: 17-31.

[111] Dekker F J, et al. Small molecule inhibitors of histone acetyltransferases and deacetylases are potential drugs for inflammatory diseases. Drug Discov, 2014, 19: 654-660.

[112] Bai G, et al. Inhibition of class II histone deacetylases in the spinal cord attenuates inflammatory hyperalgesia. Pain, 2010, 6: 51-63.

[113] Cherng C-H, et al. Baicalin ameliorates neuropathic pain by suppressing HDAC1 expression in the spinal cord of spinal nerve ligation rats. Formos. Med. Assoc, 2014, 113: 513-520.

[114] Aich Anupam, Afrin Lawrence B, Gupta Kalpna. Mast Cell-Mediated Mechanisms of Nociception. Int J Mol Sci, 2015, 16: 29069-29092.

[115] Ren Ke, Dubner Ronald. Interactions between the immune and nervous systems in pain. Nat Med, 2010, 16: 1267-1276.

[116] Von Recklinghausen F. Ueber eiter-und bindegewebskörperchen. Arch. Pathol. Anat. 1863, 28, 157-197.

[117] Ehrlich P. Beitrage fur Theorie und Praxis der Histologischen Farbung; Leipzig University: Leipzig, Germany, 1878.

[118] Nettleship E, Tay W. Rare forms of urticaria. Br. Med. 1869, 2: 323-324.

[119] Sangster A. An anomalous mottled rash, accompanied by pruritus, factitious urticaria and pigmentation, "urticaria pigmentosa". Trans. Clin. 1878, 11: 161-163.

[120] Unna P G. Beitrage zur anatomie und pathogenese der urticaria simplex und pigmentosa: Zur Kenntnis deselastischen Gewebes der Haut, Voss Leopold: Leipzig, Germany, 1887.

[121] Ellis J. Urticaria pigmentosa: A report of a case with autopsy. Arch. Pathol, 1949, 48: 426-435.

[122] Efrati P, Klajman, A, Spitz H. Mast cell leukemia? —Malignant mastocytosis with leukemia-like manifestations. Blood, 1957, 12: 869-882.

[123] Holmgren H, Wilander O. Beitrag zur kenntnis der chemie und funktion der ehrlichschen mastzellen. Mikrosk. Anat. Forsch 1937, 42: 242-278.

[124] Jorpes E, Holmgren H, Wilander O. Über das vorkommen von heparin in den gefässwänden und in den augen. Z Mikrosk Anat. Forsch, 1937, 42: 279-300.

[125] Riley J F, West G B. Histamine in tissue mast cells. Physiol. 1952, 117: 72-73.

[126] Riley J F, West G B. The presence of histamine in tissue mast cells. Physiol. 1953, 120: 528-537.

[127] Schwartz L B, Metcalfe D D, Miller J S, et al. Tryptase levels as an indicator of mast-cell activation in systemic anaphylaxis and mastocytosis. N Engl J. Med, 1987, 316: 1622-1626.

[128] Hallgren J, Pejler G. Biology of mast cell tryptase. An inflammatory mediator. FEBS J, 2006, 273: 1871-1895.

[129] Schwartz L B, Sakai K, Bradford T R, et al. The α form of human tryptase is the predominant type present in blood at baseline in normal subjects and is elevated in those with systemic mastocytosis. J. Clin. Investig, 1995, 96: 2702-2710.

[130] Borer-Reinhold M, Haeberli G, Bitzenhofer M, et al. An increase in serum tryptase even below 11. 4 ng/mL may indicate a mast cell-mediated hypersensitivity reaction: A prospective study in hymenoptera venom allergic patients. Clin. Exp. Allergy, 2011, 41: 1777-1783.

[131] Liu G, Akira H. Basic principle of TCM. In: Liu G, Akira H, eds. Fundamentals of acupuncture and moxibustion. Tianjin, China: Tianjin Science and Technology Translation and Publishing Corporation, 1994.

[132] Ji-Sheng Han. Acupuncture analgesia: Areas of consensus and controversy. PAIN, 2011, 152: 41-48.

[133] Verret M, Lauzier F, Zarychanski R, et al. Perioperative use ofgabapentinoids for the management of postoperative acute pain: Protocol of a systematic review and meta-analysis. Syst Rev, 2019, 8 (1): 24.

[134] Schreijenberg M, Koes BW, Lin CC. Guideline recommendationson the pharmacological management of non-specific low back painin primary care-is there a need to change? Exp Rev ClinPharmacol, 2019, 12 (2): 145-157.

[135] Vickers AJ, Cronin AM, Maschino AC, et al. Acupuncture for chronic pain: individual patient data meta-analysis. Archives of Internal Medicine, 2012, 55 (4): 24-25.

[136] Merskey, H. Classification of chronic pain: Descriptions of chronic pain syndromes and definitions of pain terms. Pain, 2012, 3 (2): 226.

[137] Braz J C, Solorzano, X Wang, et al. Transmitting pain and itch messages: a contemporary view of the spinal cord circuits that generate gate control. Neuron, 2014, 82 (3): 522-536.

[138] Lee A D, S Z Hsu, Mechanisms of Acupuncture Analgesia, 2014: 73-85.

[139] Park JH, Kim SK, Kim HN, et al. Spinal cholinergicmechanism of the relieving effects of electroacupuncture oncold and warm allodynia in a rat model of neuropathic pain. Jof Physiol Sci, 2009, 59 (4): 291-298.

[140] Taguchi R, Taguchi T, Kitakoji H. Involvement of peripheral opioidreceptors in electroacupuncture analgesia for carrageenan-inducedhyperalgesia. Brain Res, 2010, 1355: 97-103.

[141] Lau W K, Lau Y M, Zhang H Q, et al. Elec-troacupuncture versus celecoxib for neuropathic pain in ratsnl model . Neuroscience, 2010, 170 (2): 655-661.

[142] Mi Wen-Li, Mao-Ying, Qi-Liang, et al. Synergis-tic anti-hyperalgesia of electroacupuncture and low doseof celecoxib in monoarthritic rats: Involvement of the cy-clooxygenase activity in the spinal cord. Brain Re-search Bulletin, 2008, 77 (2-3): 98-104.

[143] Lee Hyo-Jeong, Lee Jae-Ho, Lee Eun-Ok, et al. Substance P and Beta Endorphinβ Mediate Electroacupuncture Induced Analgesic Activity in Mouse Cancer Pain Model . Acupuncture & Electro-The rapeutics research, 2009, 34 (1-2): 27-40.

[144] Murotani Tomotaka, Ishizuka Tomoko, Nakazawa Hiroyu-ki, et al. Possible involvement of histamine, dopamine, and noradrenalin in the periaqueductal gray in electroacupuncture pain relief. Brain Research, 2010, 13 (06): 62-68.

[145] He TF, Yang WJ, Zhang SH, et al. Electroacupuncture inhibits inflammation reaction by upregulating vasoactive intestinal peptide in rats with adjuvantinduced arthri-

tis. Evid Based Complement Alternat Med, 2011, 8 (1): 1-8.

[146] Paley Carole A, Bennett Michael I. Johnson Mark I. Acupuncture for cancer-induced bone pain? Evid Based Complement Alternat Med, 2011, 2011: 671043.

[147] R Taghavi, K T, Tabasi, N Mogharabian, et al., “The effect of acupuncture on relieving pain after inguinal surgeries,” The Korean Journal of Pain, 2013, 26 (1): 46-50.

[148] A K Brown, P J Christo, C L Wu. “Strategies for postoperative pain management,” Best Practice & Research: Clinical Anaesthesiology, 2004, 18 (4): 703-717.

[149] P Yates, A Dewar, H Edwards, et al. “The prevalence and perception of pain amongst hospital in-patients,” Journal of Clinical Nursing, 1998, 7 (6): 521-530.

[150] L-H Chang, C-H Hsu, G-P Jong, et al. “Auricular acupressure for managing postoperative pain and knee motion in patients with total knee replacement: a ran-domized sham control study,” Evidence-Based Complementary and Alternative Medicine, 2012: 528452.

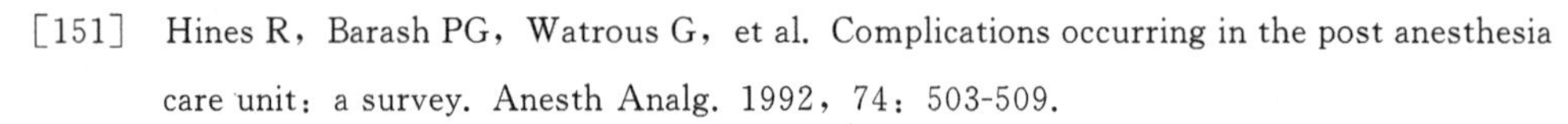

[151] Hines R, Barash PG, Watrous G, et al. Complications occurring in the post anesthesia care unit: a survey. Anesth Analg. 1992, 74: 503-509.

[152] Wahba R W. Perioperative functional residual capacity. Canadian journal of anaesthesia = Journal canadien d'anesthesie, 1991, 38 (3): 384-400.

[153] Vickers A J, Rusch V W, Malhotra V T, et al. Acupunctureis a feasible treatment for post-thoracotomy pain: results of aprospective pilot trial. BMC Anesthesiol. 2006, 6 (5): 1-8.